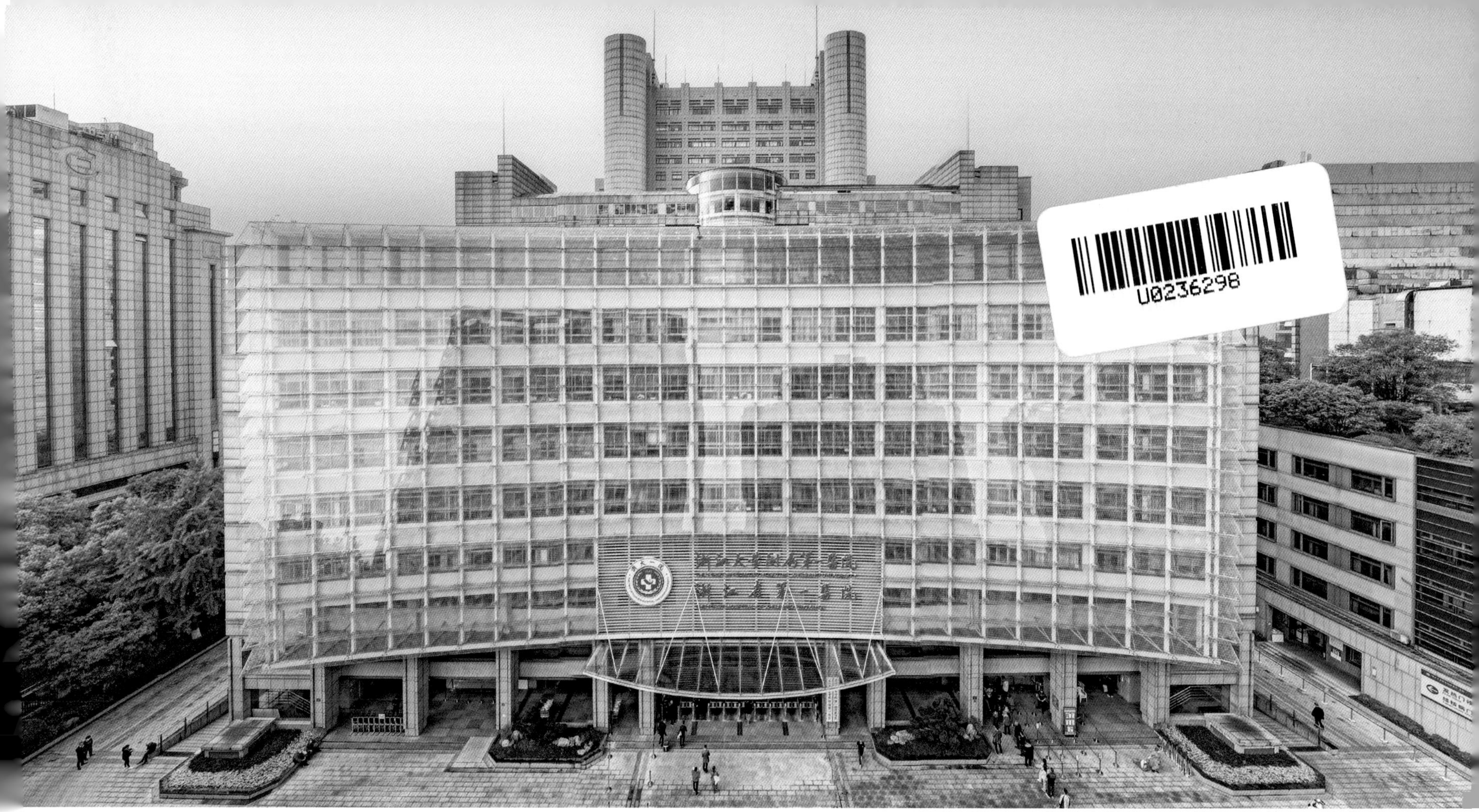

印象浙一

名誉主编◎梁廷波
主　编◎郑　敏　吴李鸣
出　品◎浙大一院工会　浙大一院摄影协会

The First Affiliated Hospital, Zhejiang University School of Medicine

浙江大学出版社
ZHEJIANG UNIVERSITY PRESS
·杭州·

图书在版编目（CIP）数据

印象浙一 / 郑敏，吴李鸣主编. -- 杭州 : 浙江大学出版社，2024. 10. -- ISBN 978-7-308-25468-7

Ⅰ. R199.2

中国国家版本馆 CIP 数据核字第 20248JN716 号

印象浙一

名誉主编　梁廷波
主　　编　郑　敏　吴李鸣
出　　品　浙大一院工会　浙大一院摄影协会

责任编辑　张　鸽　冯其华
责任校对　蔡晓欢
封面设计　续设计-黄晓意
出版发行　浙江大学出版社
（杭州市天目山路148号　　邮政编码310007）
（网址：http://www.zjupress.com）
排　　版　杭州林智广告有限公司
印　　刷　浙江海虹彩色印务有限公司
开　　本　889mm×1194mm　1/12
印　　张　15.5
字　　数　150千
版 印 次　2024年10月第1版　2024年10月第1次印刷
书　　号　ISBN 978-7-308-25468-7
定　　价　208.00元

编委会成员

名誉主编：梁廷波

主　　编：郑　敏　吴李鸣

副 主 编：何庆伟　毛朝阳

出　　品：浙大一院工会　浙大一院摄影协会

顾　　问：胡云琪　沈　斌

编　　委：尤启汉　姚洪田　胡　斌　傅许彦　郑钊毅
孙千惠　余雯洁

文　　案：孙千惠　余雯洁

摄　　影：（以姓氏笔划为序）

马　楠　王一山　尤启汉　毛朝阳　关疏影
孙千惠　李　盈　来芬娟　何慧梁　余雯洁
陈心秩　罗晨曦　季俊亦　周燕丰　郑钊毅
胡　斌　姜云萍　宫婷婷　姚洪田　姚翠萍
袁俏梅　章开文　章　军　傅许彦　蔡丽丽
魏纯淳

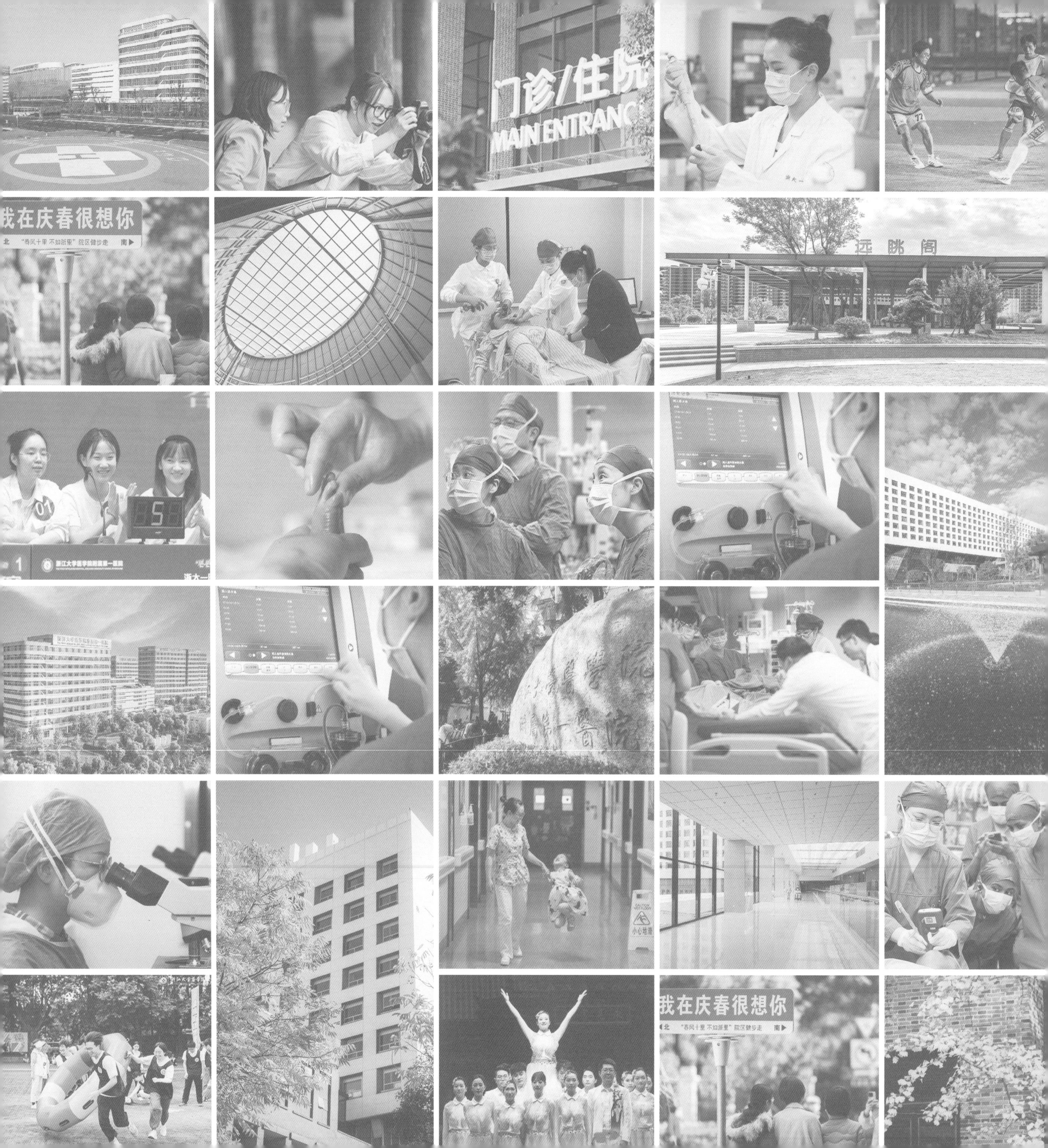
门诊/住院
MAIN ENTRANC
我在庆春很想你
北 "春风十里 不如浙里" 院区健步走 南
远眺阁
浙江大学医学院附属第一医院
小心地滑
我在庆春很想你
北 "春风十里 不如浙里" 院区健步走 南

浙大一院

1947

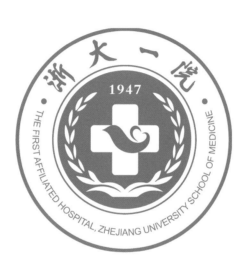

THE FIRST AFFILIATED HOSPITAL, ZHEJIANG UNIVERSITY SCHOOL OF MEDICINE

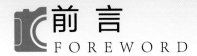

前言
FOREWORD

值此浙江大学医学院附属第一医院（简称浙大一院）成立77周年之际，我们编就了画册《印象浙一》，这是一份难得的珍贵礼物，蕴含着浙一人美好心愿和爱院之情，敬献给我们可亲可爱的浙一大家园。

大美浙一，美之多多，不胜枚举，今喜见摄影作品集乃美之荟萃也。

翻开画册，多角度、多方位呈现的一幢幢大楼映入眼帘，其气势恢宏、生机盎然、靓丽闪耀。它们是保障医院运营的基本条件，提供了必要的功能与空间，见证了医院的发展壮大，回响着时代的召唤，这就是一幢幢大楼的内涵之美。故而在我眼中，这一幢幢大楼已不仅仅是单纯的建筑，而是矗立在华夏大地上的一座座耀眼的丰碑，镌刻着浙大一院的煌煌业绩成就，更彰显了大楼的主人公——浙一人不同凡响的雄心壮志和无穷的创造力。他们始终践行人民至上、生命至上的理念，以大爱苍生的博大情怀，时刻守护在患者身边，以精湛的医技创造生命的奇迹；他们将聪明才智奉献于社会大众，奉献于医学的发展，普惠天下，为建设健康中国作出了卓越的贡献。

历史告诉我们，在建院之初，购置民房为医院用房，计地3亩8分，建筑面积约2770平方米，诸多不备，举步维艰。然浙一人秉承求是学风，确立“严谨求实”为治院核心理念，开启历史征程，追逐“南方协和”之梦想。他们传承鼎新，砥砺奋进，遂使当初小小的“弄堂医院”华丽嬗变为一家享誉九州的现代化综合性医院。且看今日之浙大一院，规模之大，人才之众，综合实力之雄厚，呈现一派踔厉奋发、勇毅前行、敢为人先之景象。医院现拥有六大院区，总占地面积达 519.3 亩，建筑面积共计 99.9 万平方米，总床位 5700 余张。现有职工逾 1.1 万人。不禁感慨系之，浩浩浙一，大哉兴也！我们为之自豪，踌躇满志，昂首阔步奔向国际一流医学中心的雄伟目标，壮哉！

画册以较多的篇幅展现了浙一大家园所开展的各种活动，形式多样，丰富多彩。画册中，职工们如同兄弟姐妹，大家欢聚在一起，激情飞扬，其乐融融，营造出共情共乐共进的良好氛围，这种氛围益于身心健康，利于凝心聚力，激发职工内在的潜能和爱院荣院的情感，而他们在各自岗位为医院作出贡献的同时，也充分实现了自身价值，为自己的人生抹上了绚丽的色彩。

值得一提的是，画册将院内的古迹遗存列为一个篇章，所展示的有清末时期的绸业会馆、小八千卷楼，四眼宋井，以及新建的古庆春桥等，它们犹如散落的珍珠，业经精心修缮，重现风彩，遂成苑隅新景，古韵悠悠，新风袅袅，与现代建筑交相辉映，各美其美，美美与共，善哉，善哉！

摄影作品集所需的素材均来自医院职工，他们用镜头撷取医院的物事人情之美，将其瞬间定格。他们所提供的作品虽为业余之作，但在我看来，其质量、价值丝毫不逊于专业摄影。

合上画册，意犹未尽。

浙一印象，浙一大美，余音绕梁，翘首以盼。

浙大一院党委书记

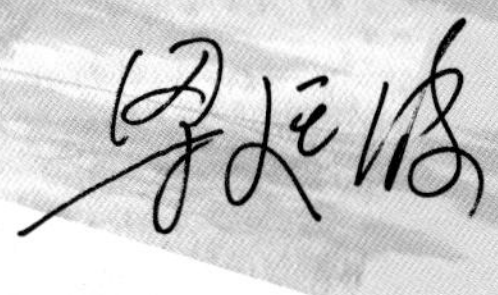

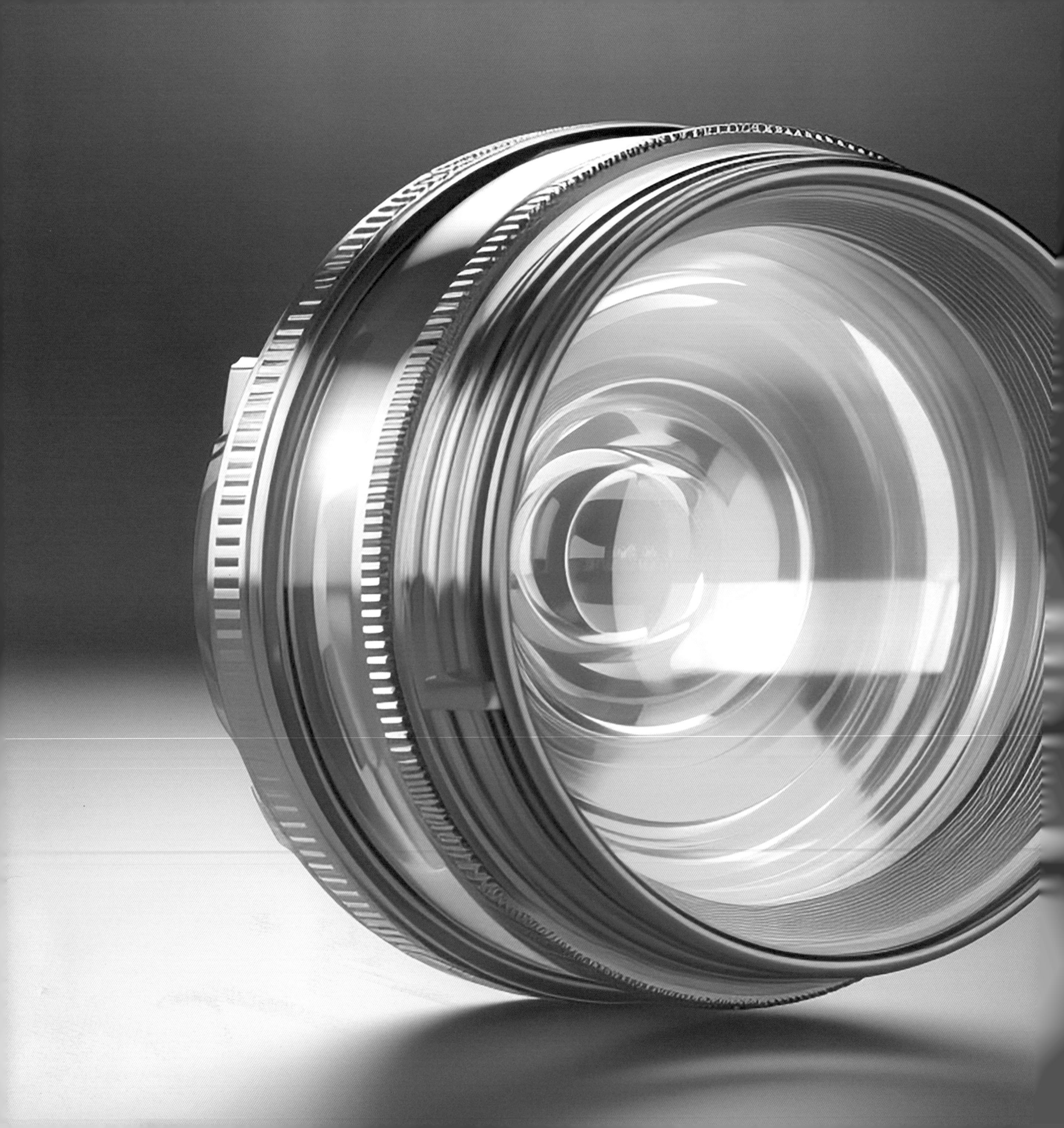

目录

CONTENTS

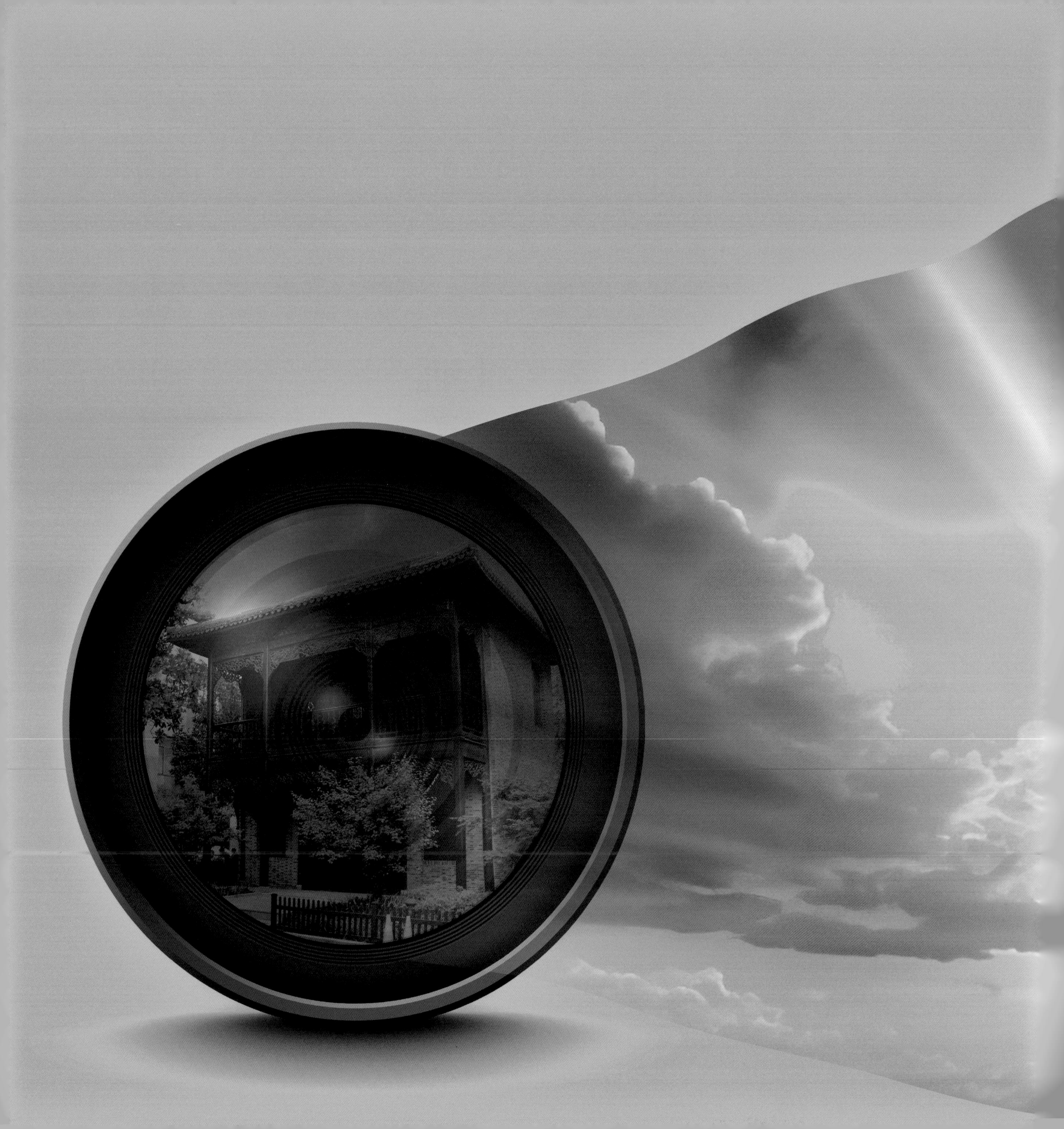

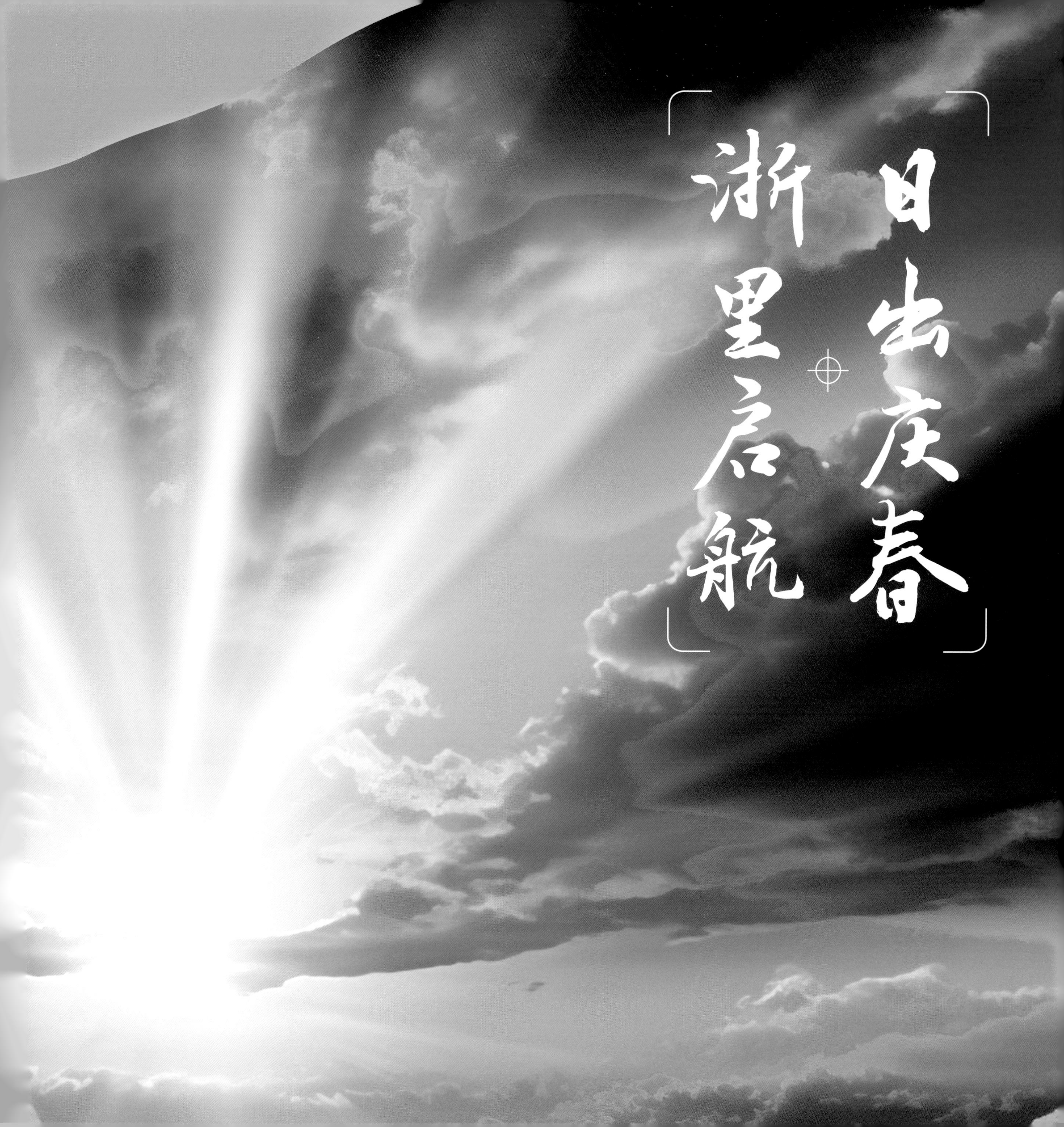
日出庆春
浙里启航

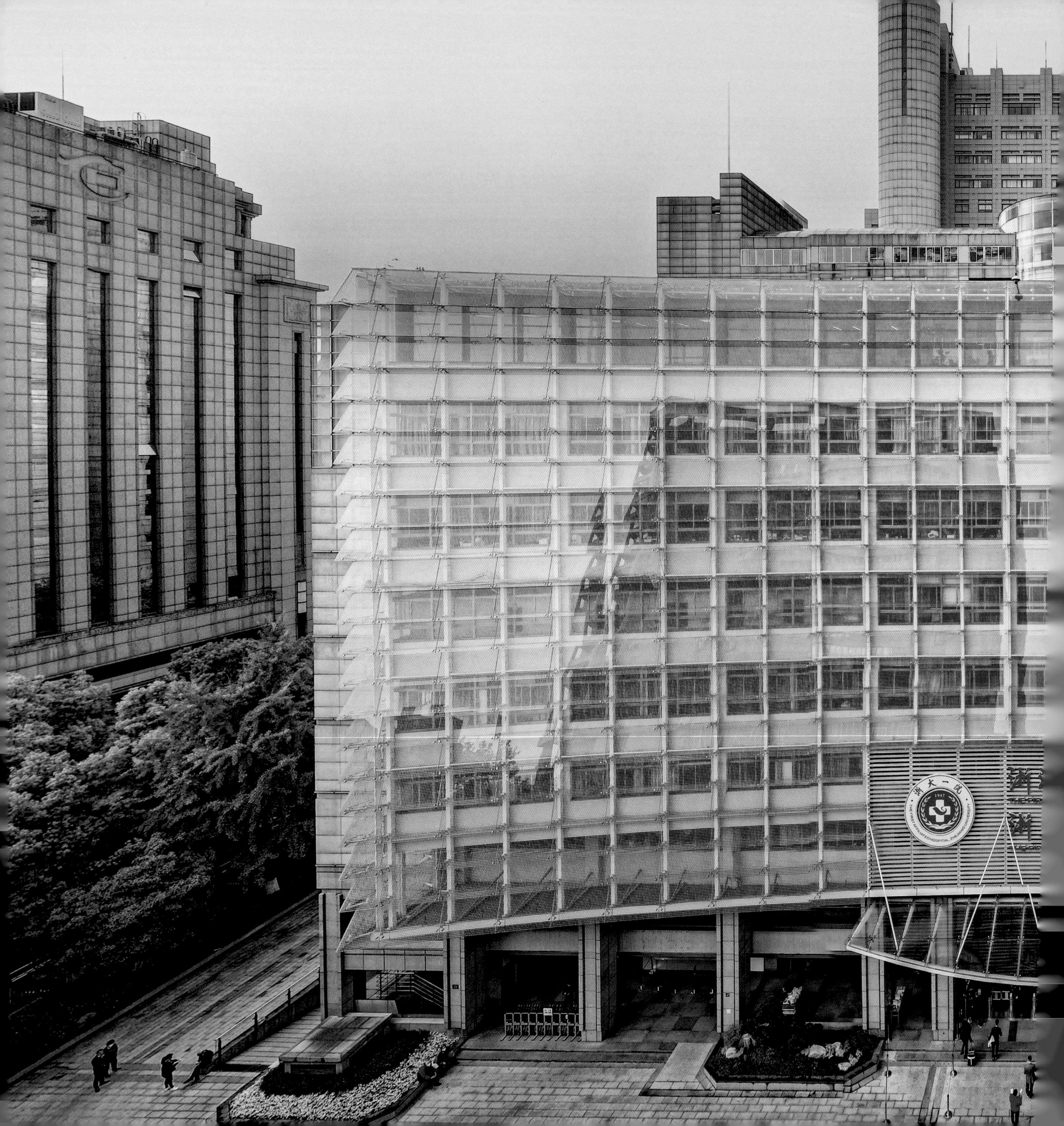
浙大一院
1947
THE FIRST AFFILIATED HOSPITAL, ZHEJIANG UNIVERSITY

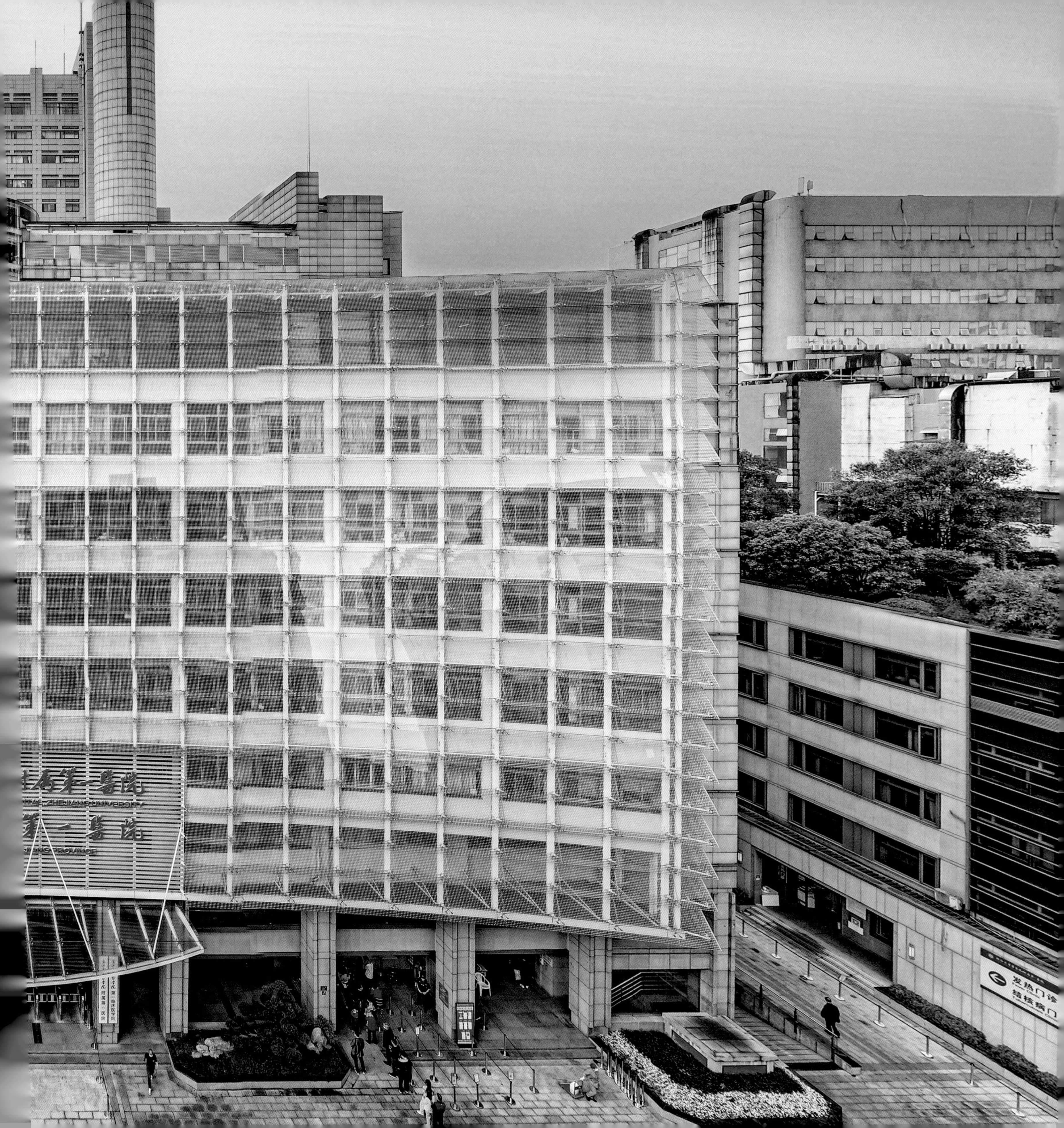
发热门诊
结核病门

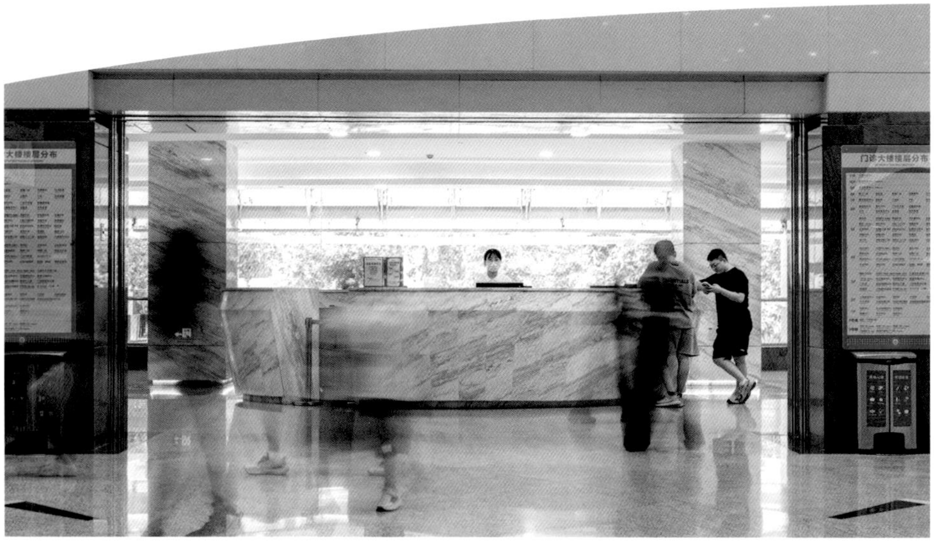

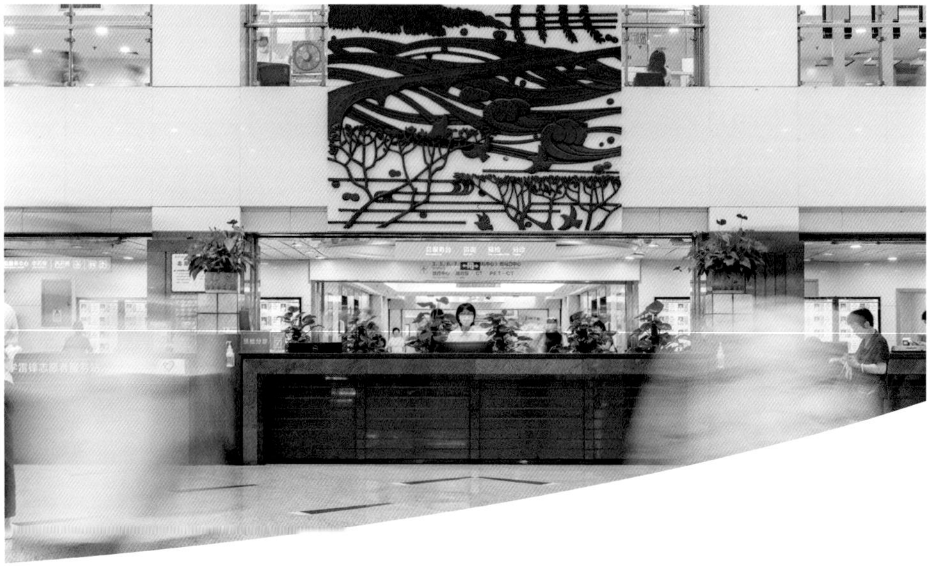

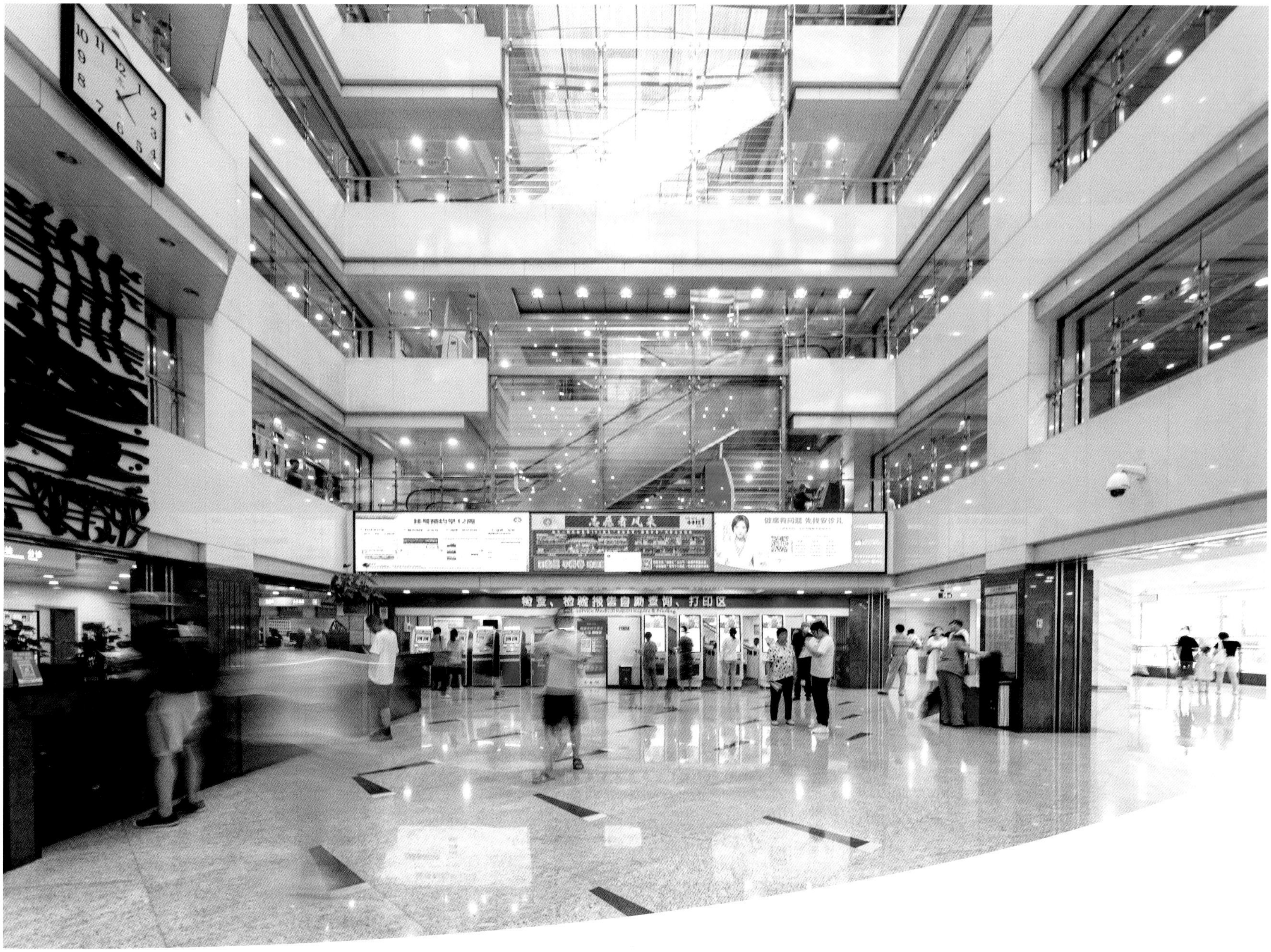

洁净无瑕的门诊，是守护您的模样，

而您的健康，是我们的期盼。

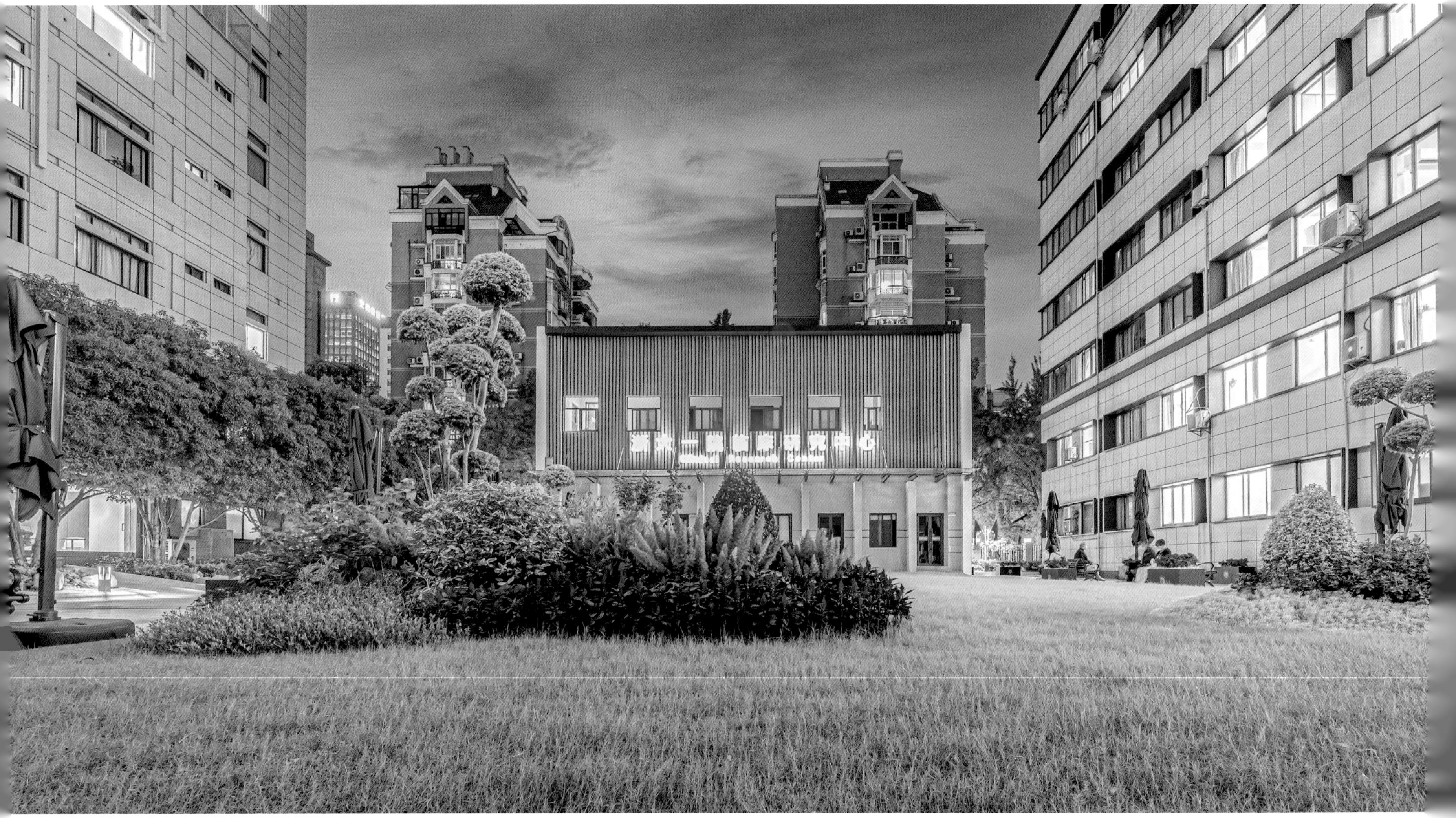

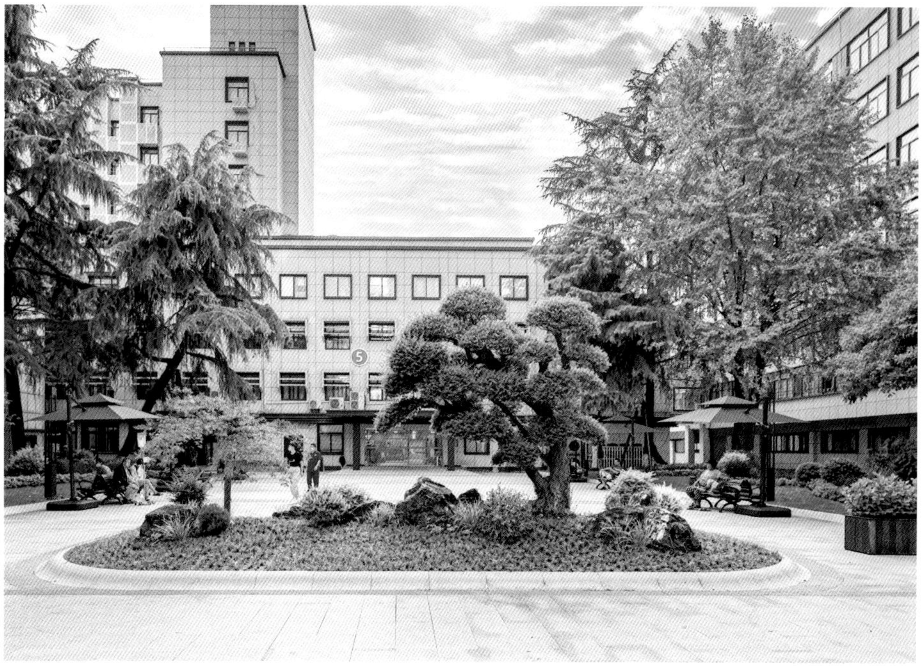

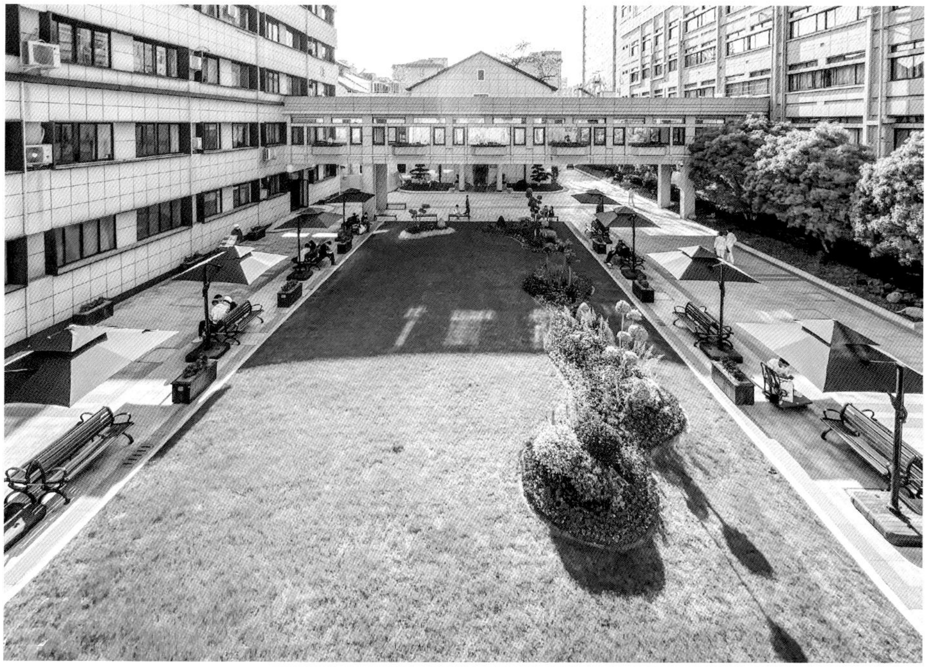

绿草青青，浅笑盈盈，豁然天晴，悠然心晴

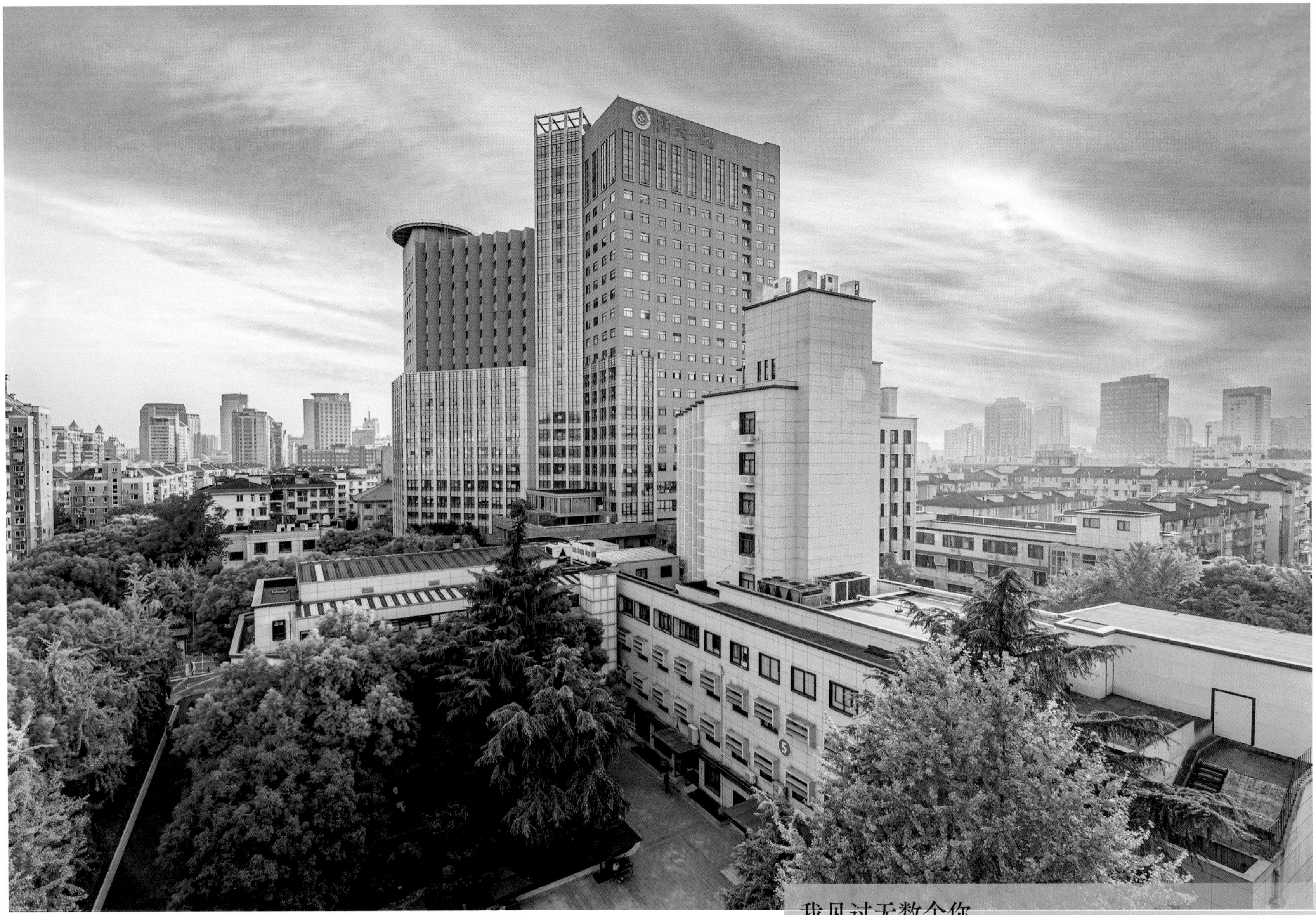

我见过无数个你
夕阳西下的你　身披霞光
雨过天晴的你　充满希望

Always
be with you

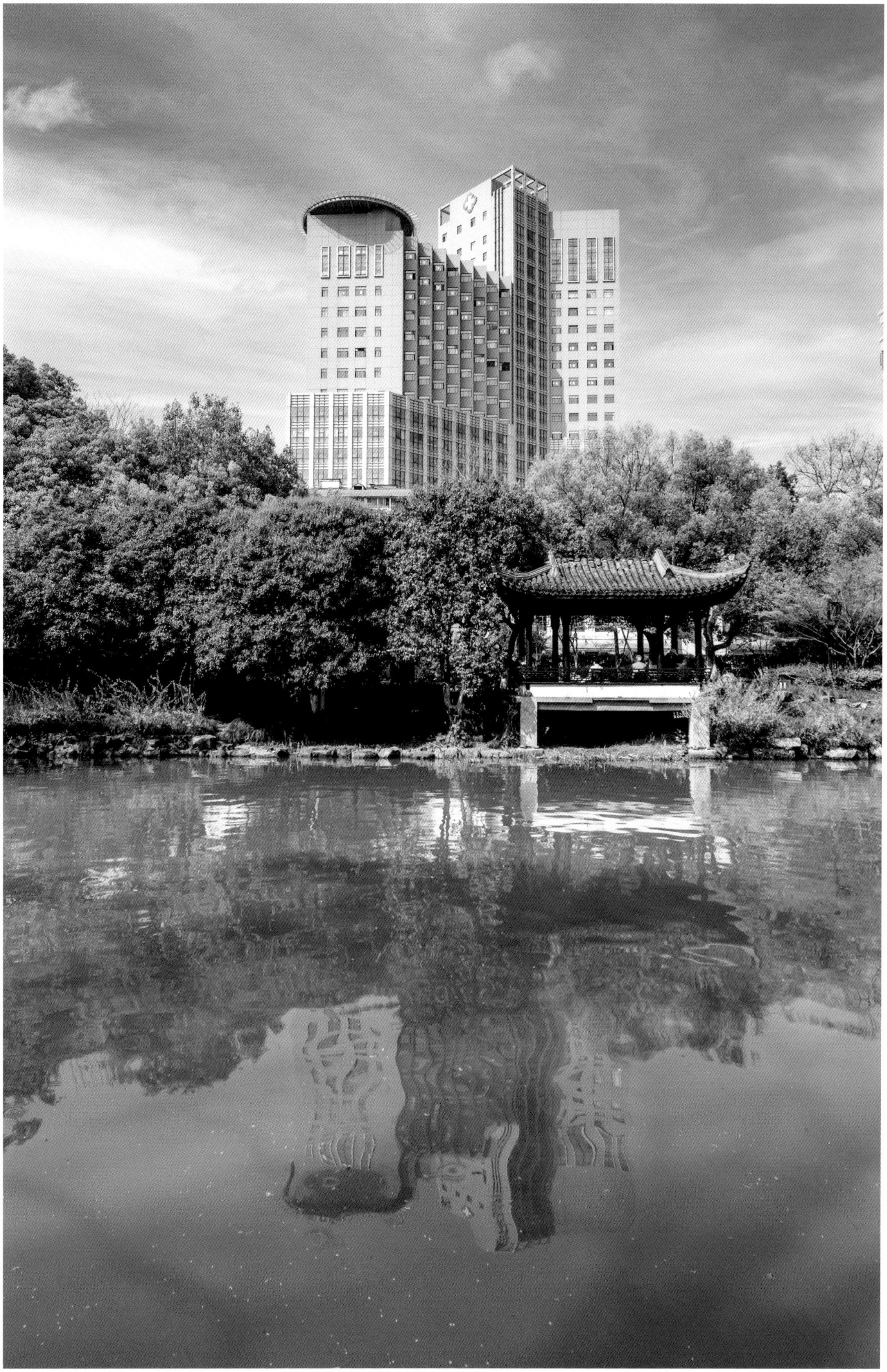

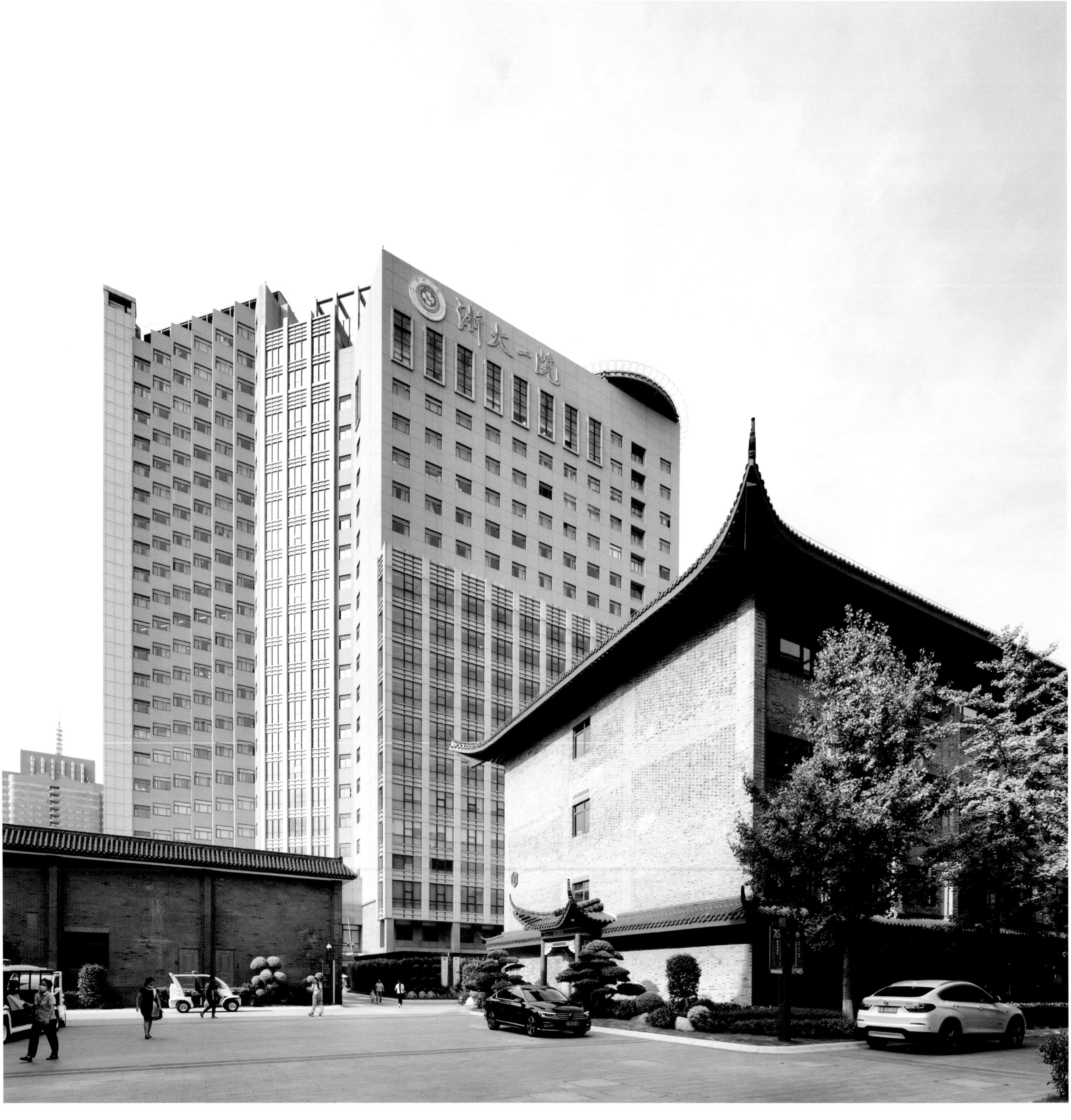
浙大一院

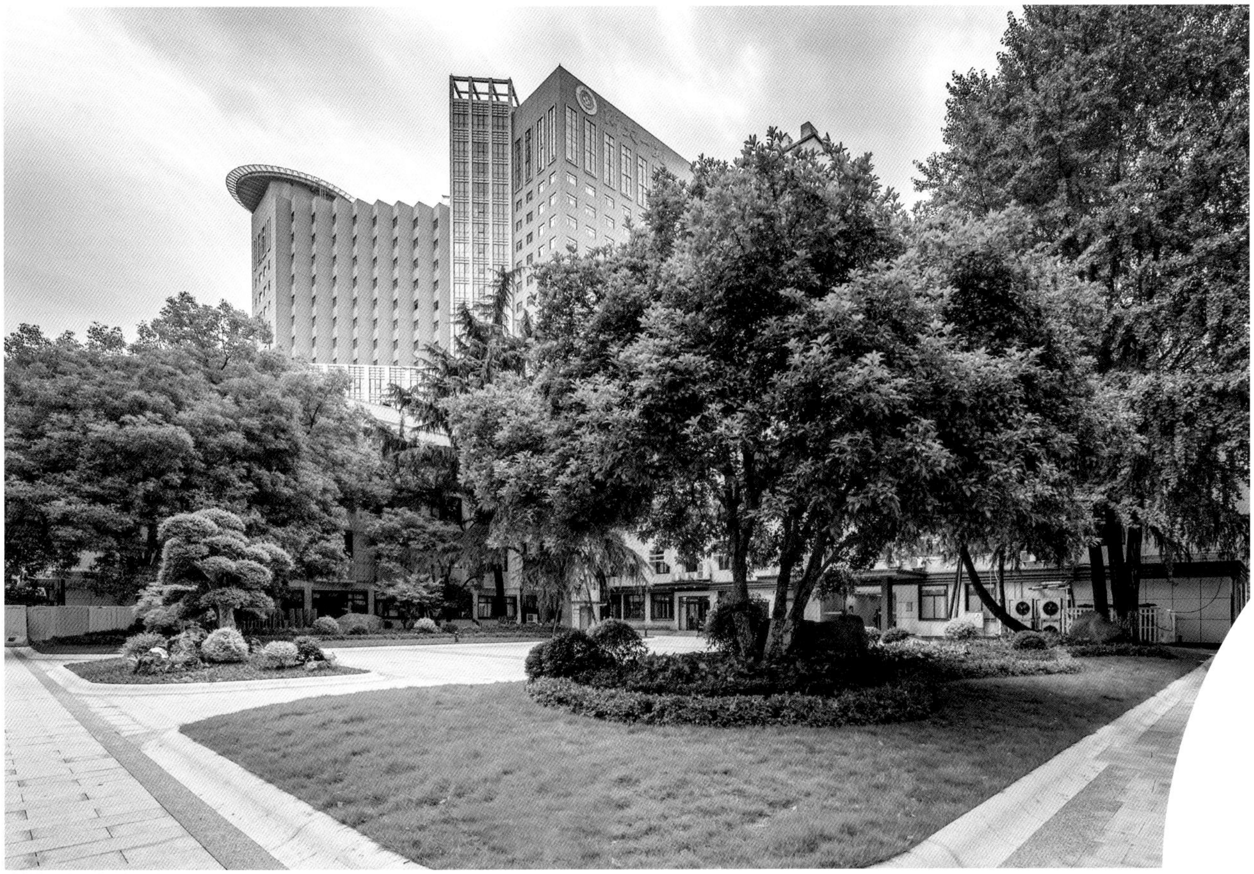

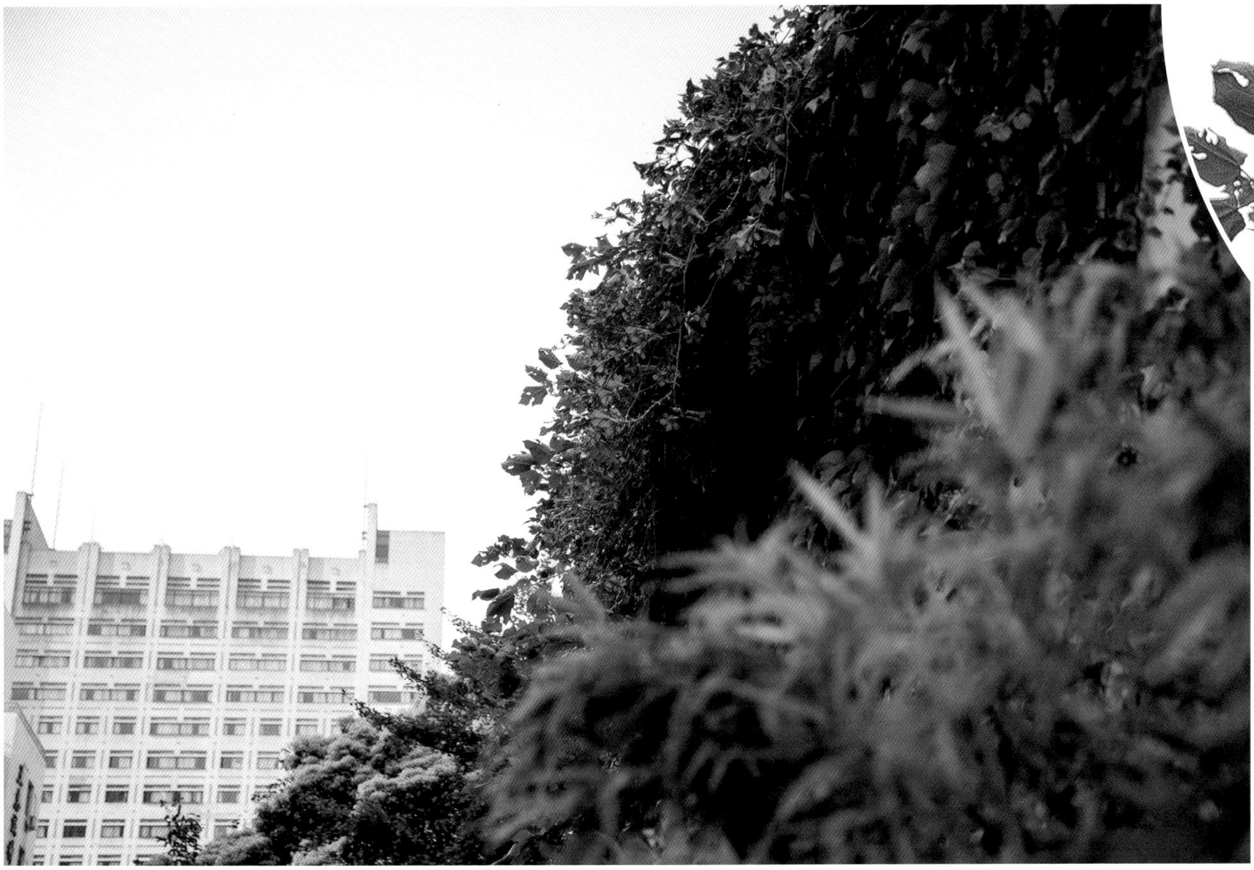

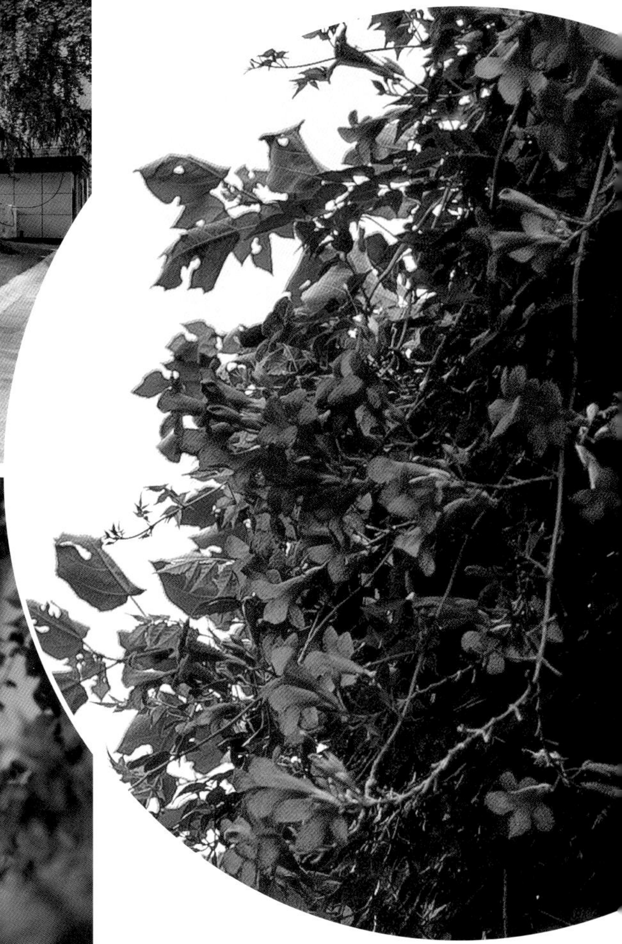

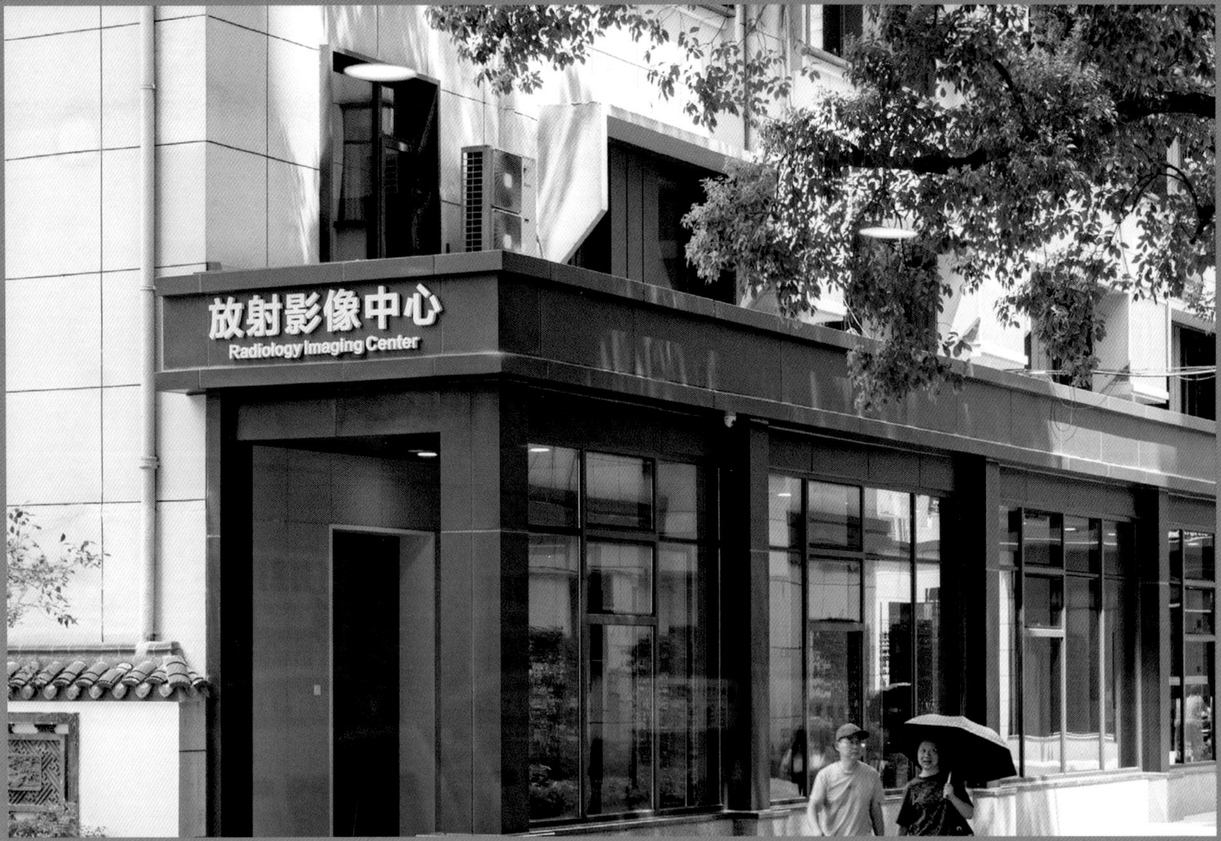
放射影像中心
Radiology Imaging Center

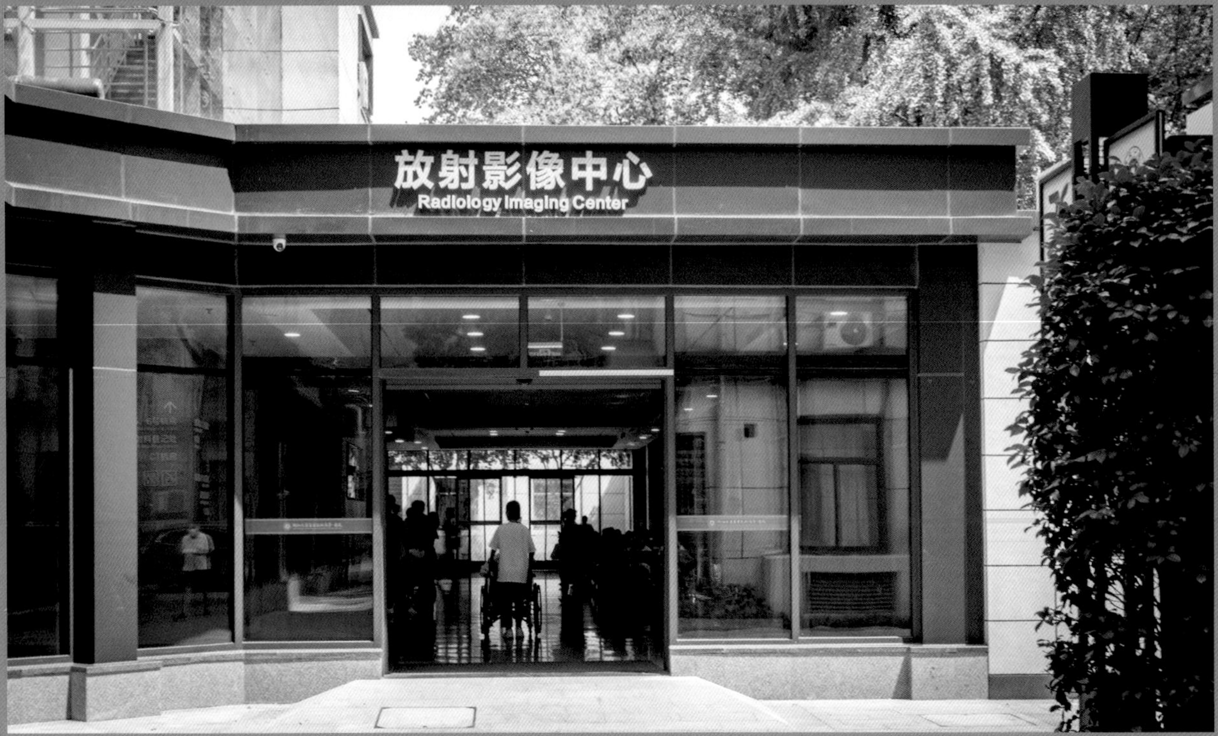
放射影像中心
Radiology Imaging Center

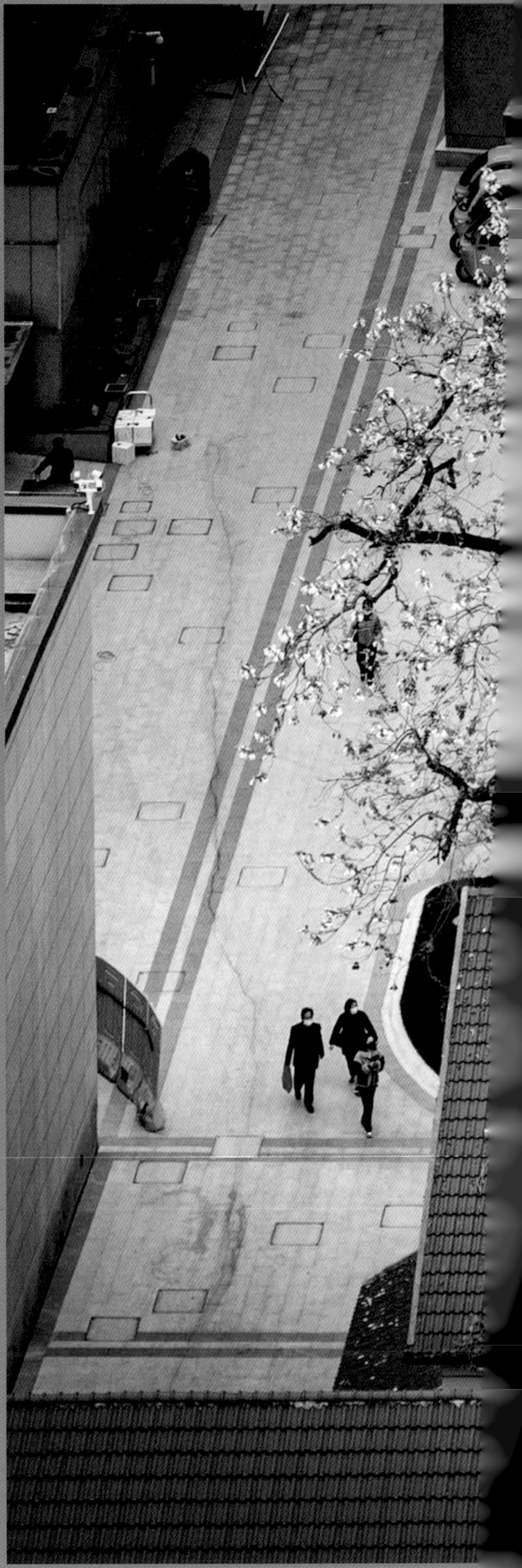

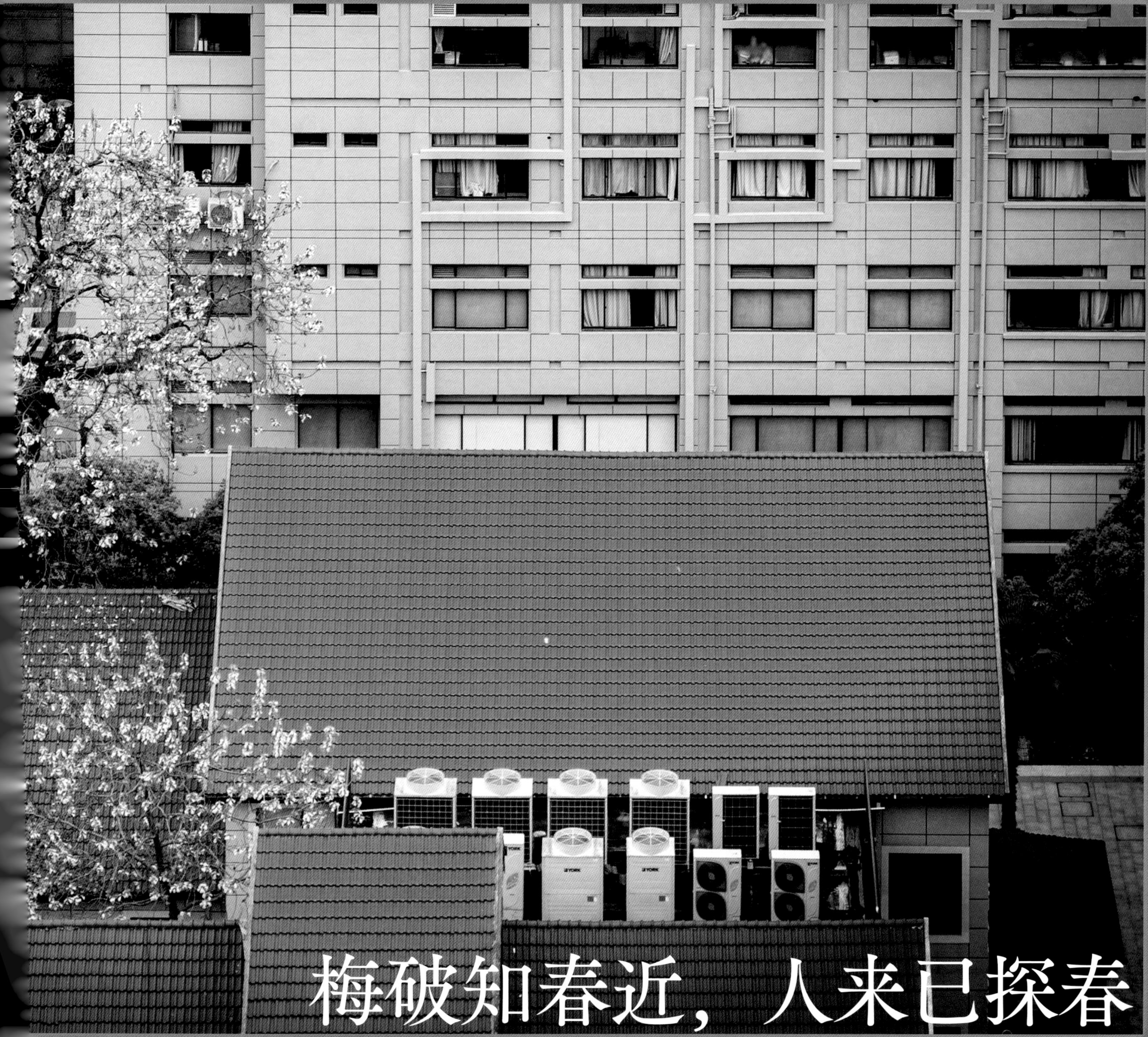
梅破知春近，人来已探春

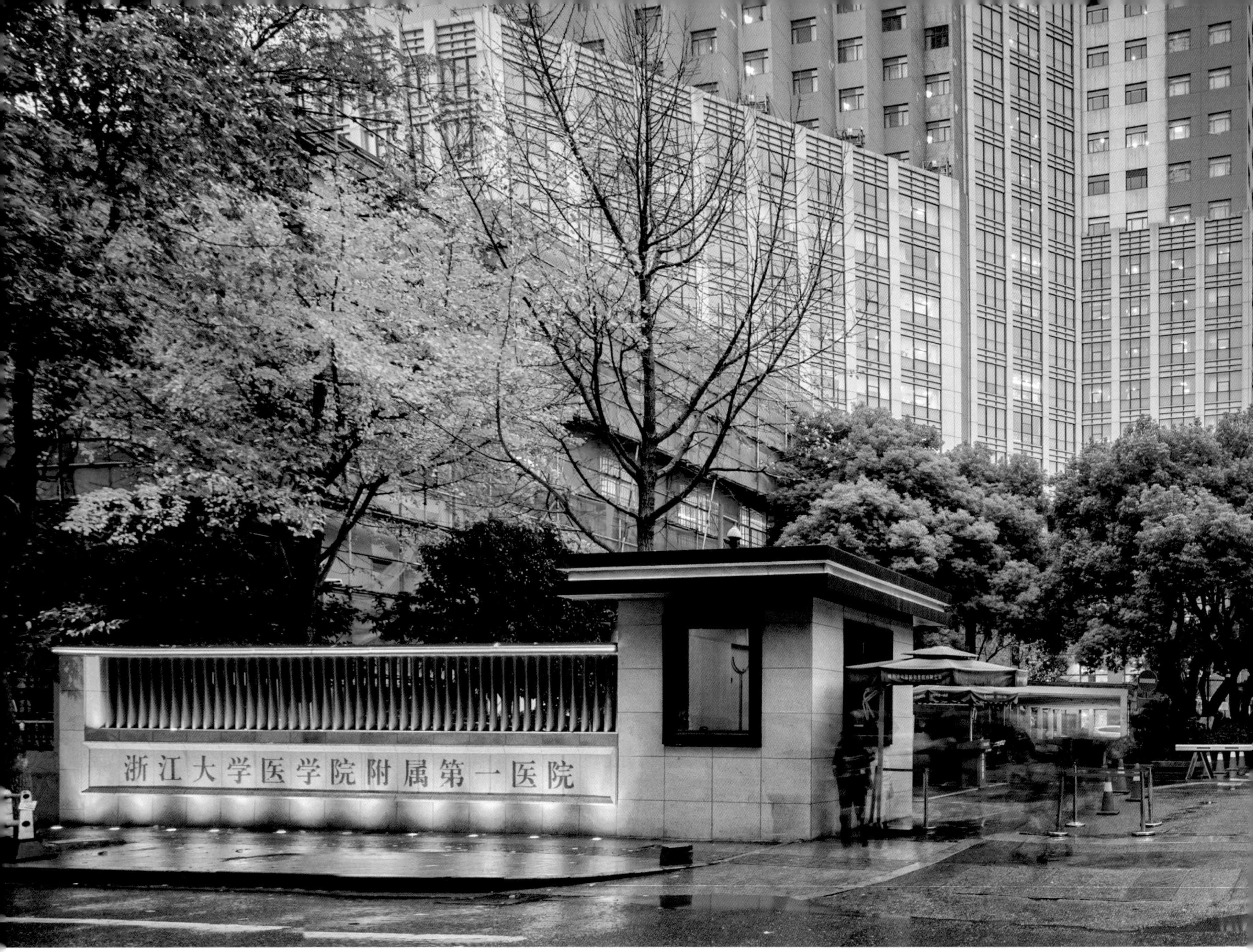
浙江大学医学院附属第一医院

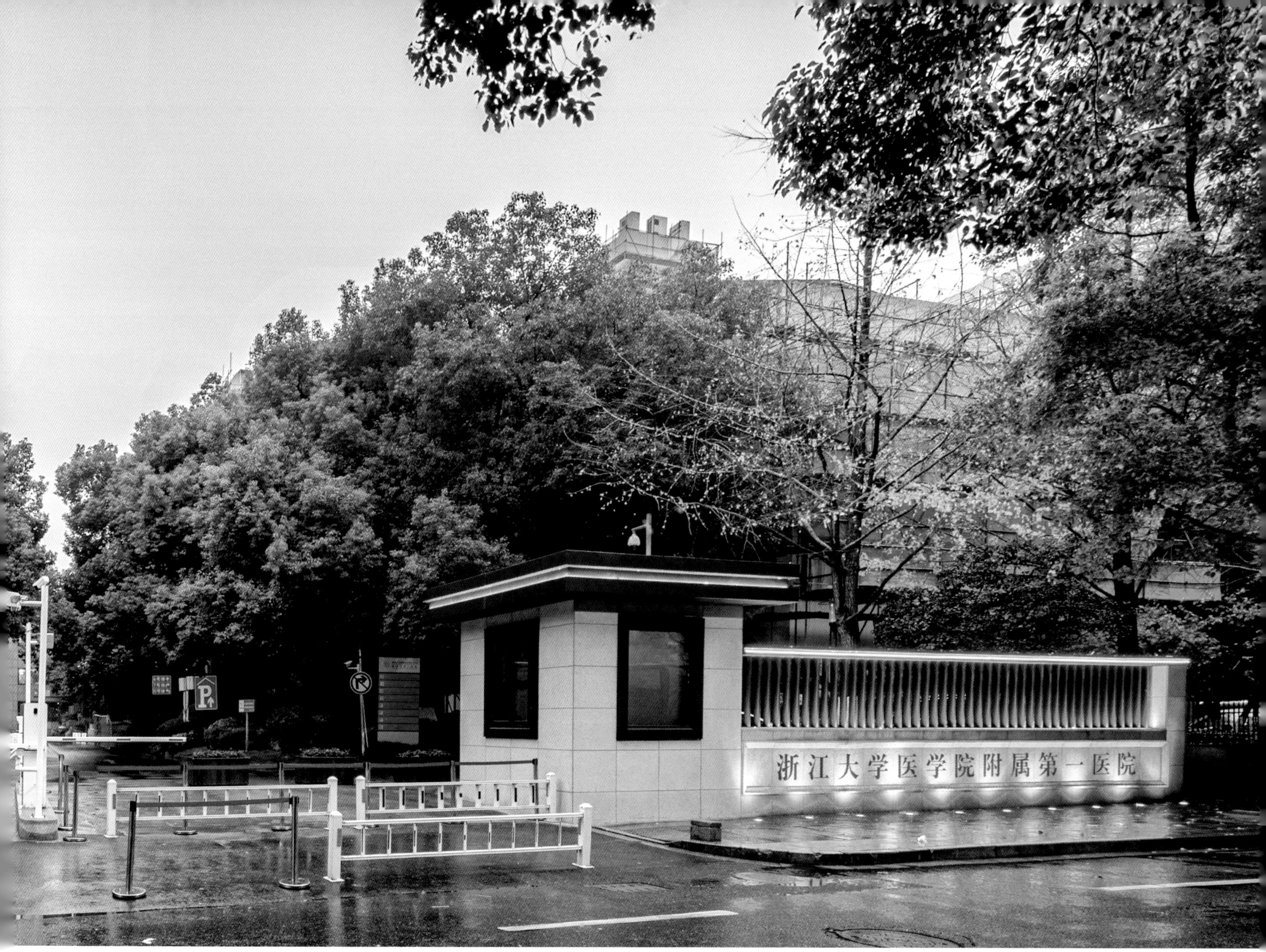
浙江大学医学院附属第一医院

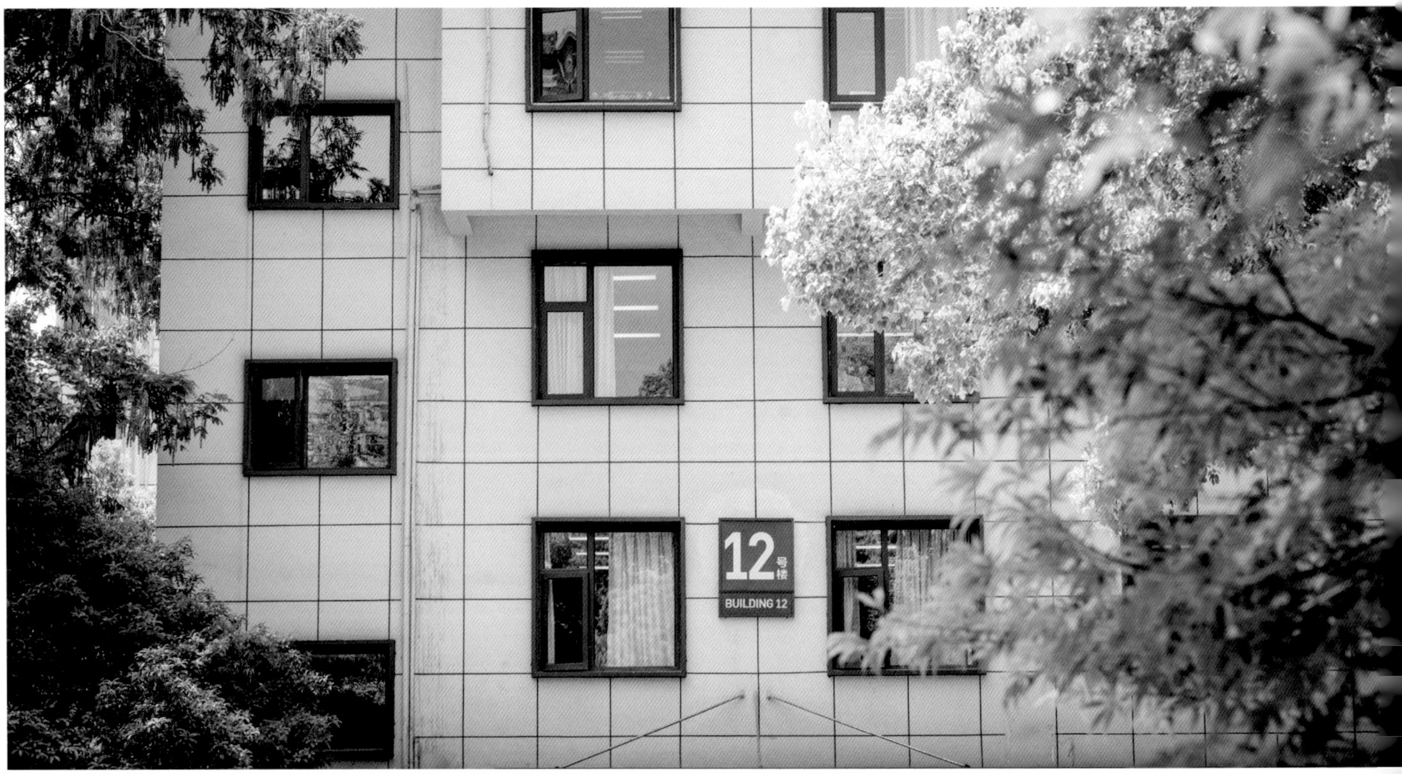
12号楼
BUILDING 12

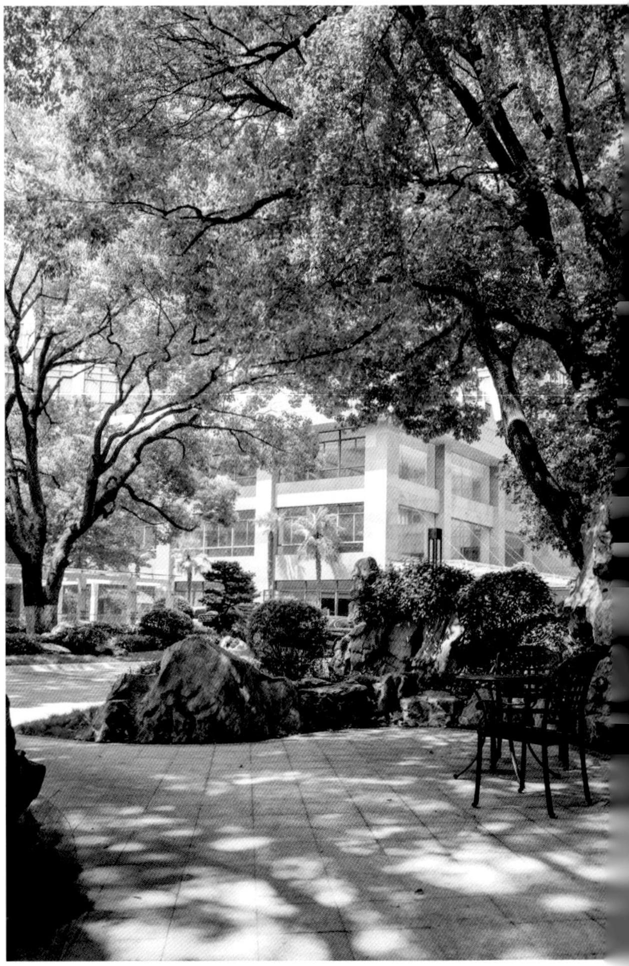

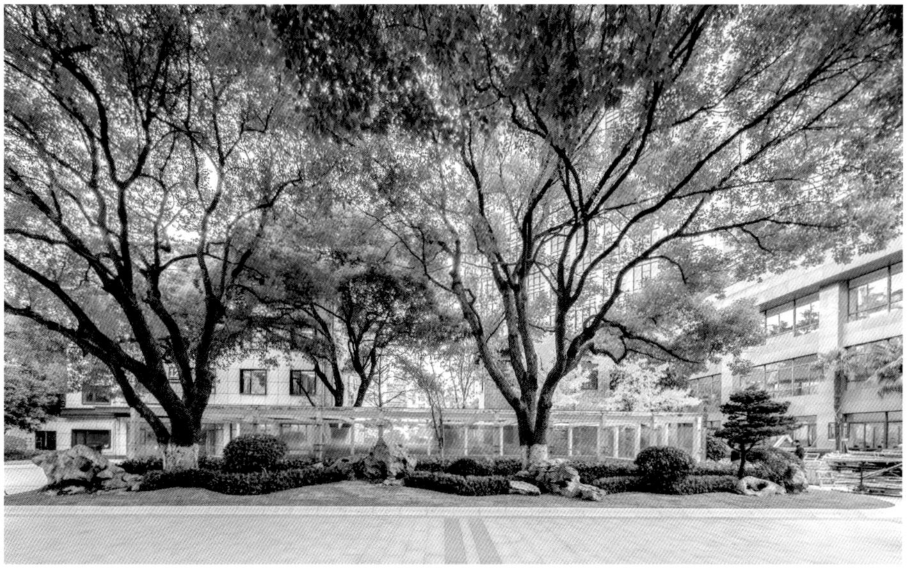

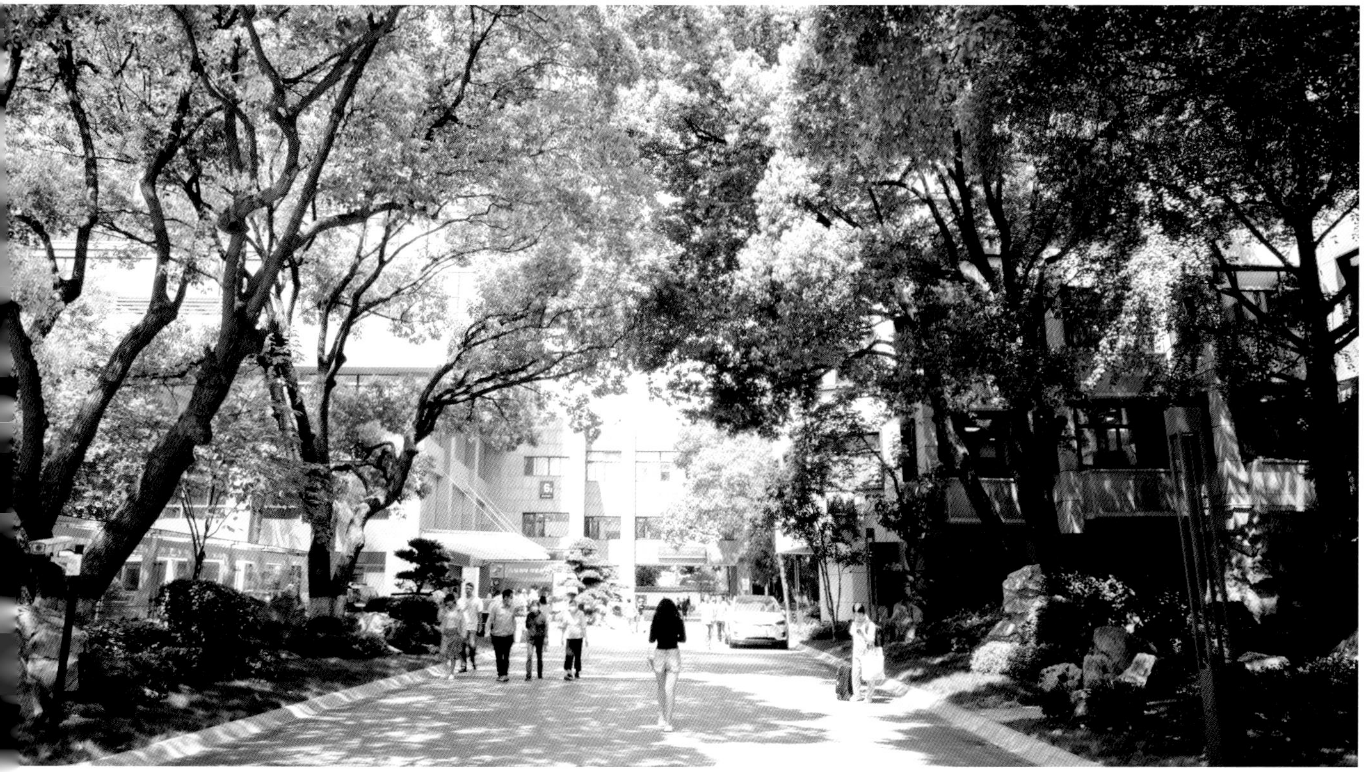

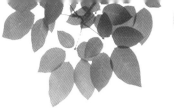

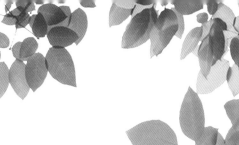

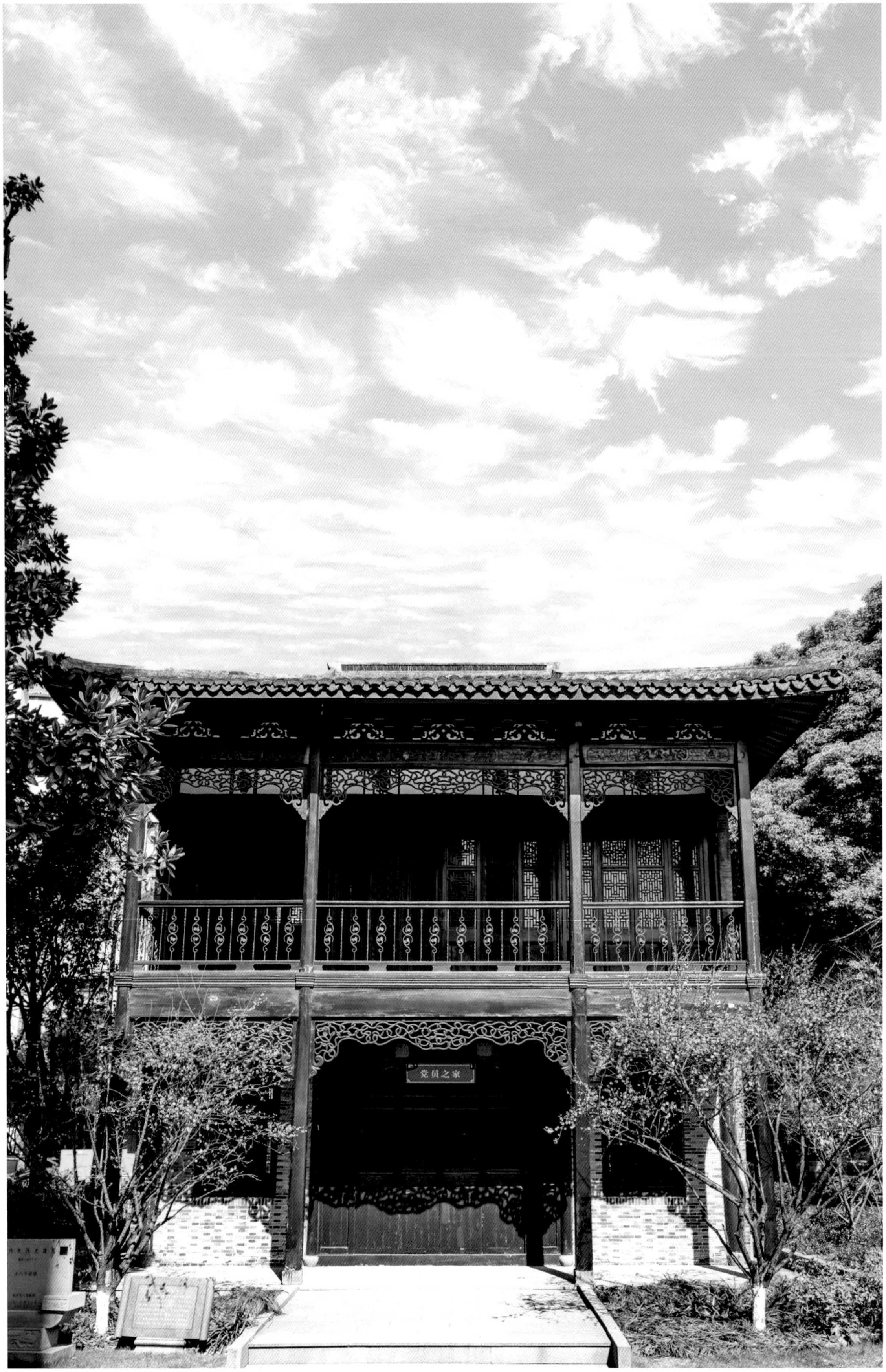

看到你　我仿佛看到了初心
看到你　我更坚定地走下去

Initial heart

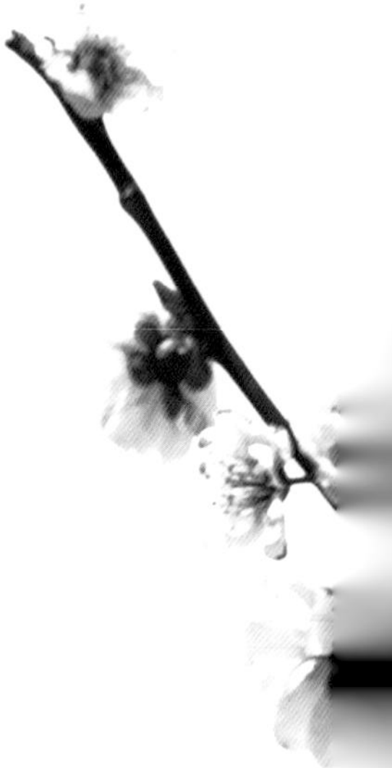

你看过平凡的我
也见过辉煌的我

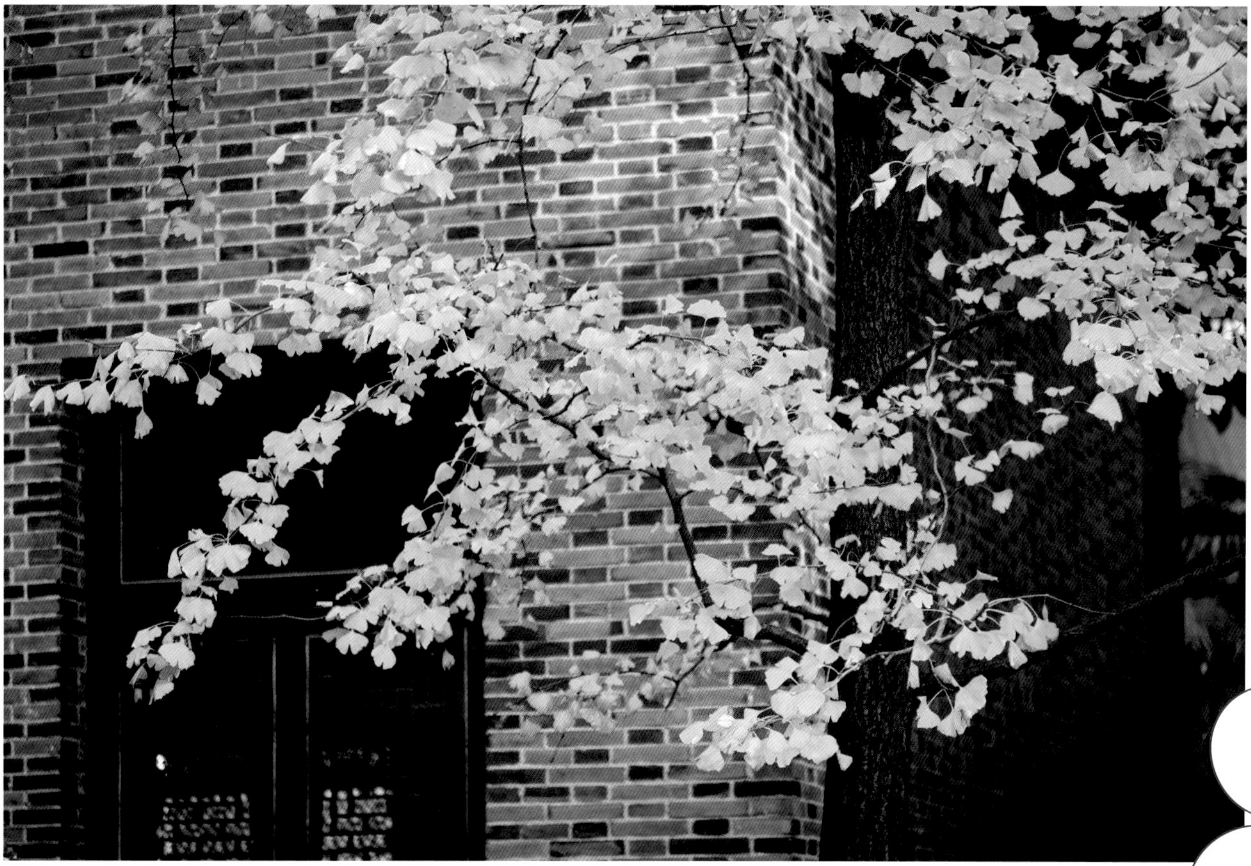

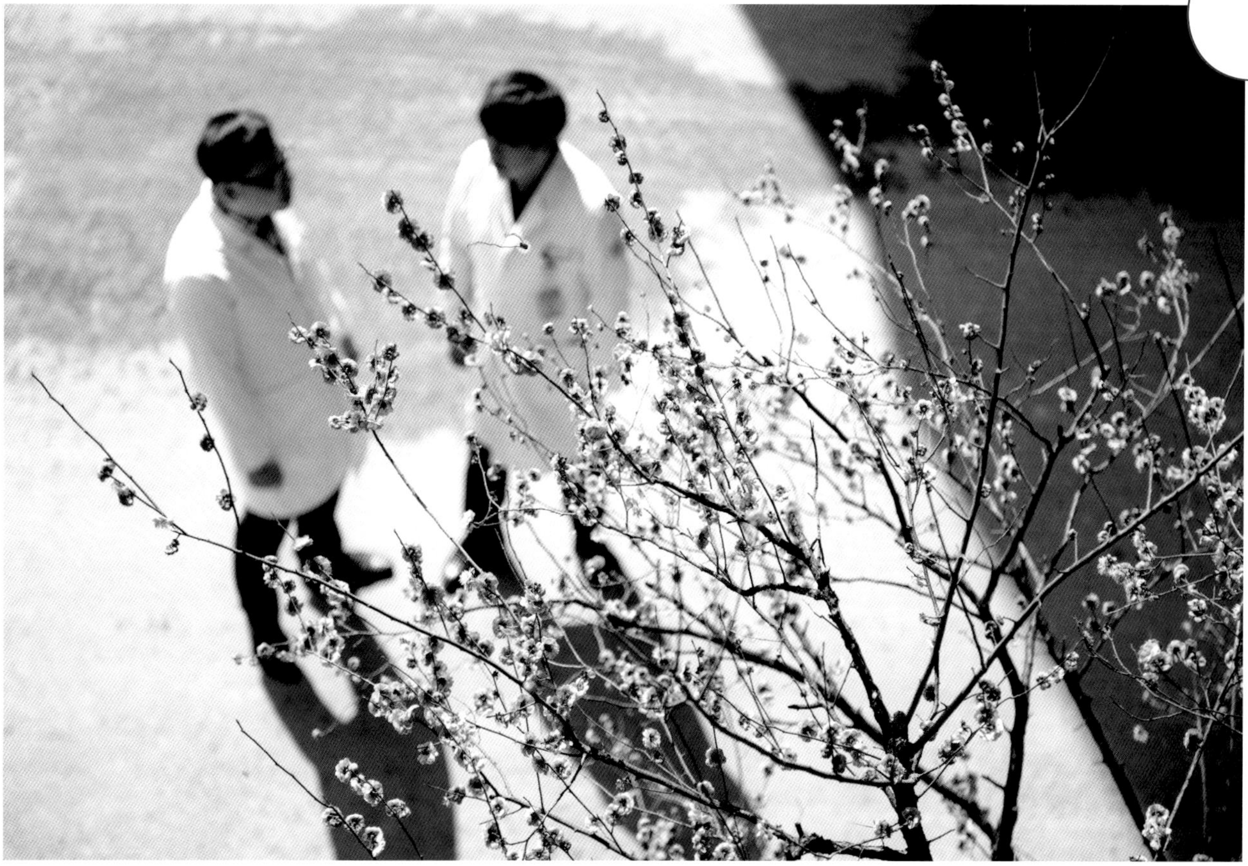

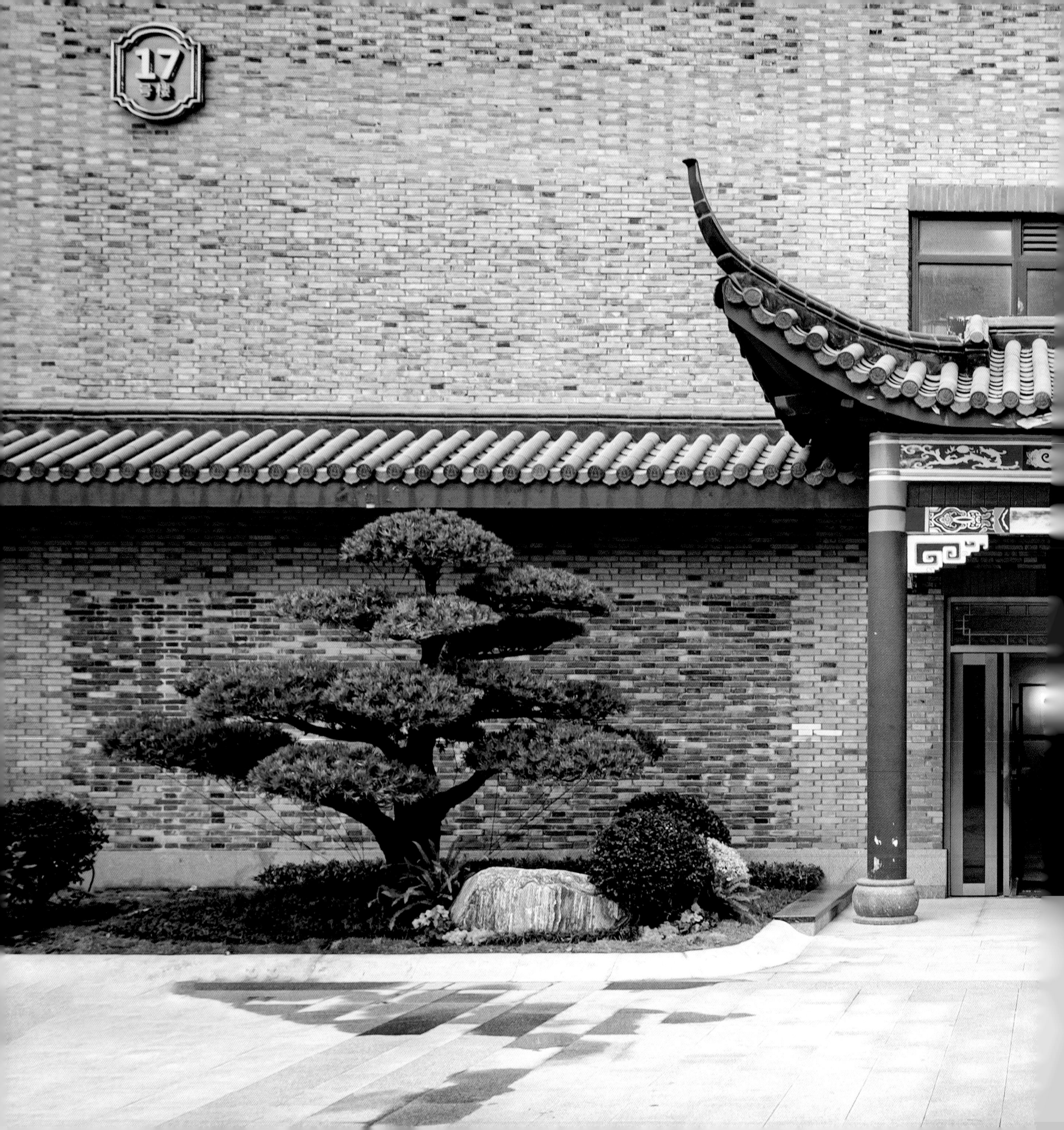
17

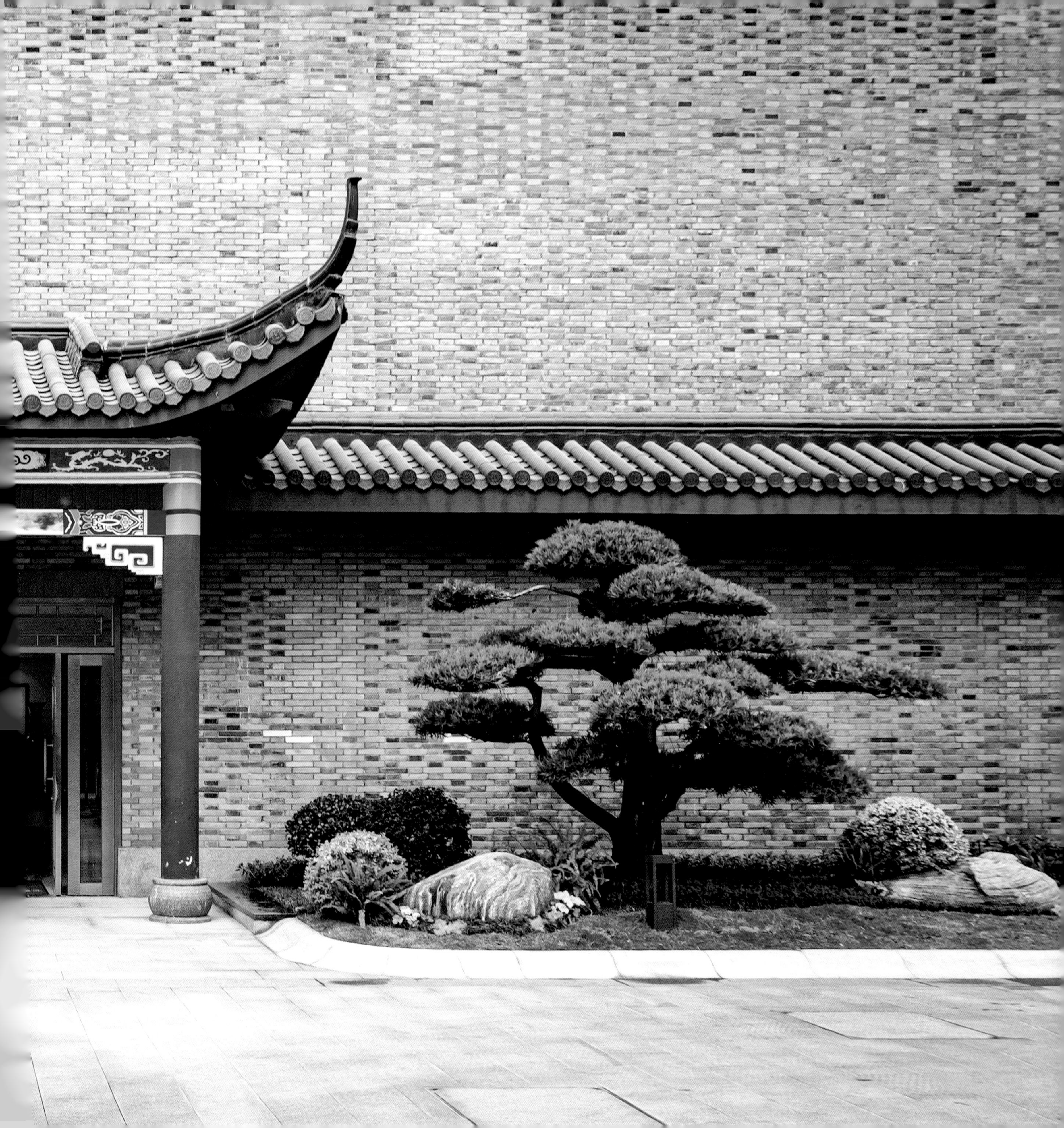

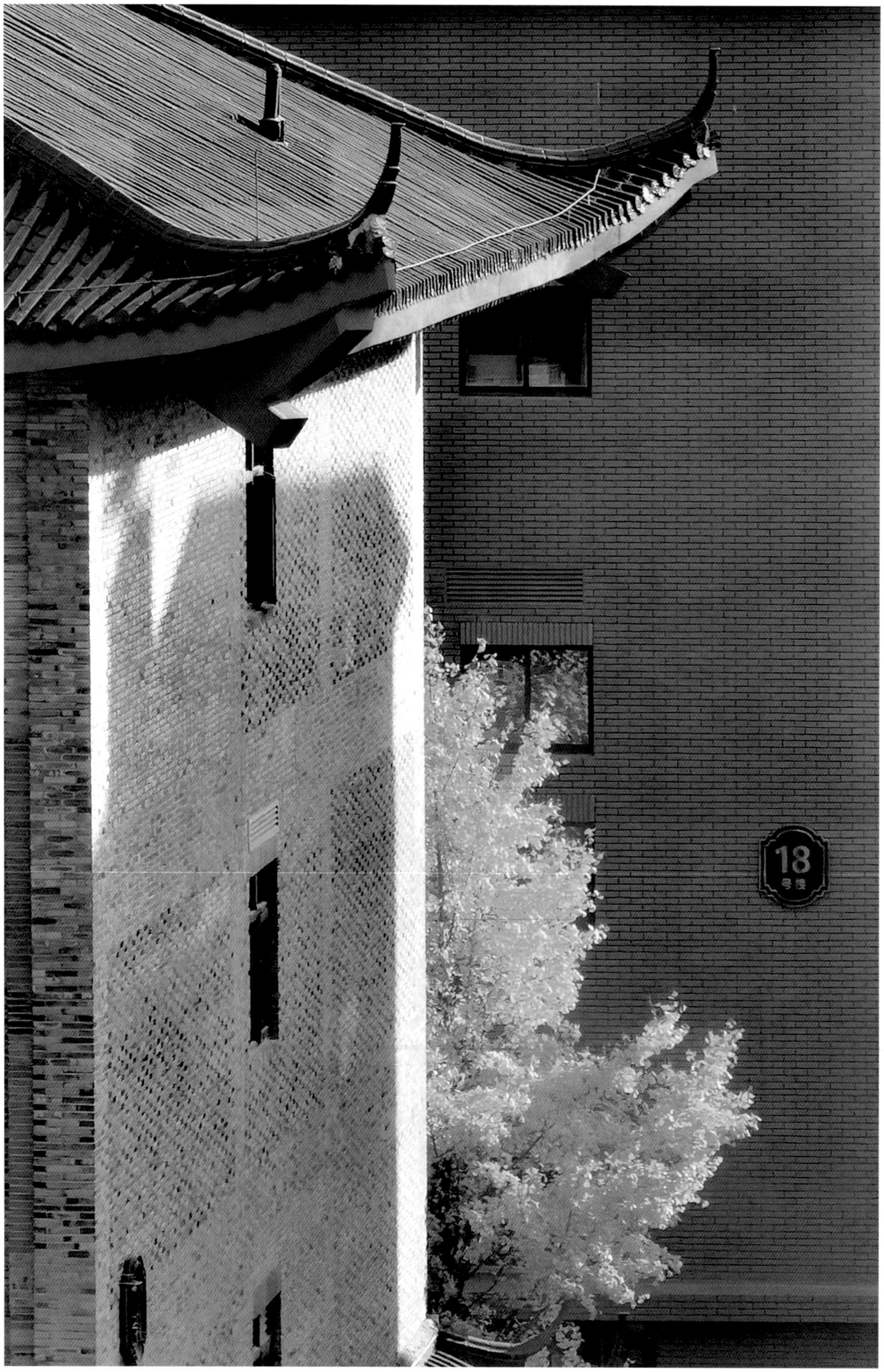
18

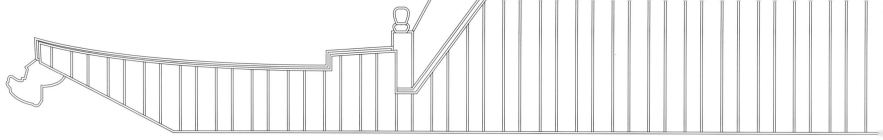

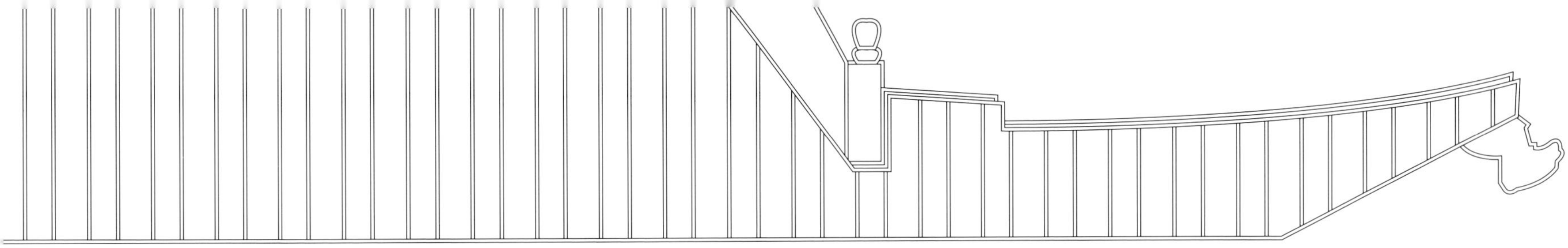

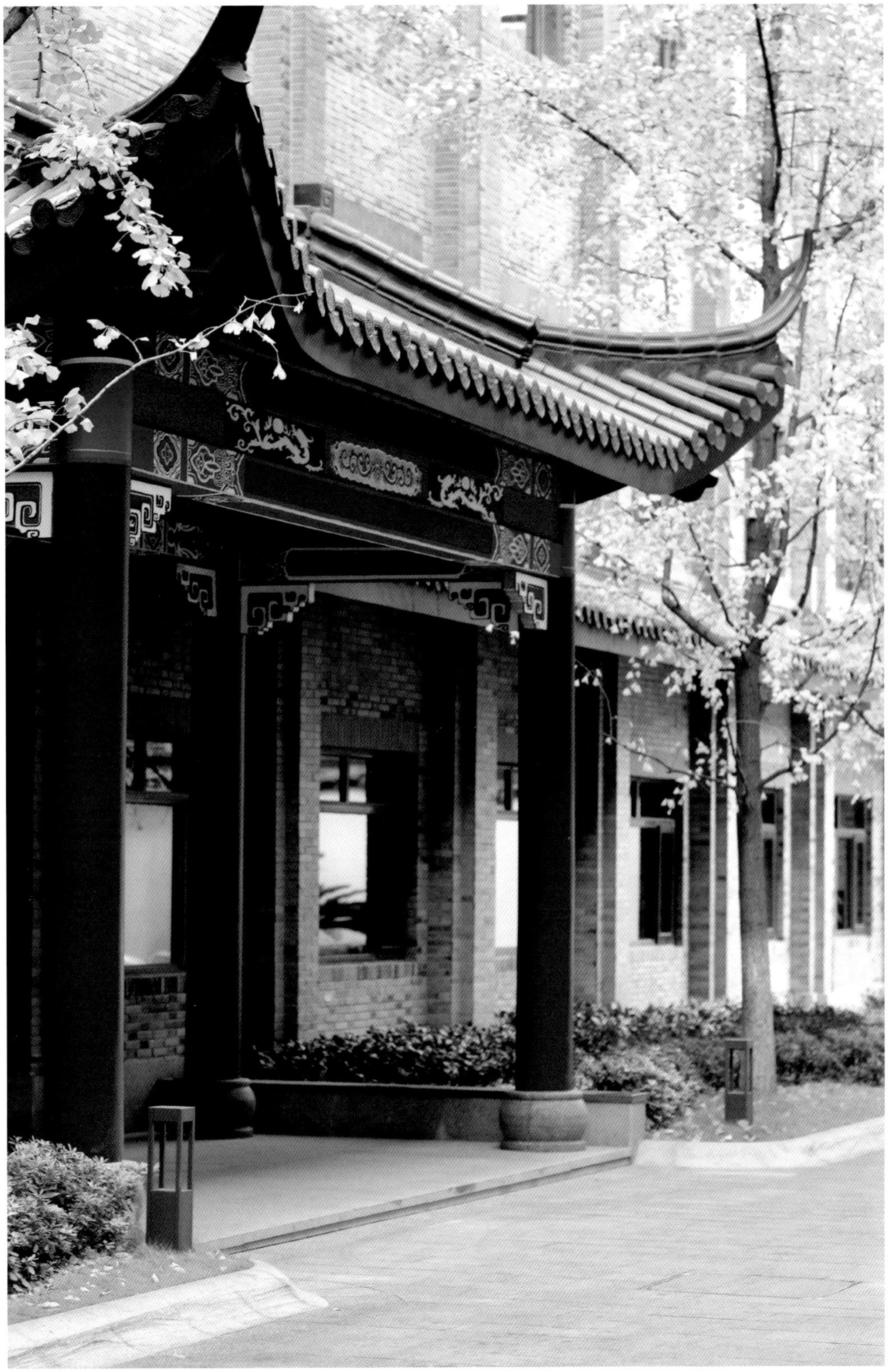

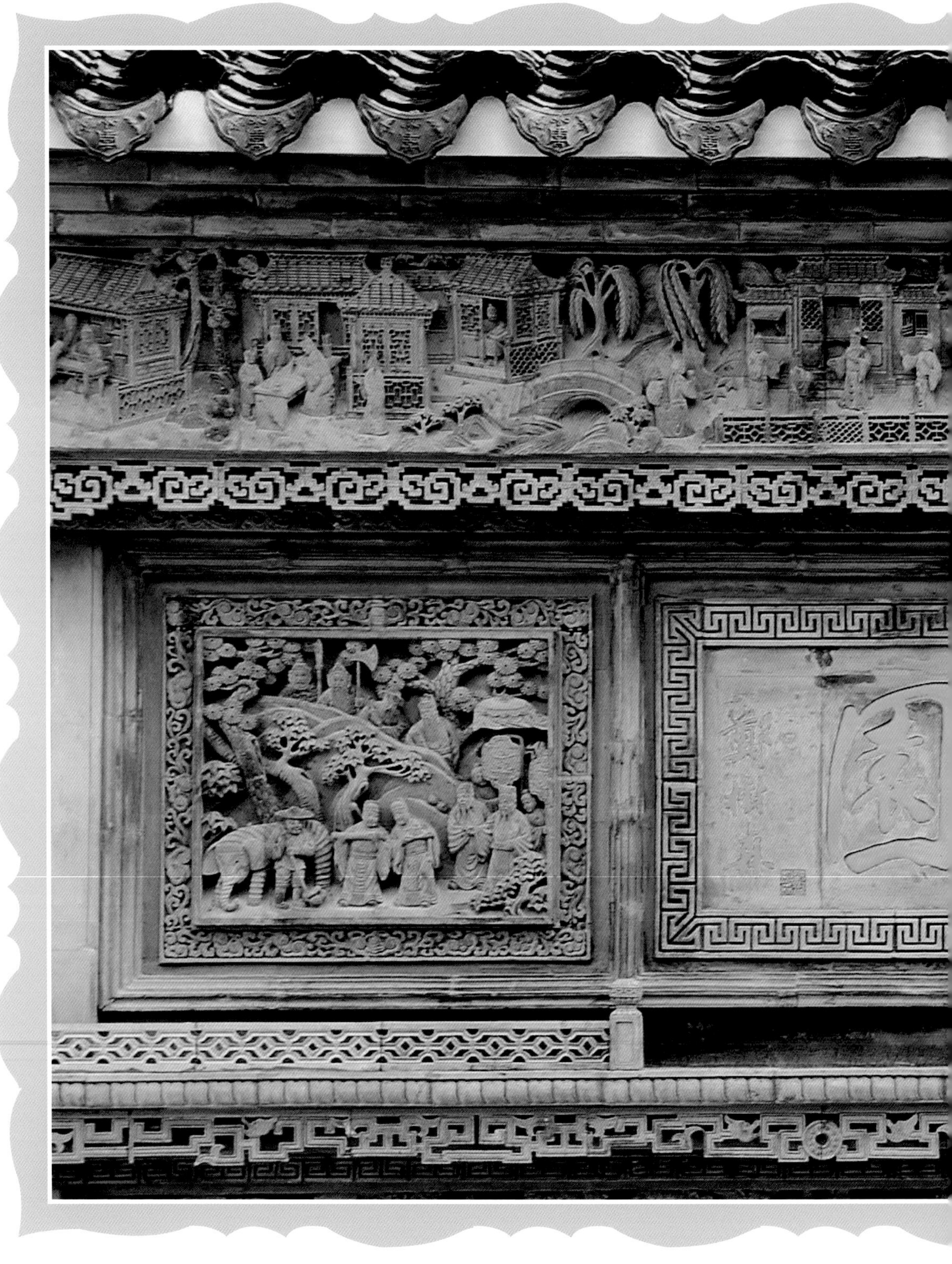

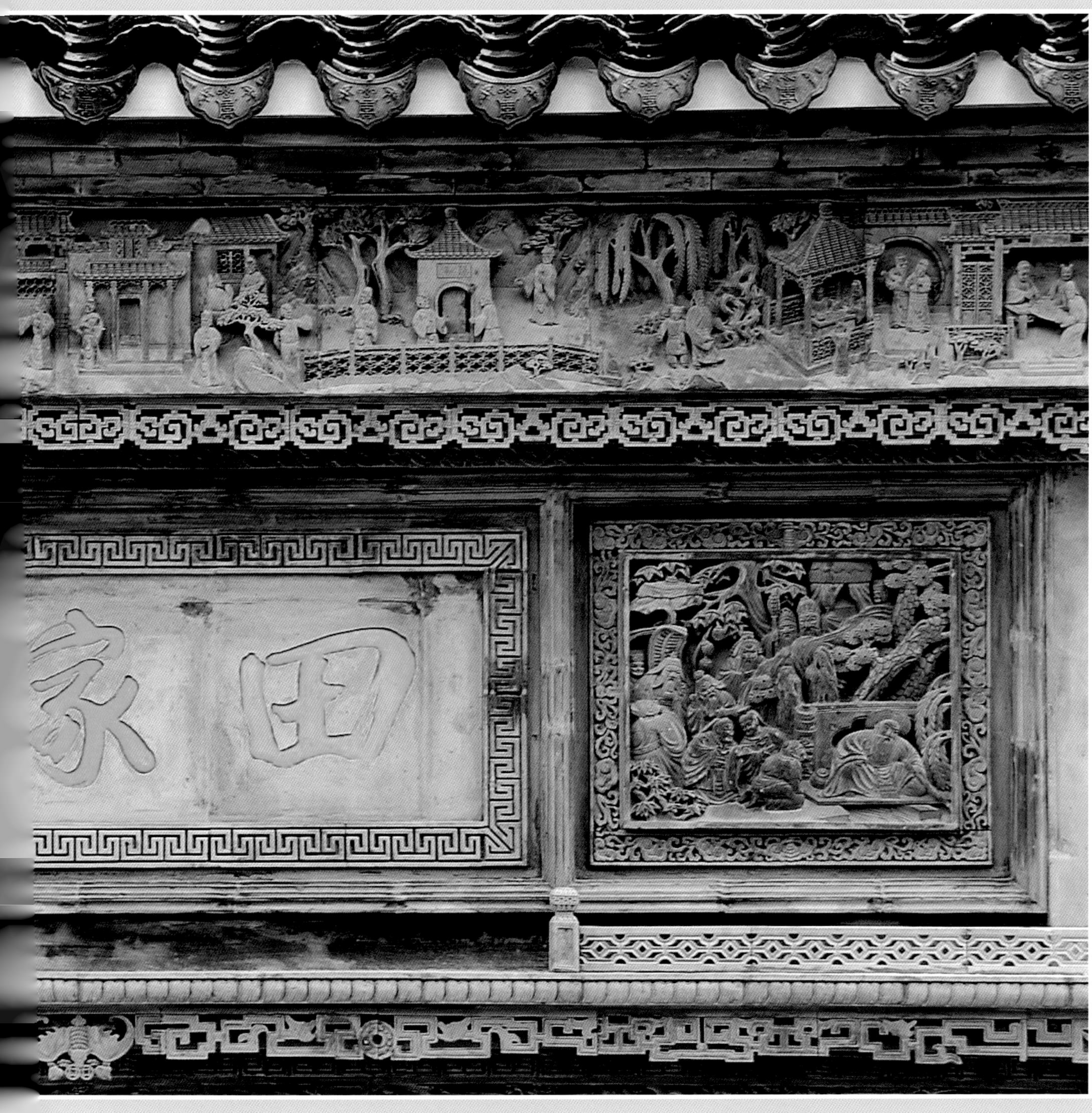
田
家

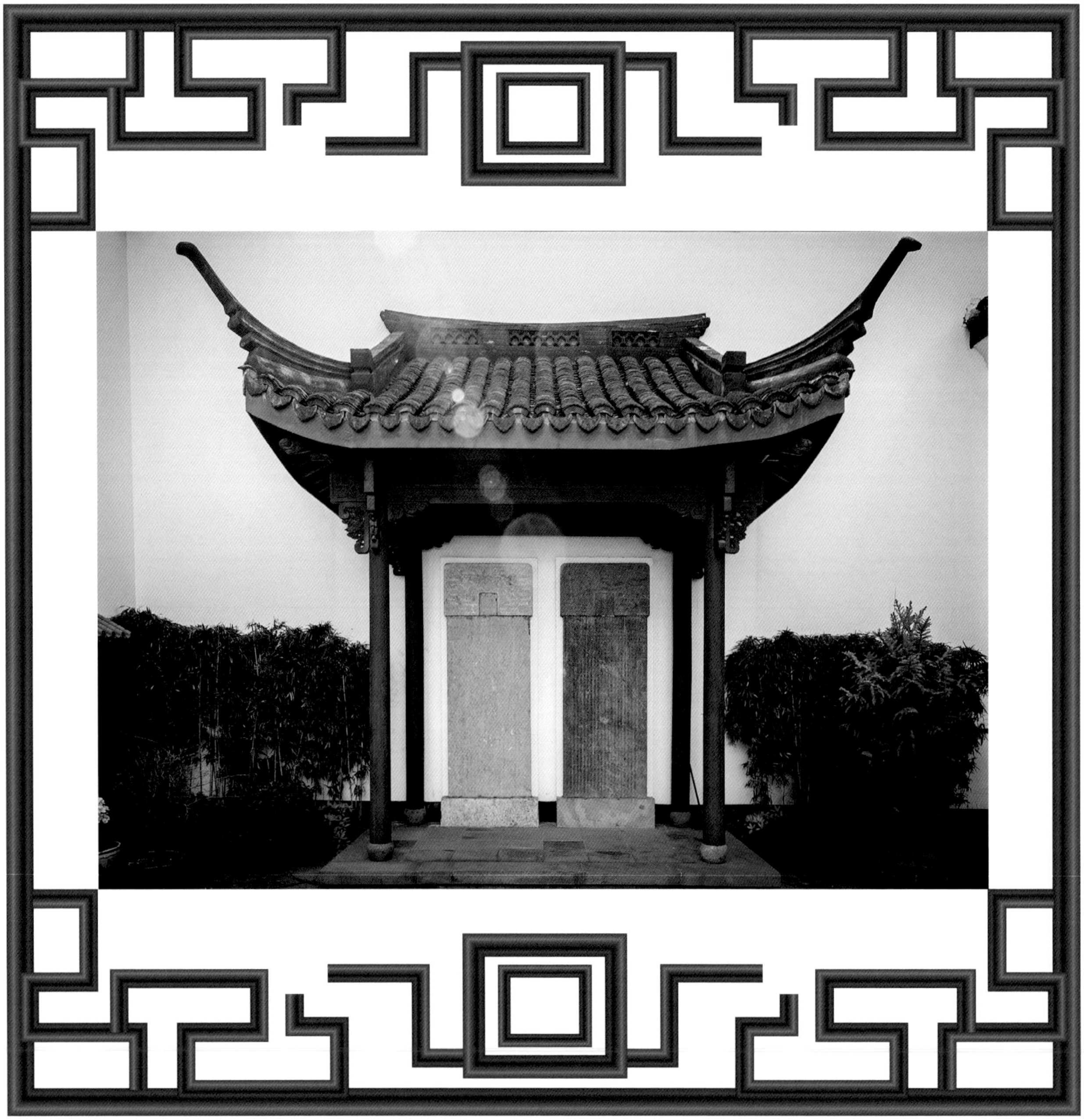

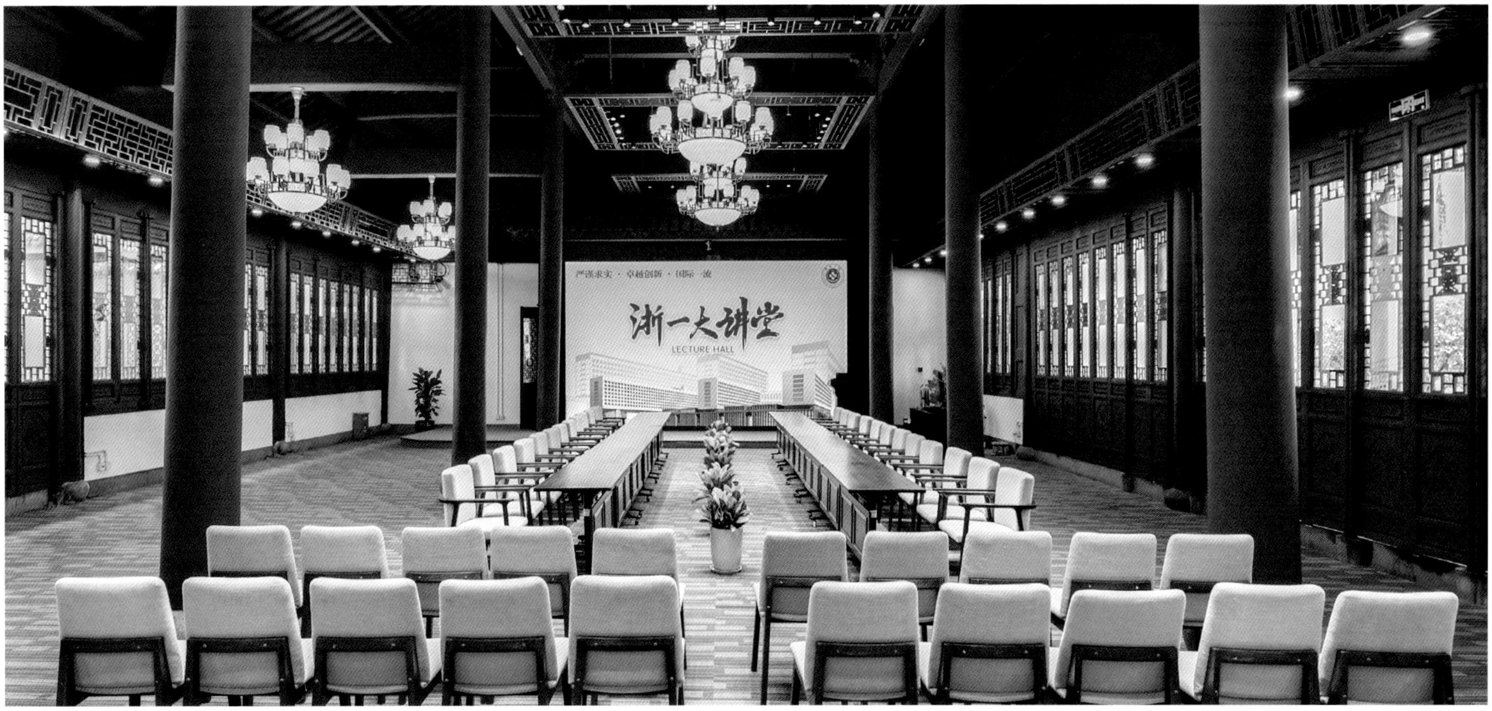
严谨求实 · 卓越创新 · 国际一流
浙一大讲堂
LECTURE HALL

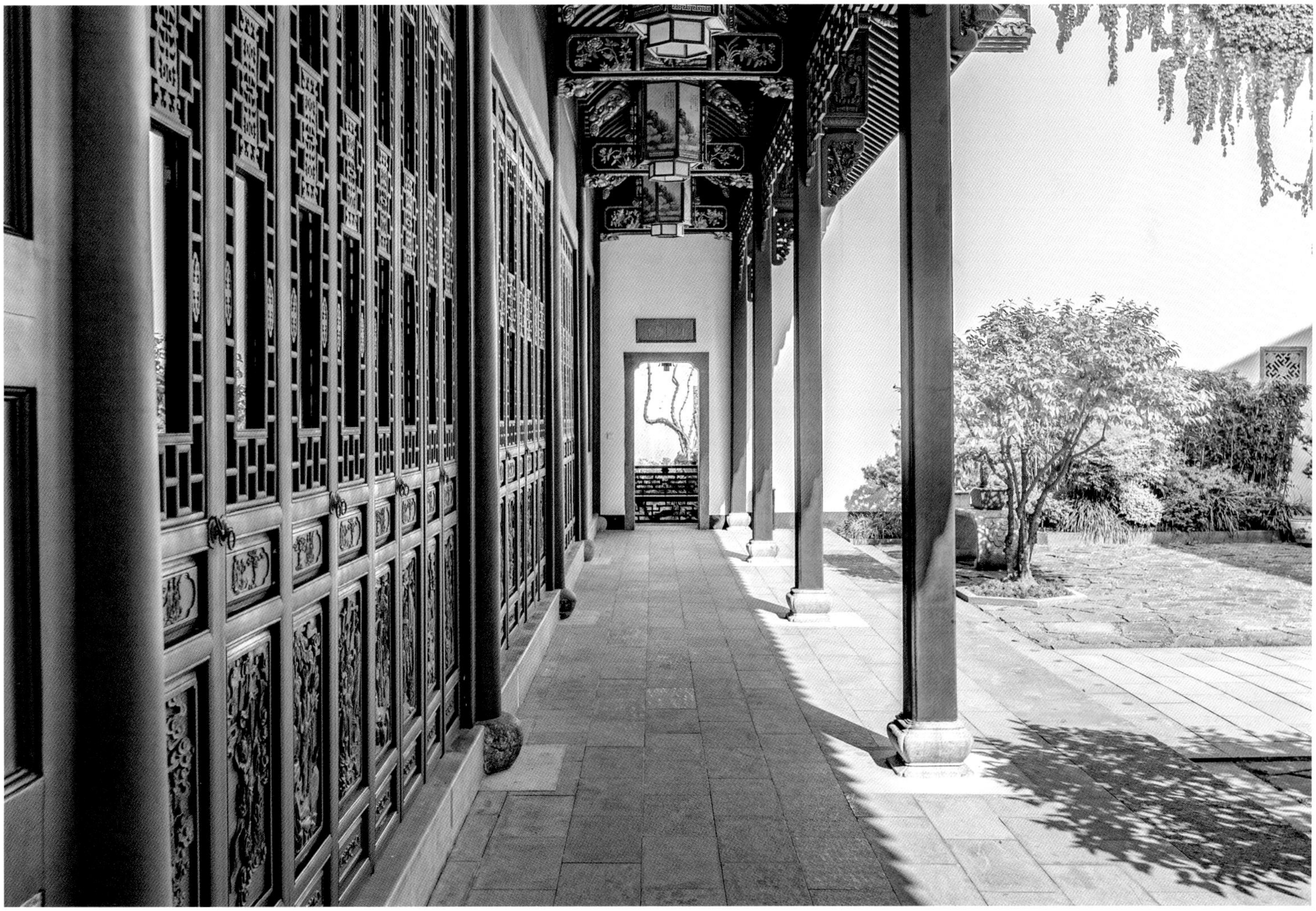

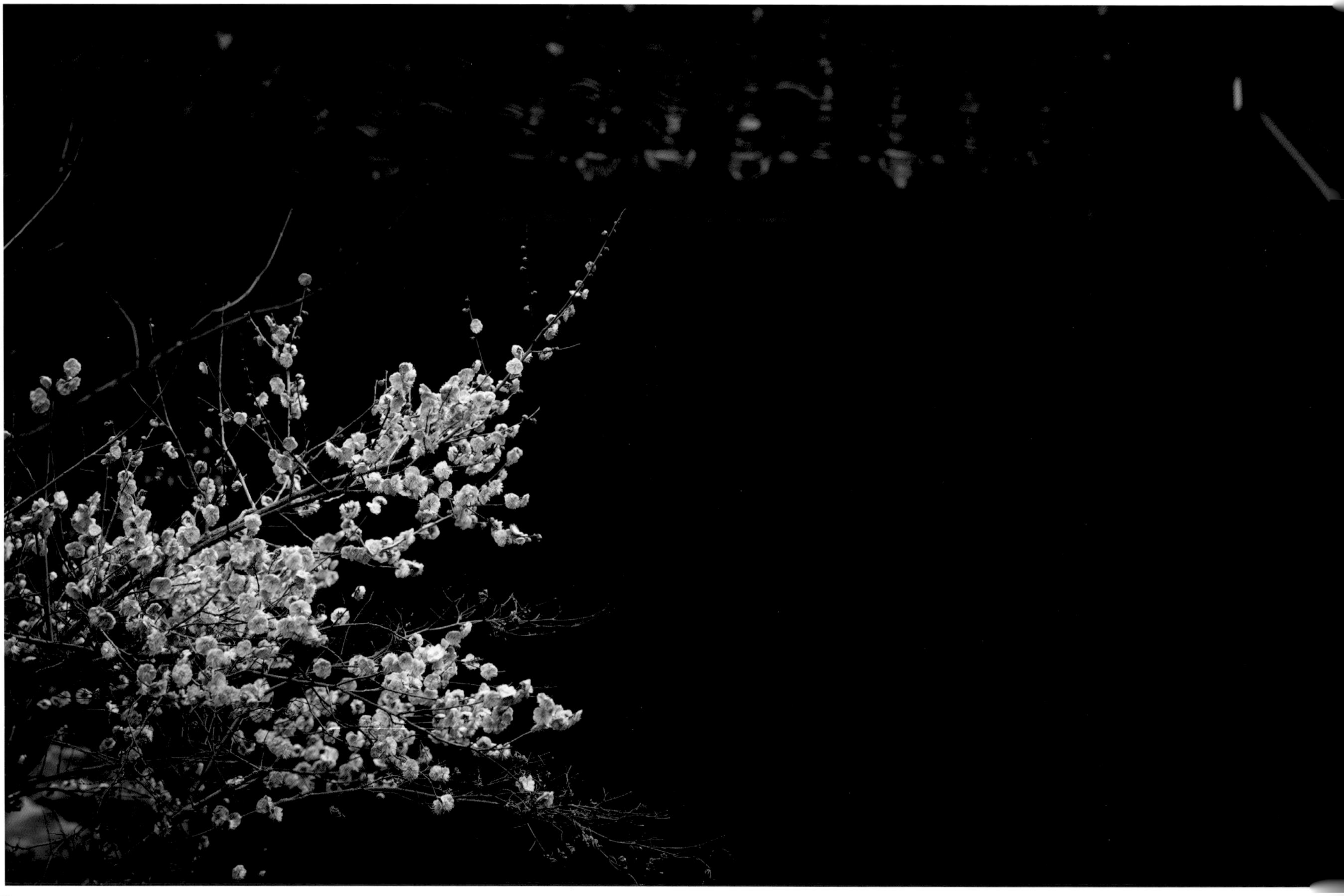

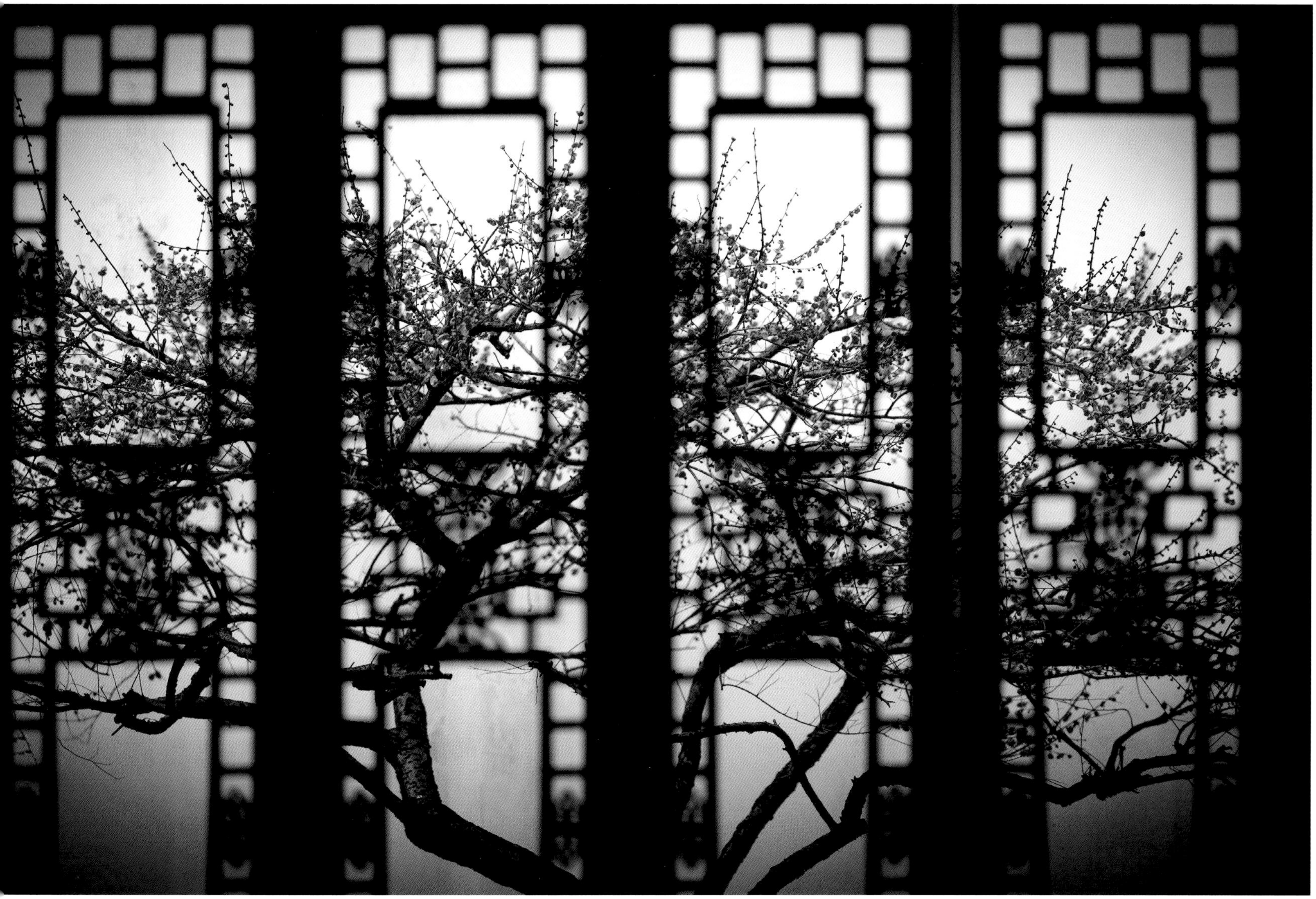

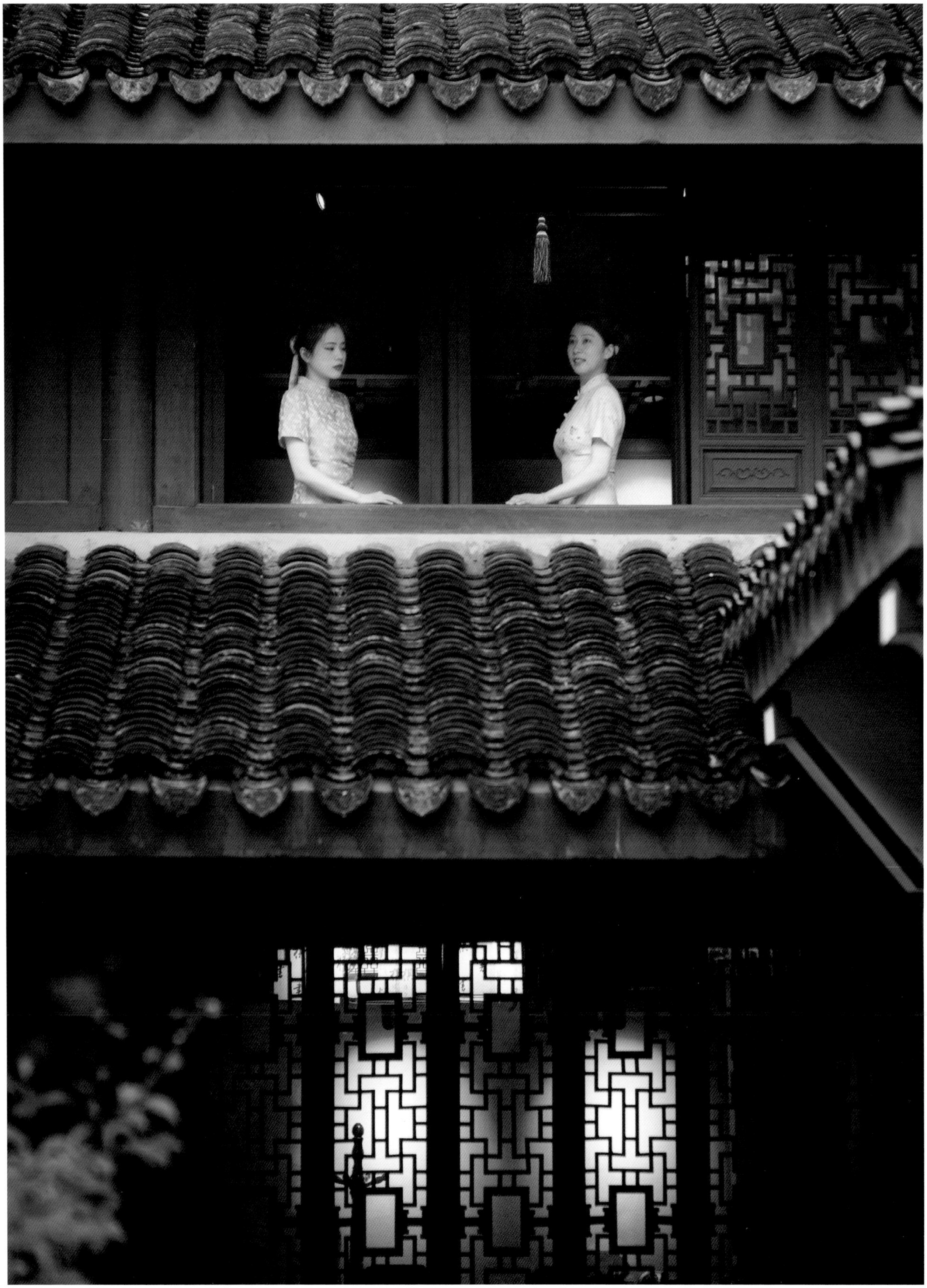

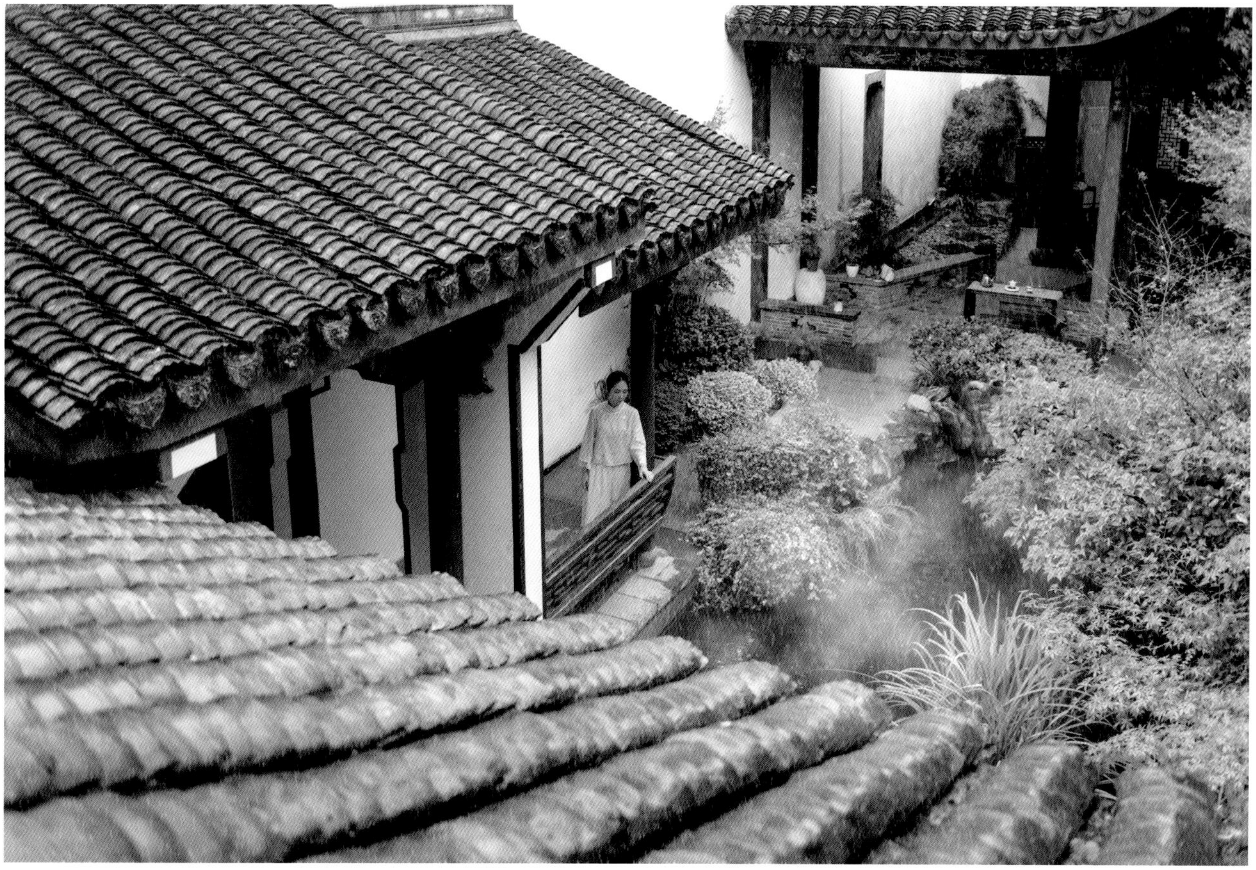

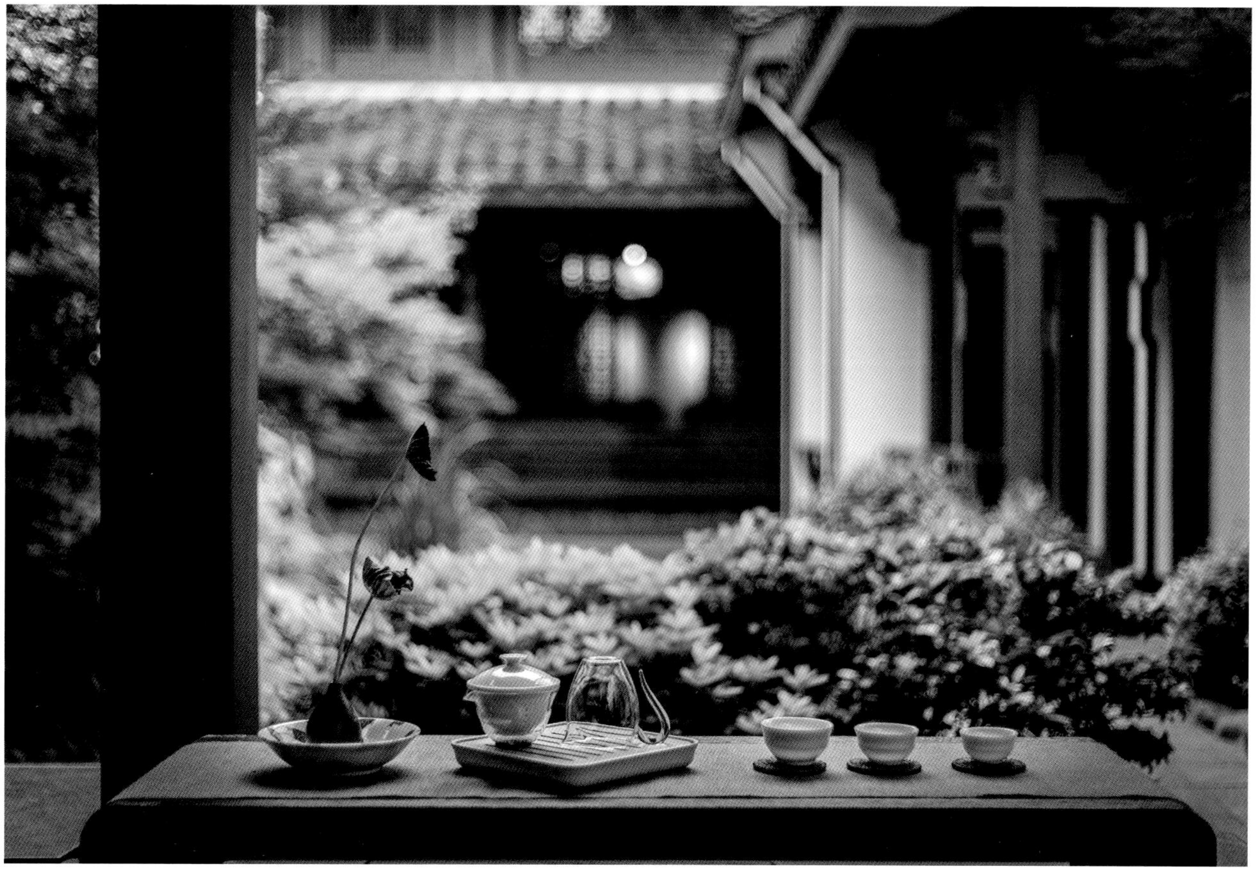

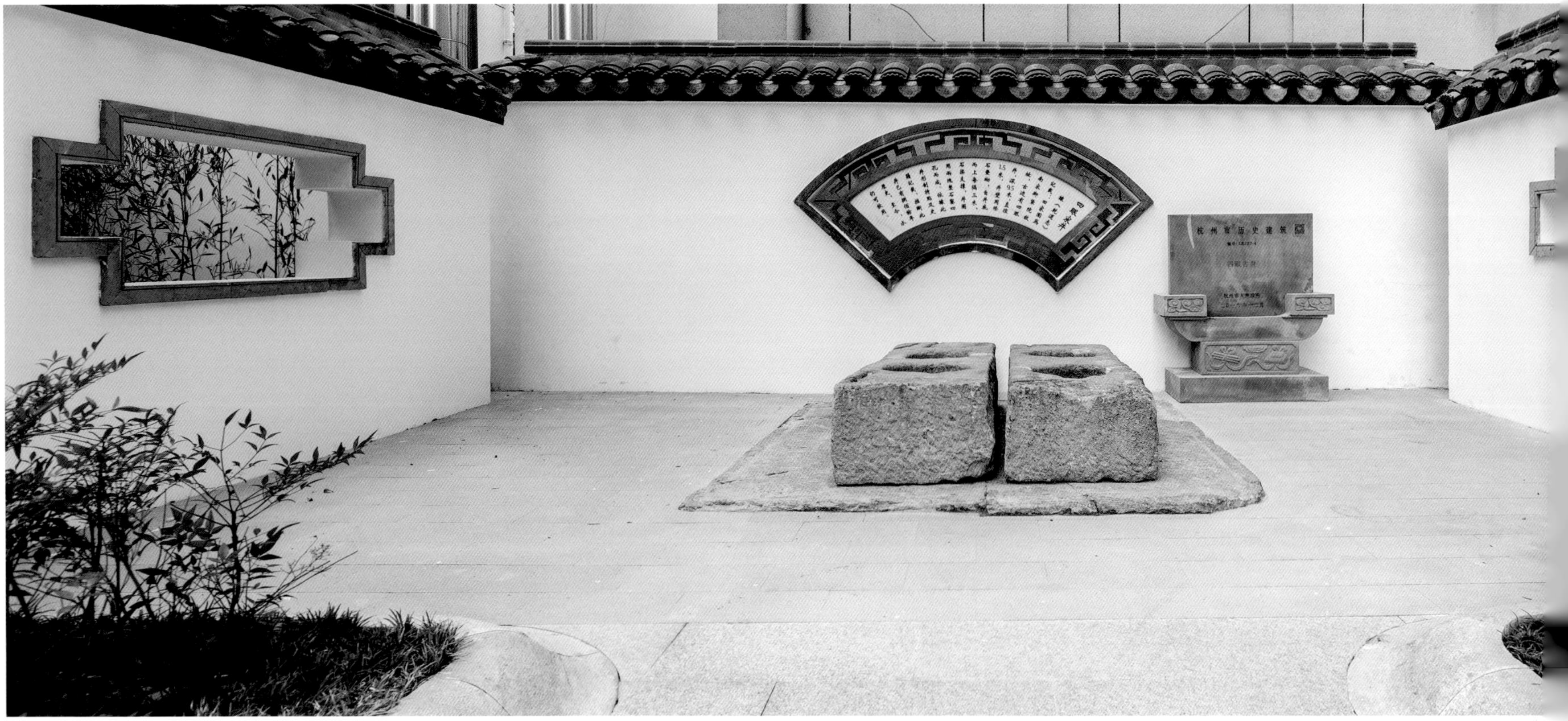

昔时皇家饮马处

今朝泽润百姓家

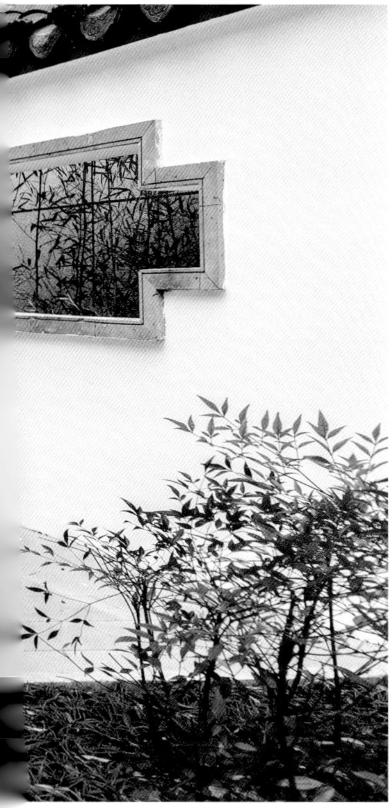

福禄寿喜　酸甜苦辣　皆是人间

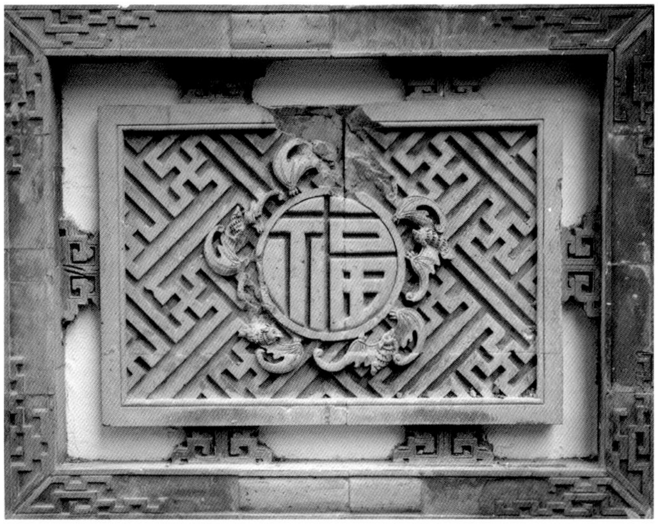

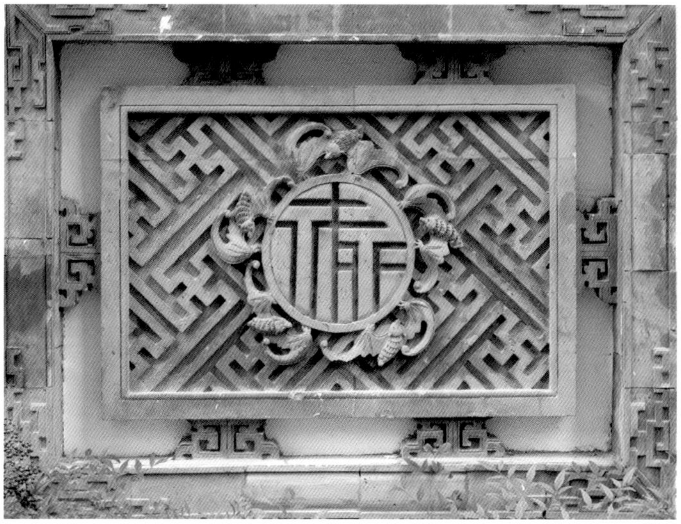

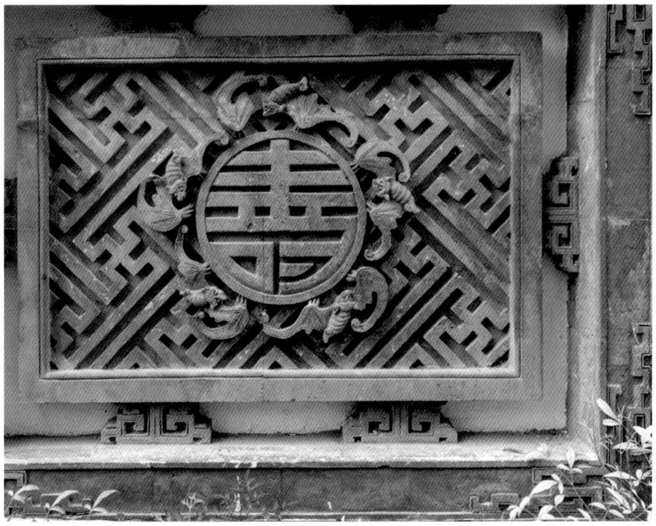

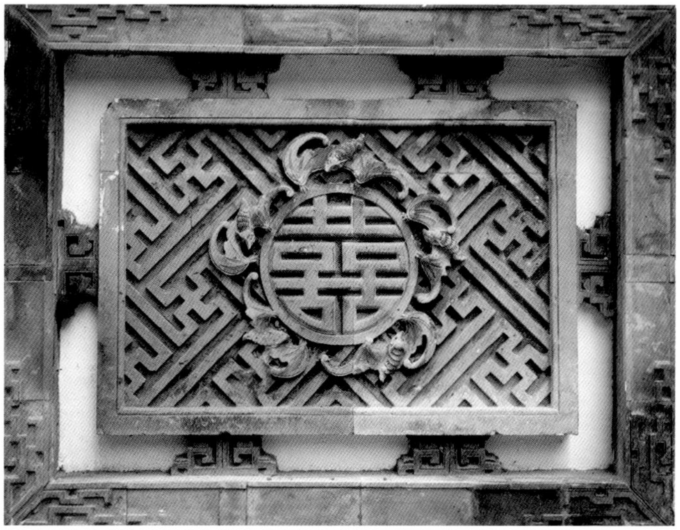

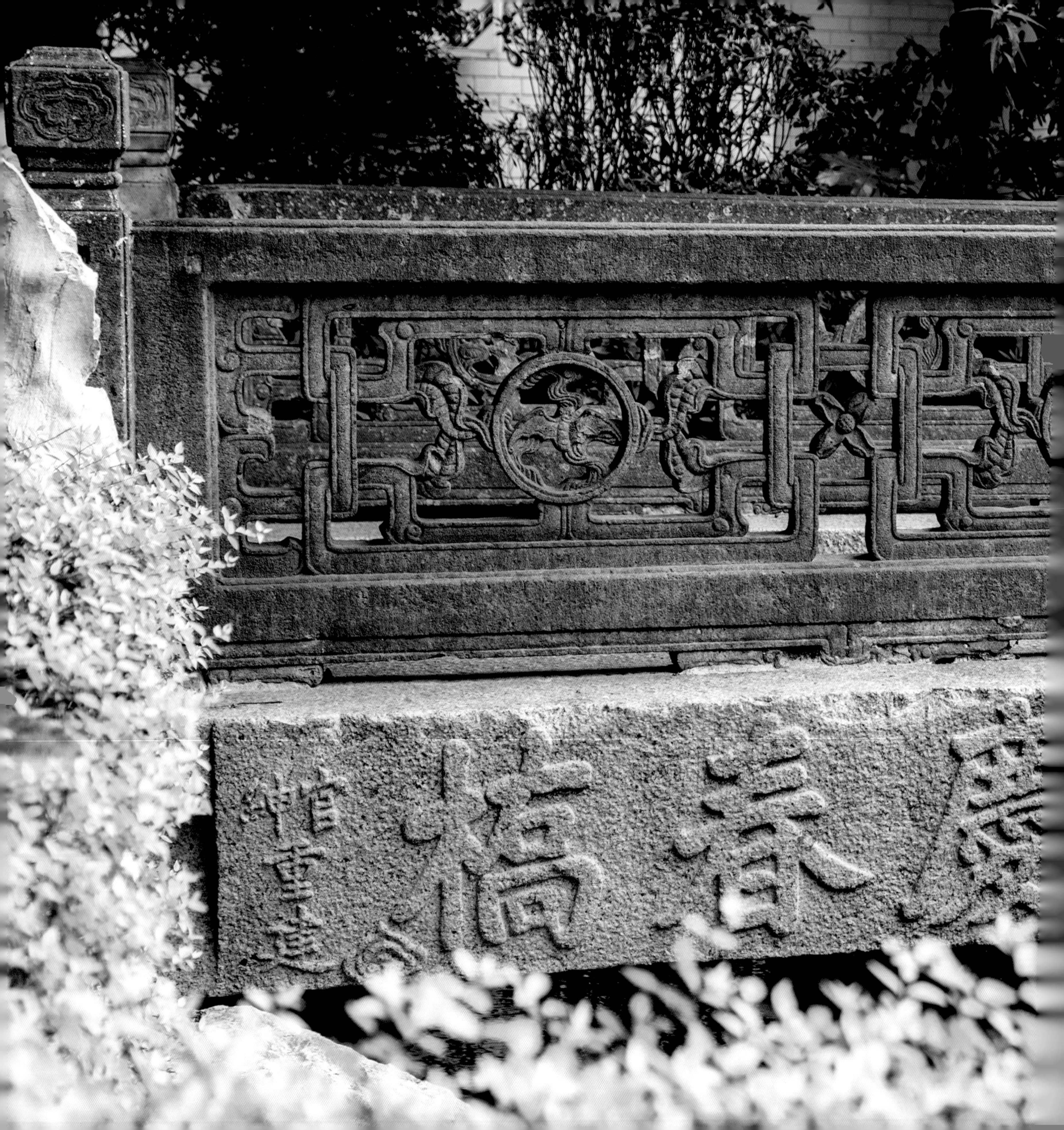
橋
官紳重建

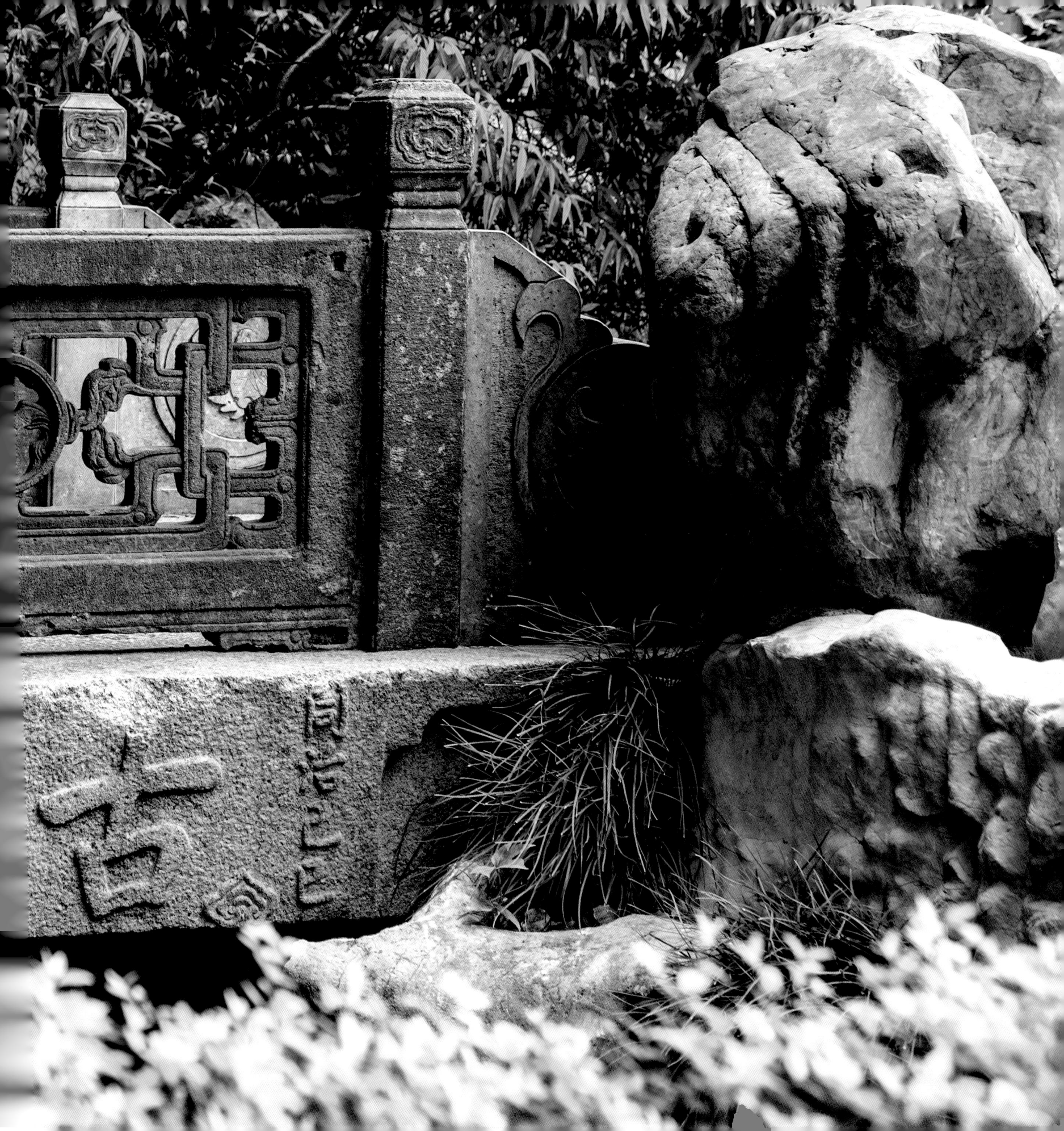
古

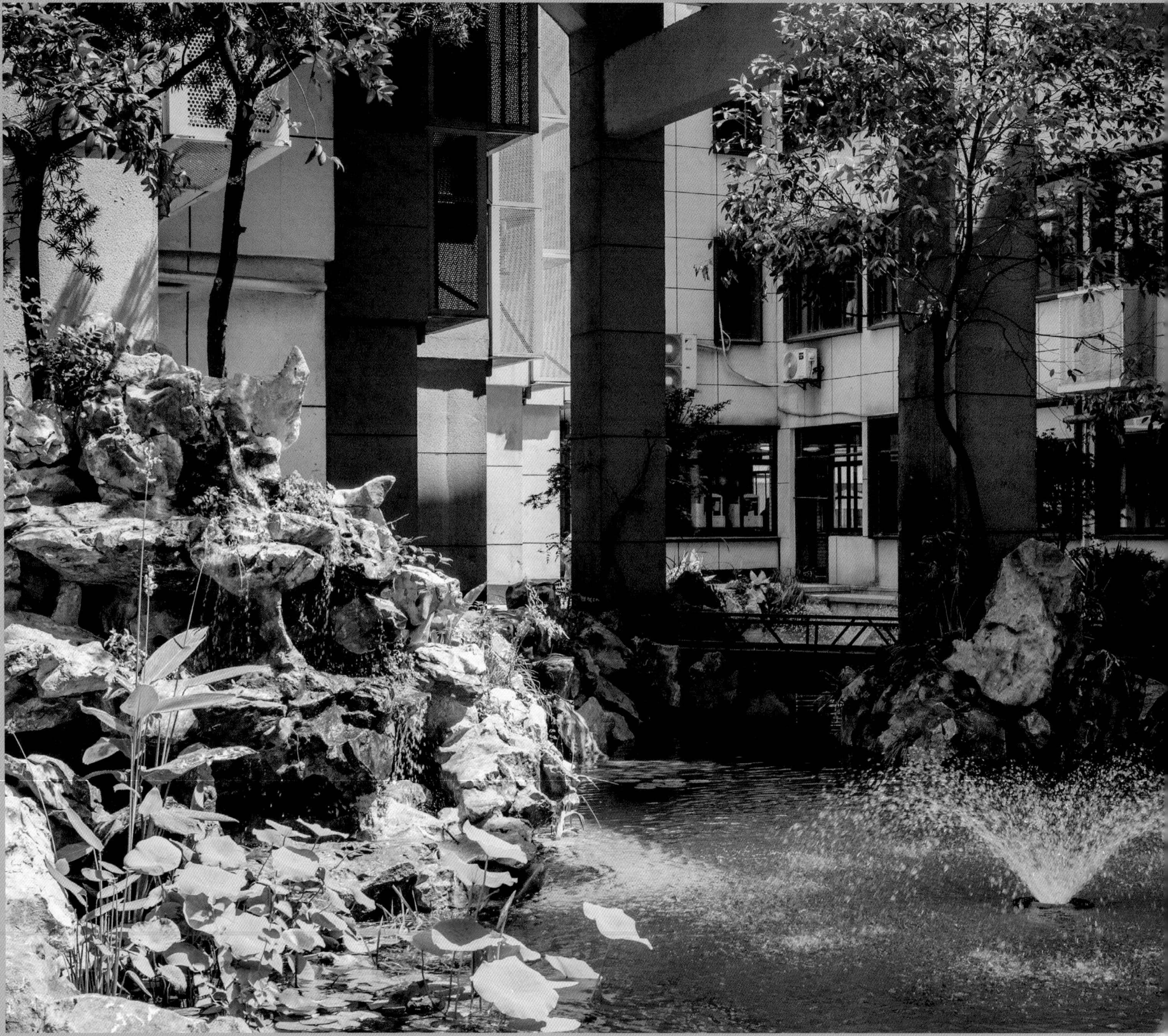

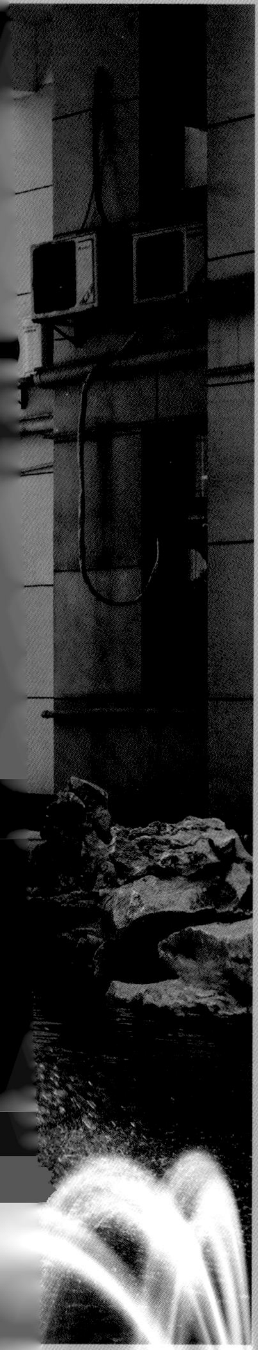

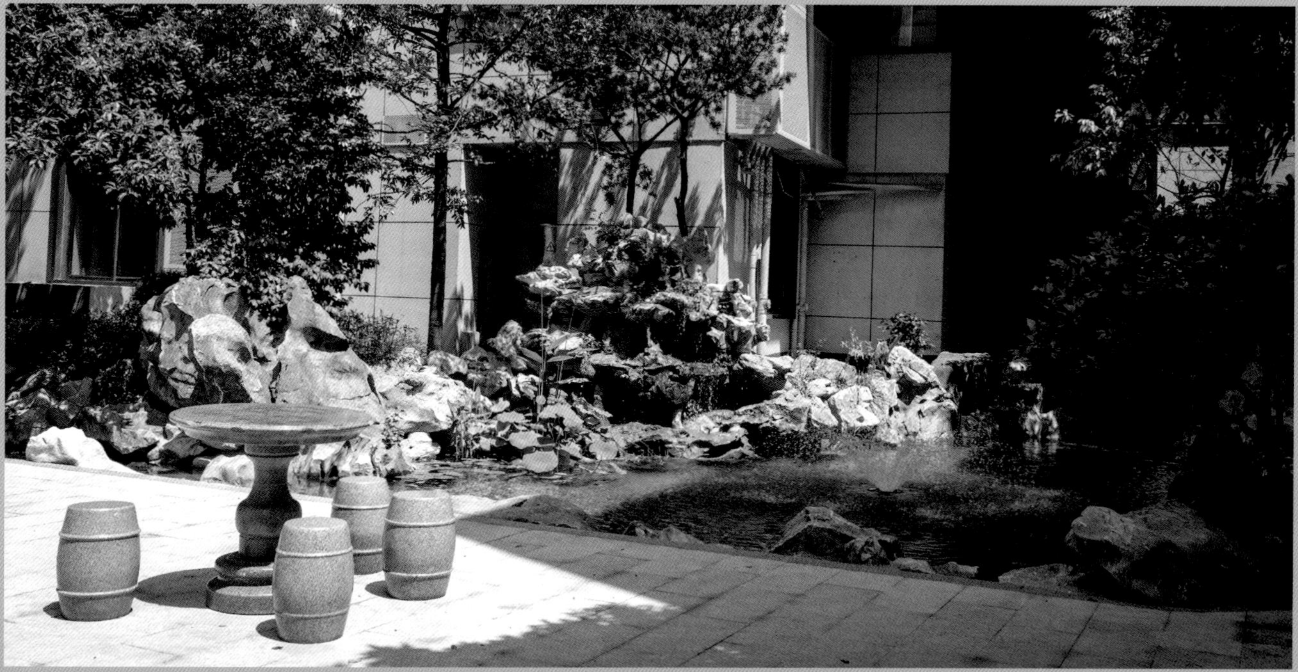

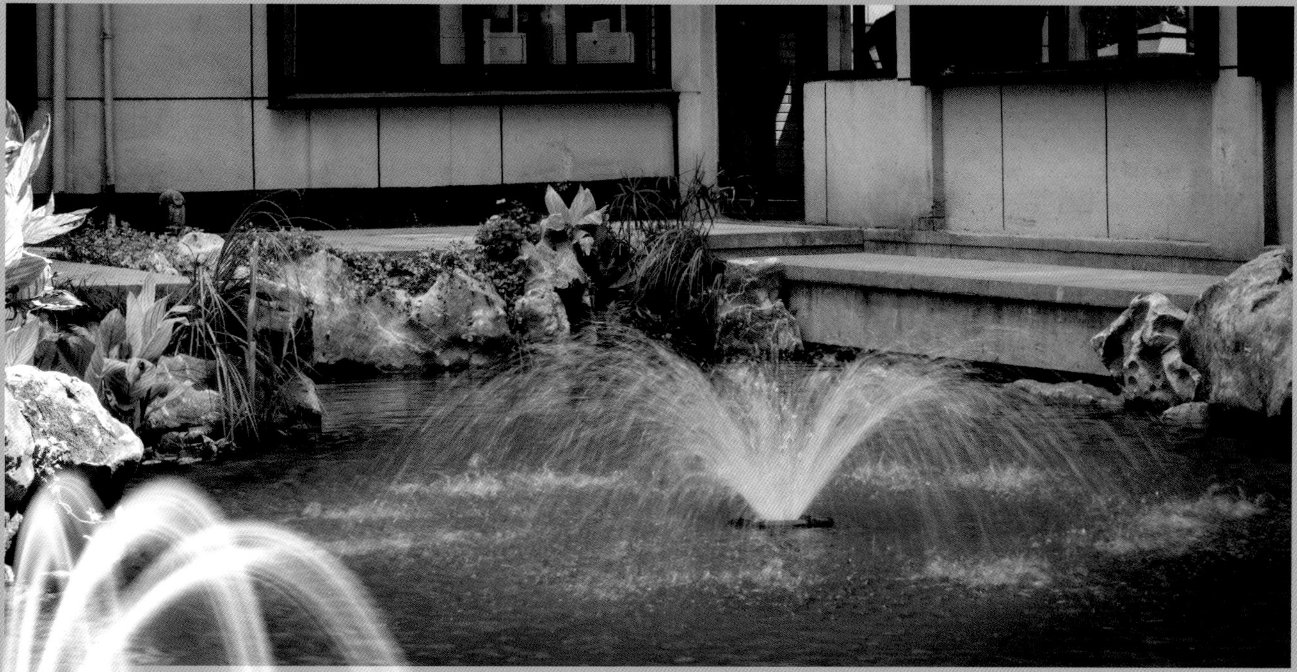

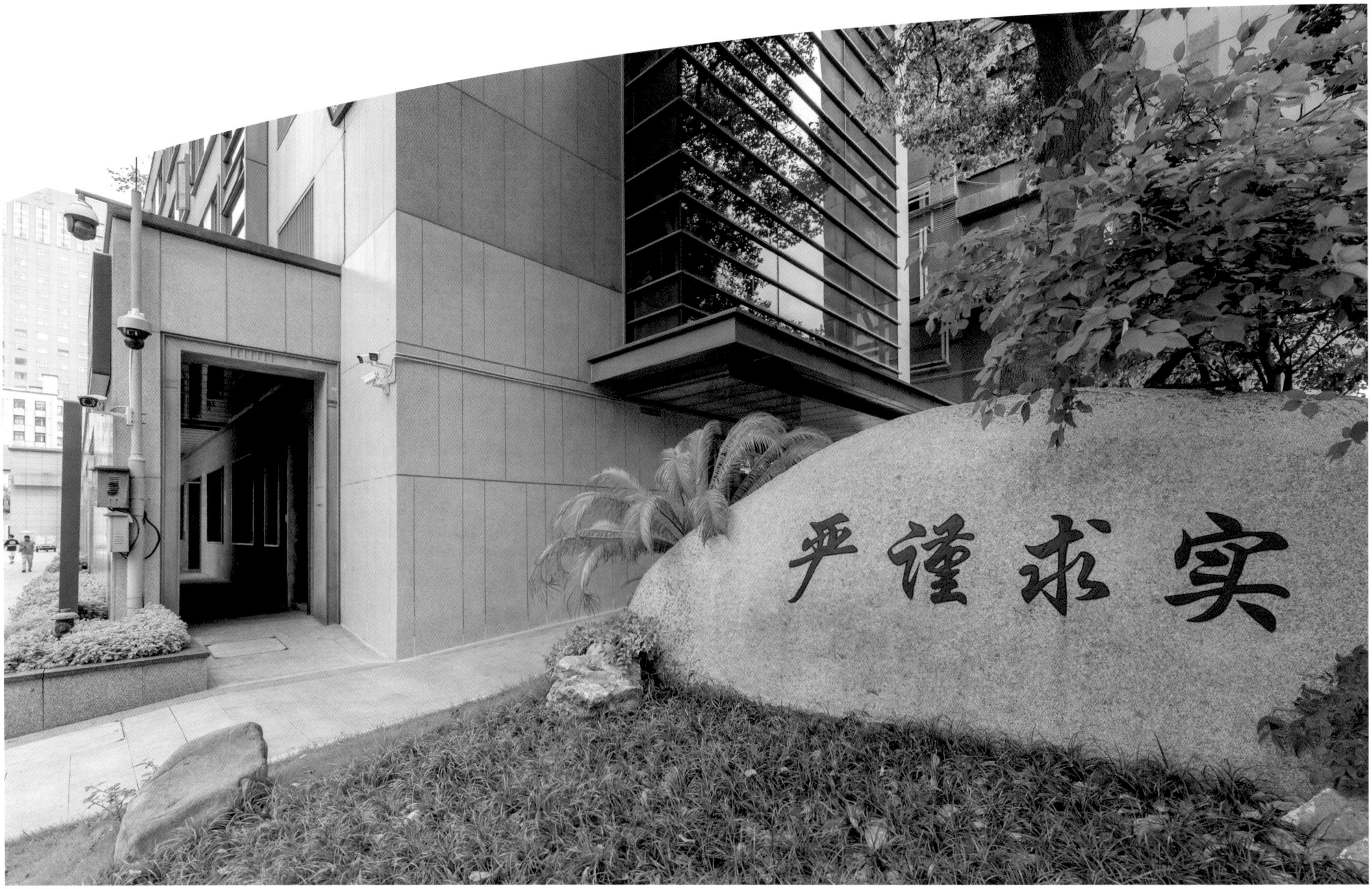

Rigorous and pragmatic

"严谨求实"是一代代浙一人的灵魂所系

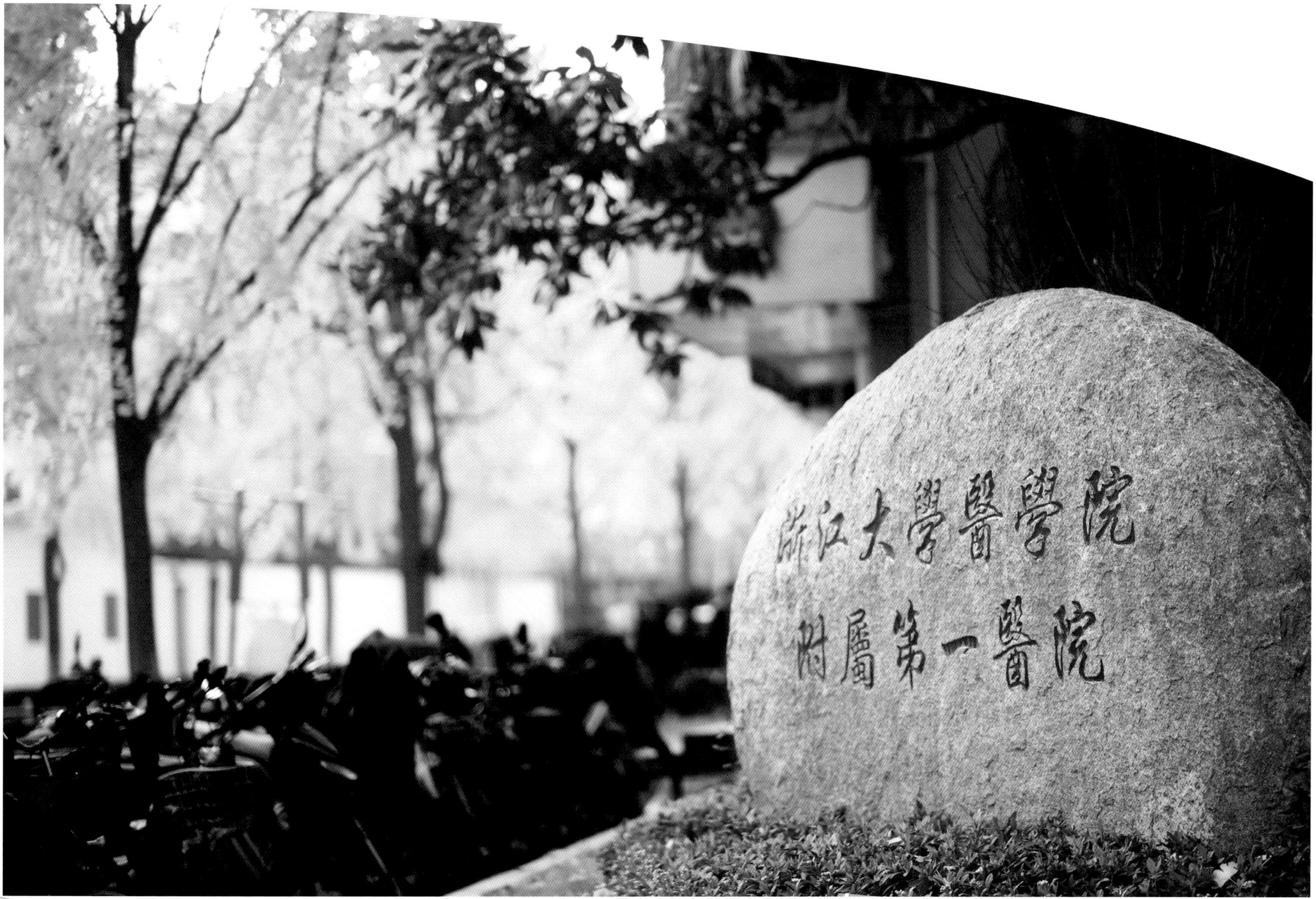
浙江大學醫學院
附屬第一醫院

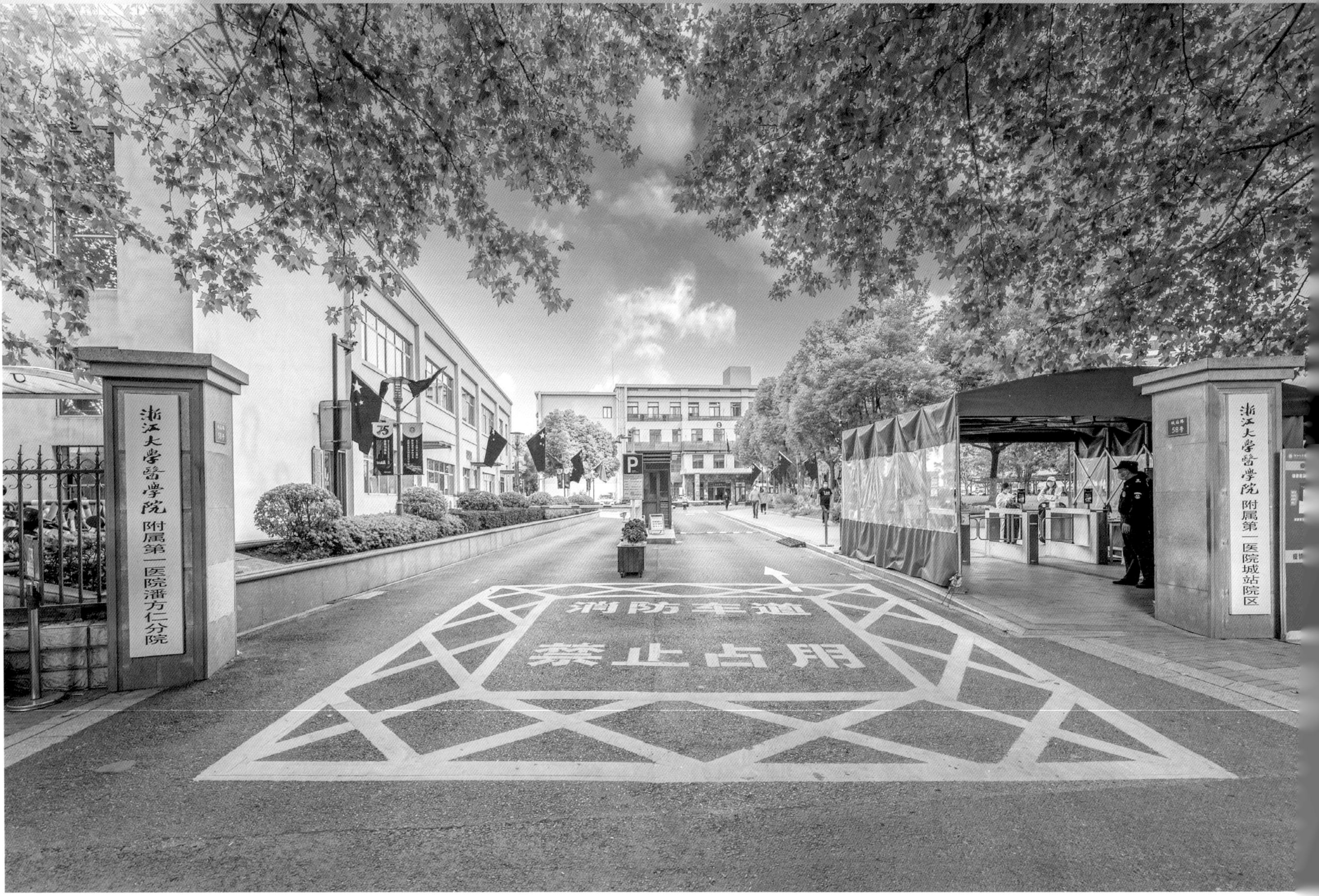
浙江大學醫學院
附属第一医院潘方仁分院
浙江大學醫學院
附属第一医院城站院区
消防车道
禁止占用
P

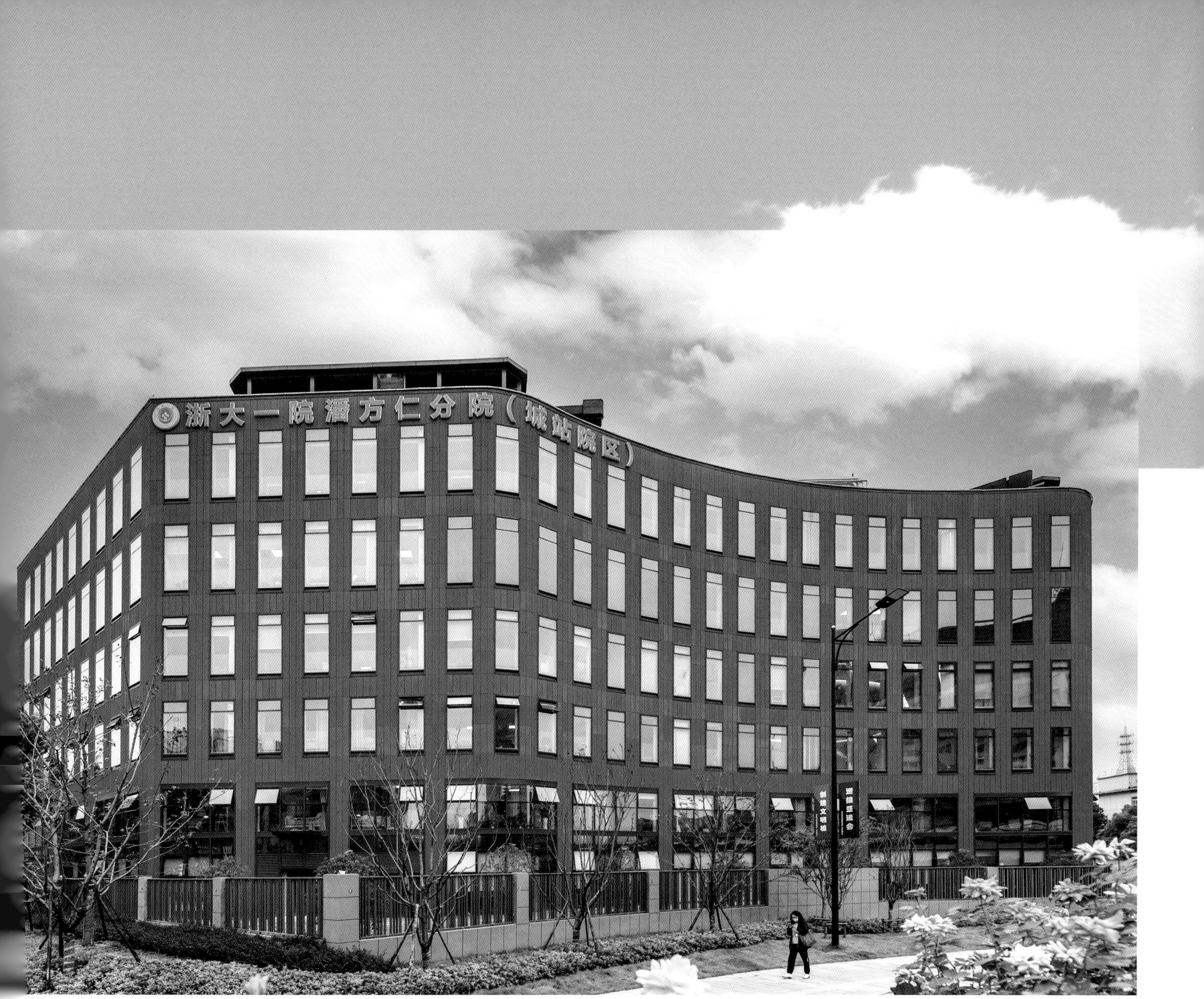
浙大一院潘方仁分院（城站院区）

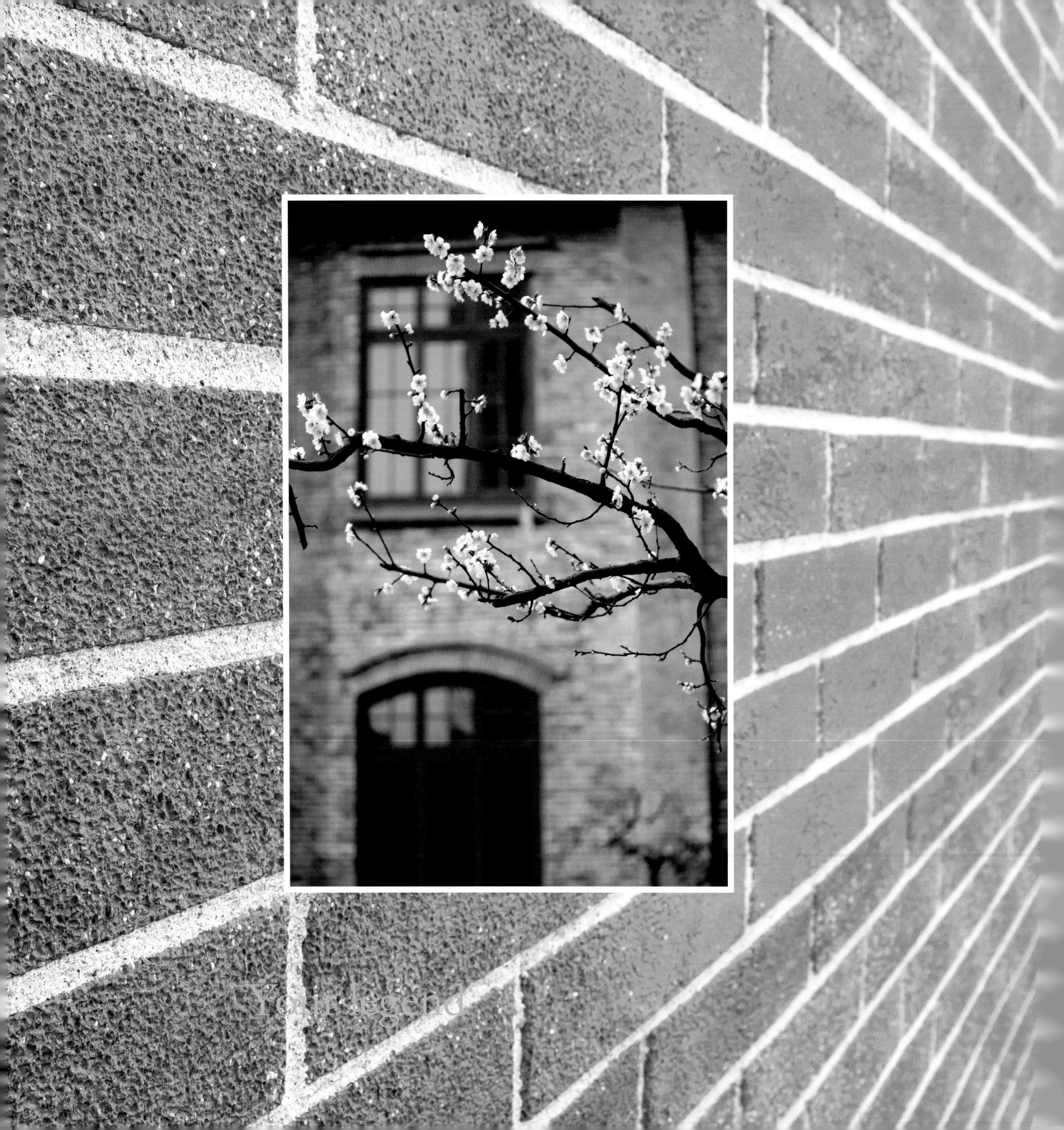
Your legend

杏林春满
筑梦医途

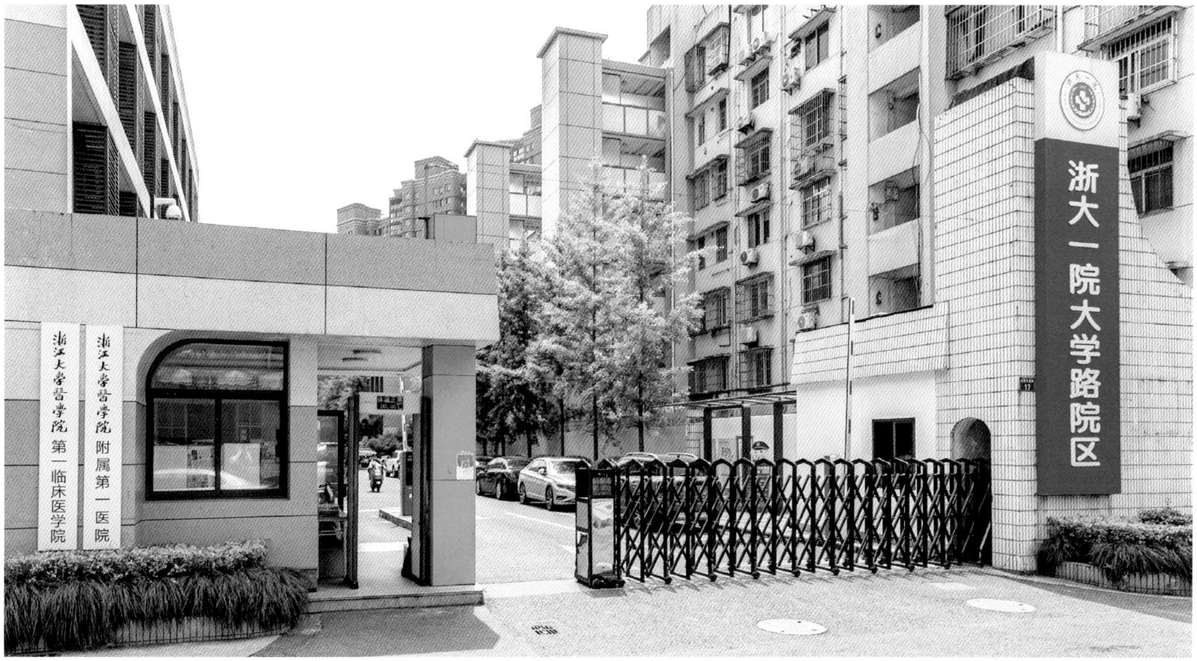

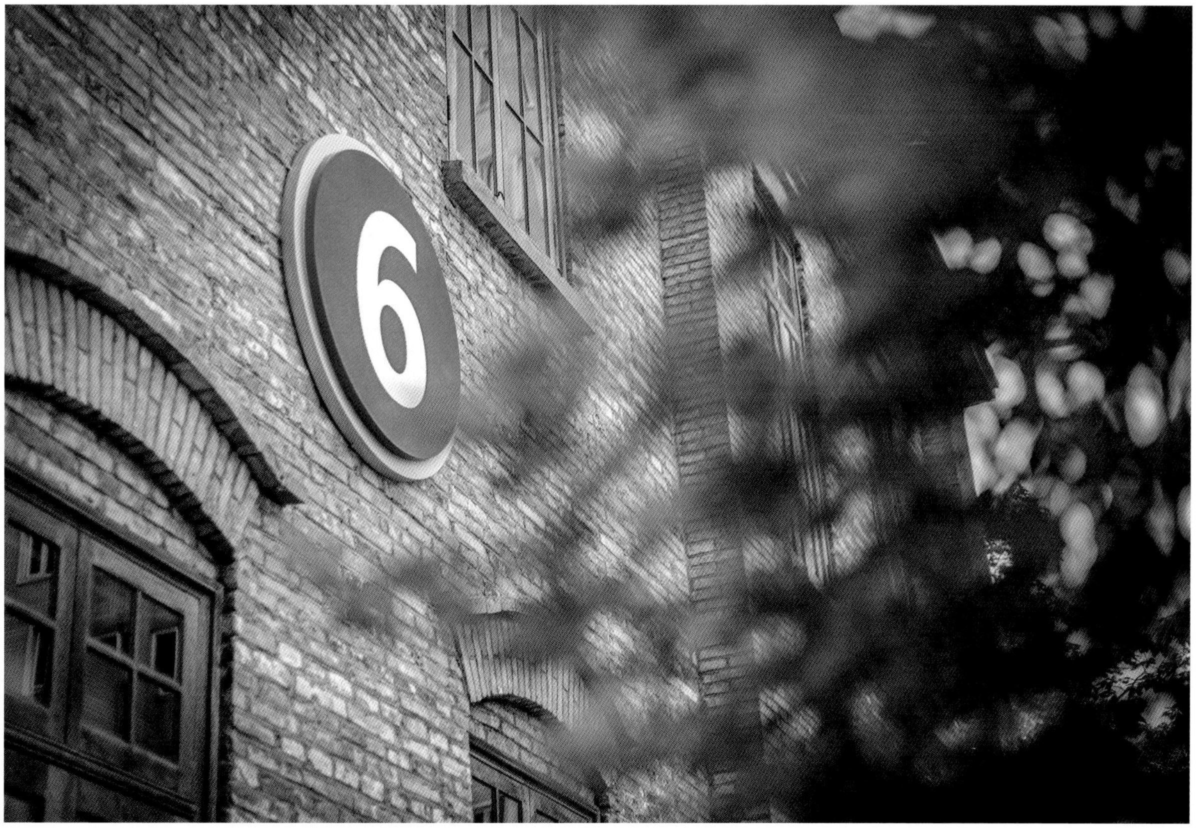

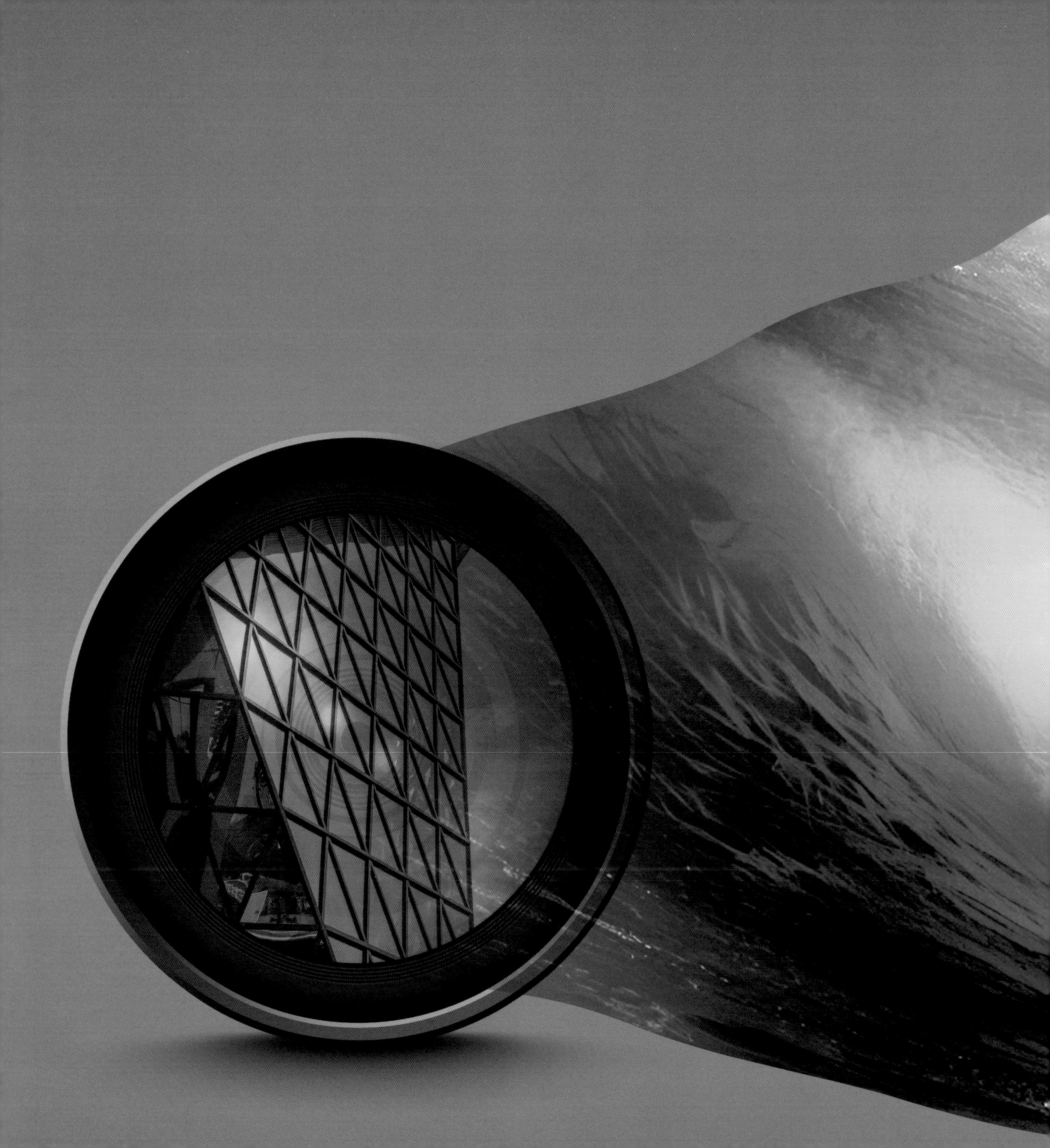

龙腾余杭
浙里逐浪

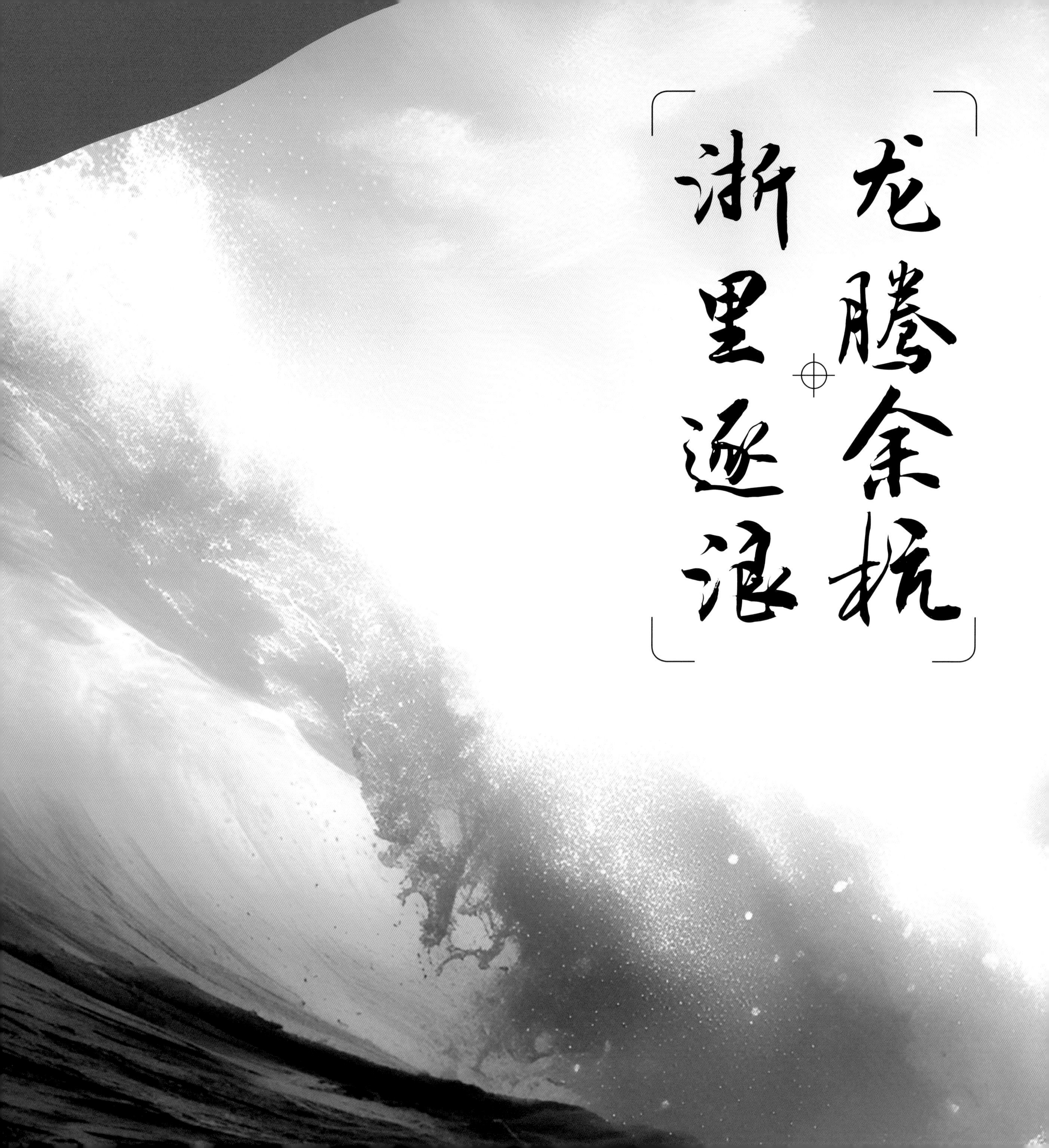

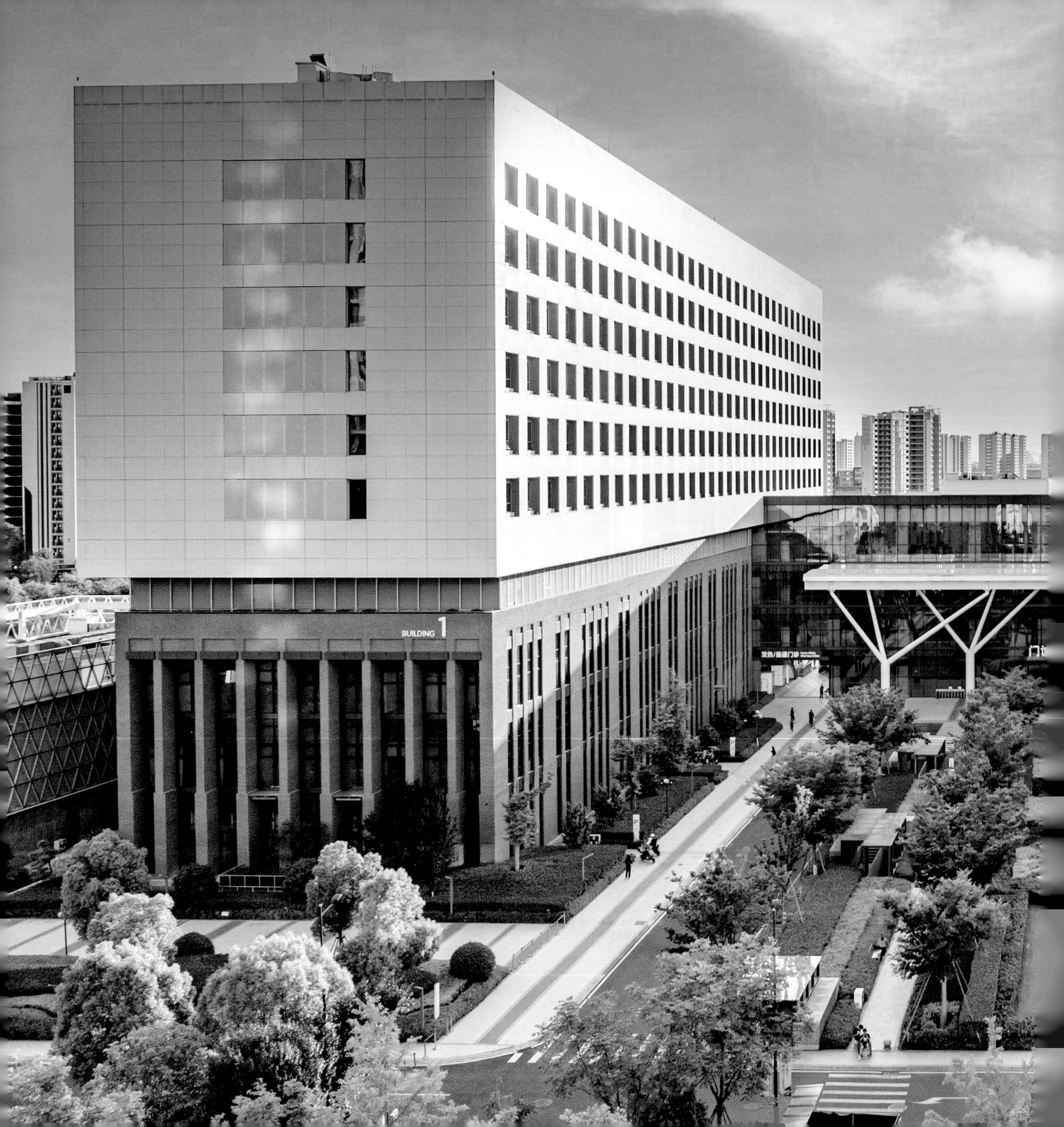
BUILDING 1
发热/肠道门诊

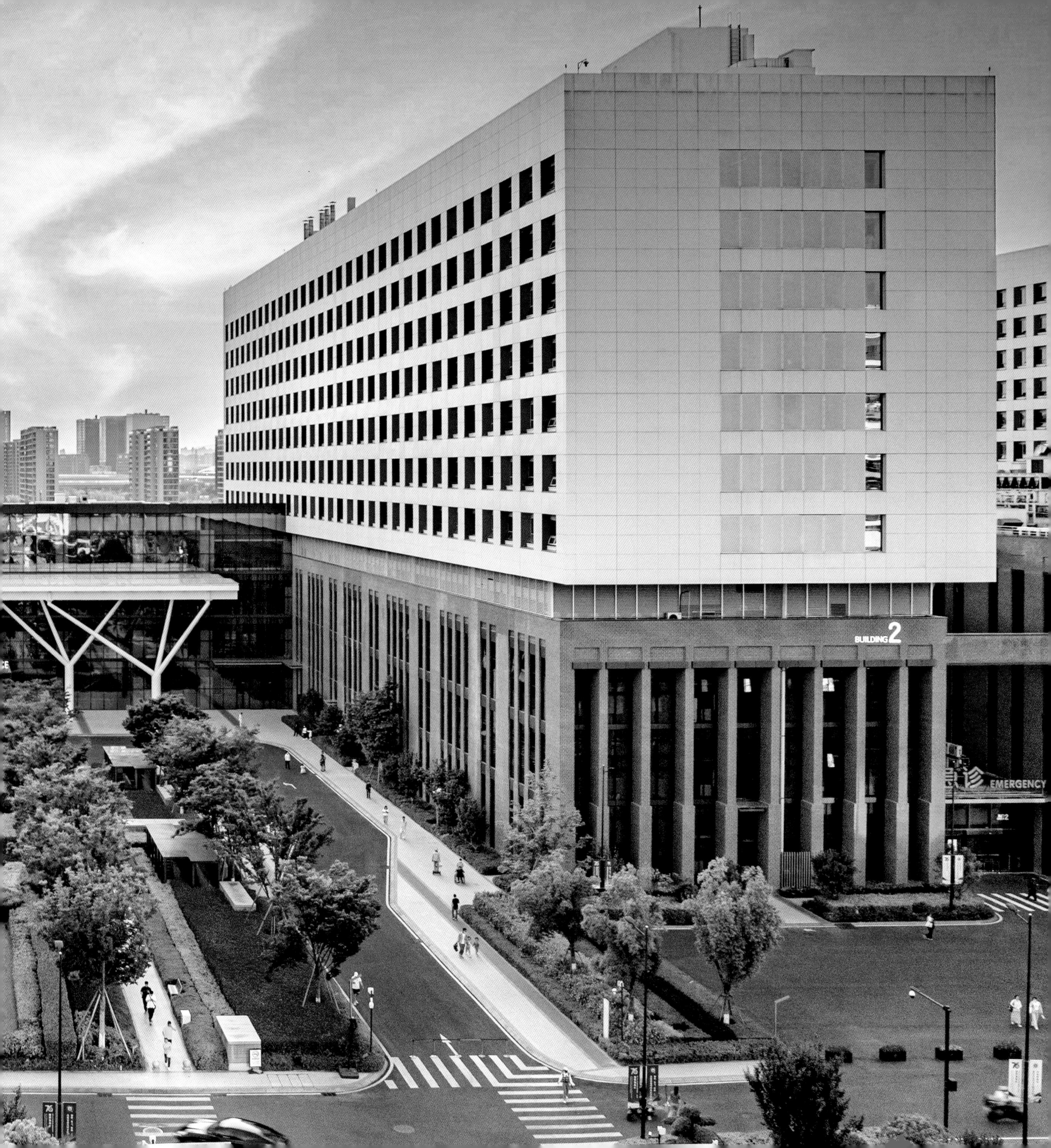
BUILDING 2
急诊 EMERGENCY

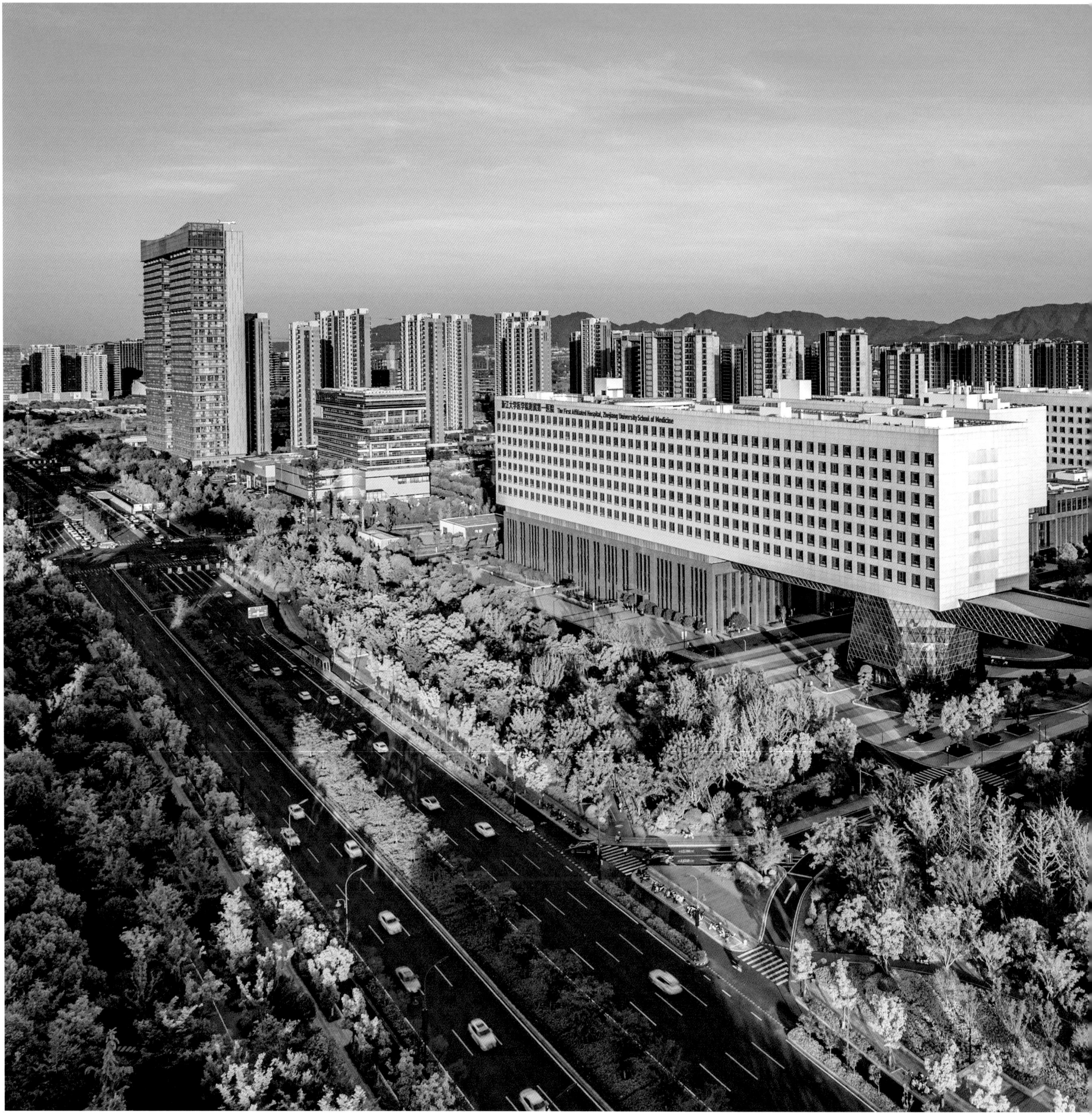
浙江大学医学院附属第一医院
The First Affiliated Hospital, Zhejiang University School of Medicine

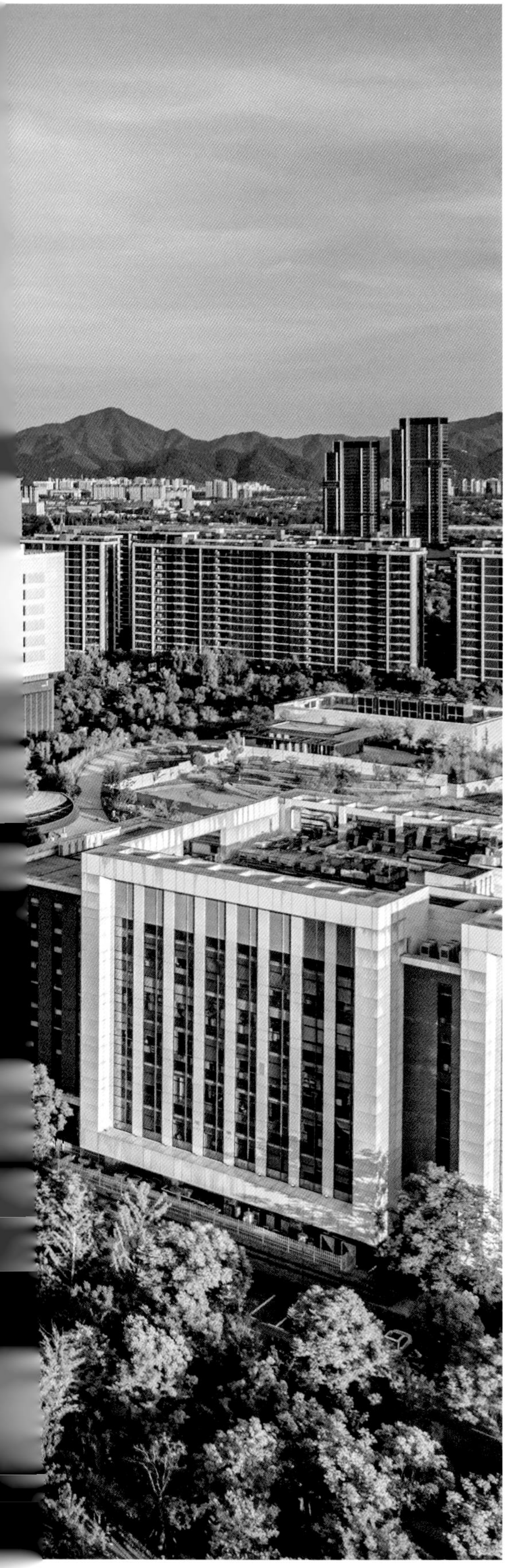

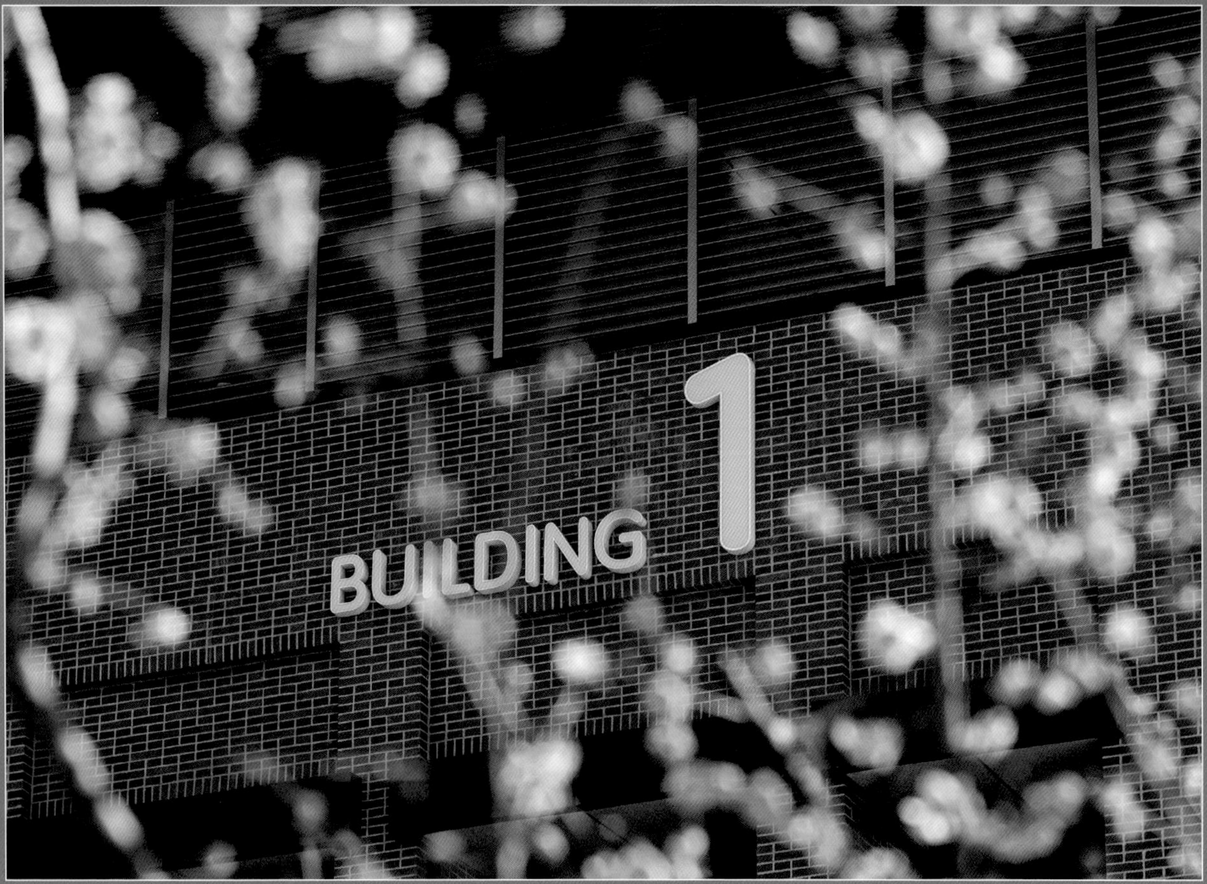
BUILDING 1

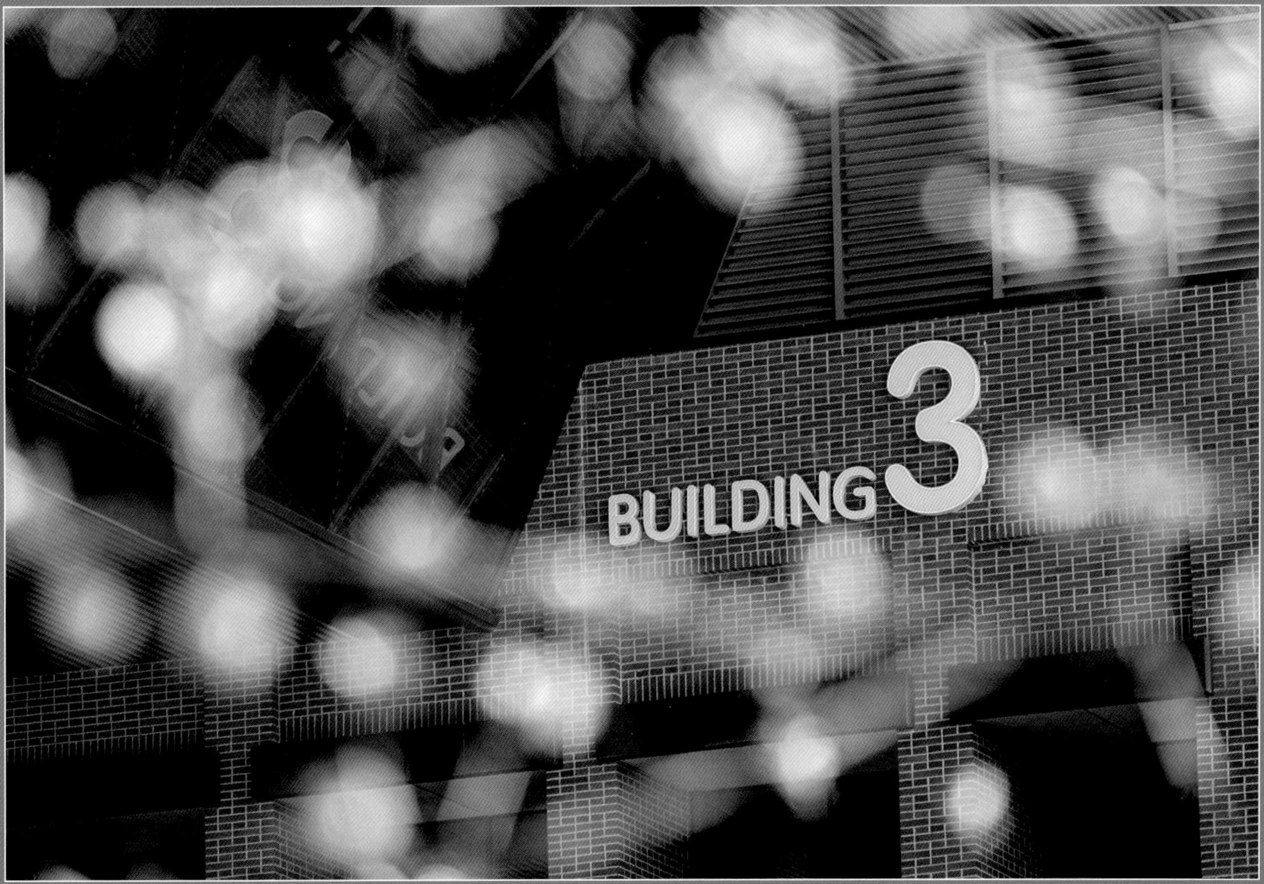

A bright moon

一轮明月，月光灯光，映窗台

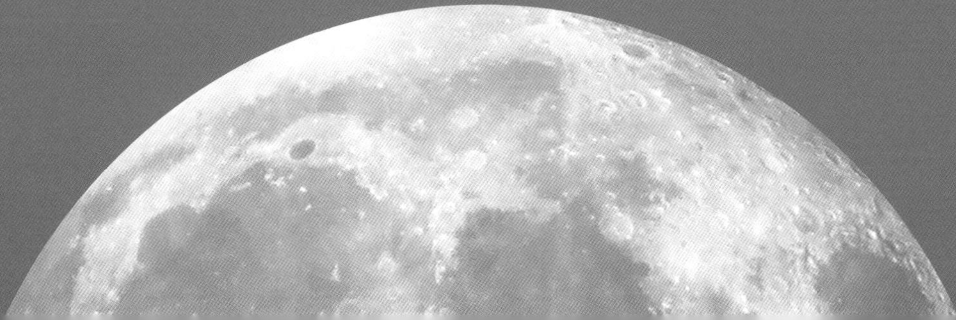

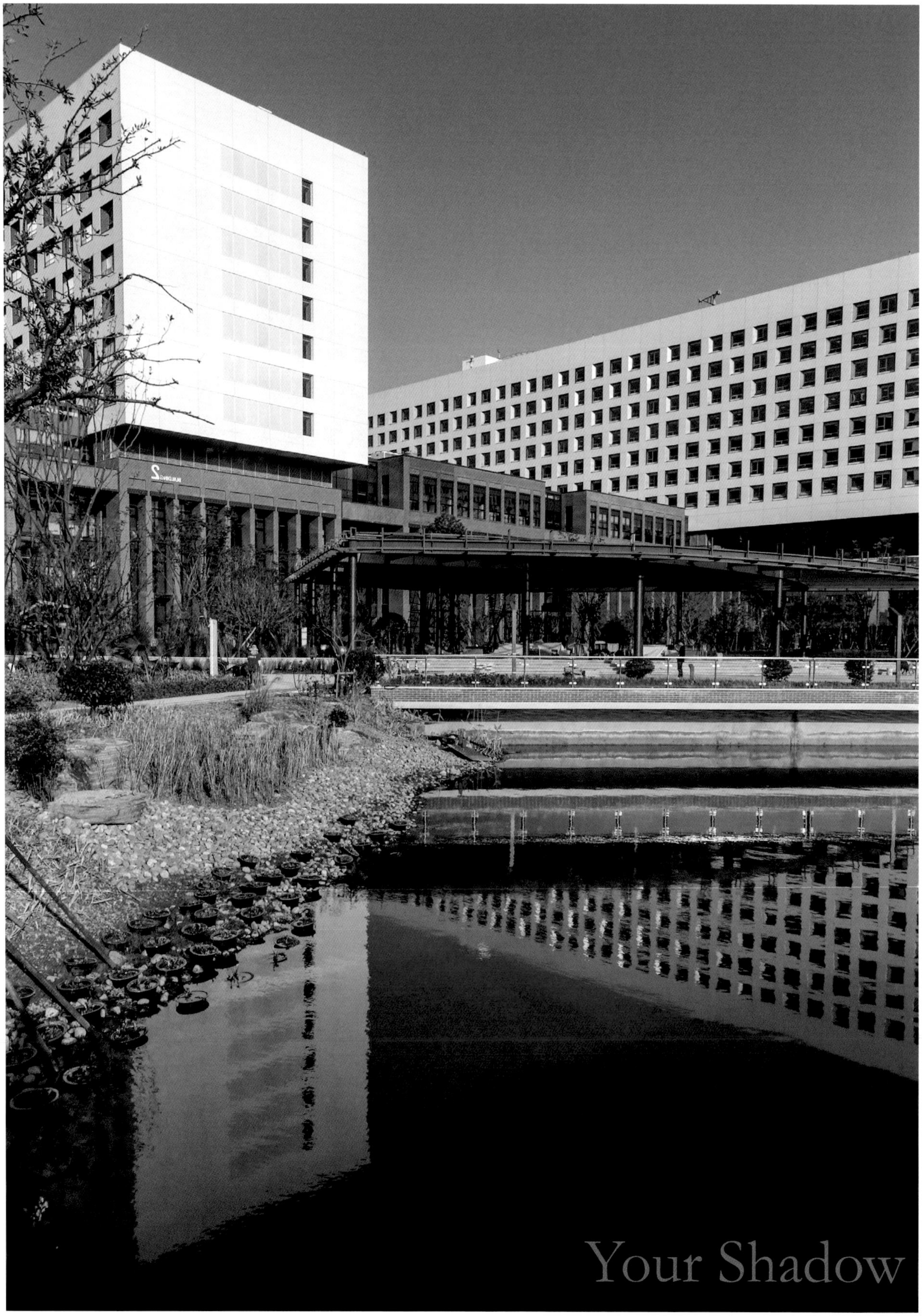

眼里都是你的影子

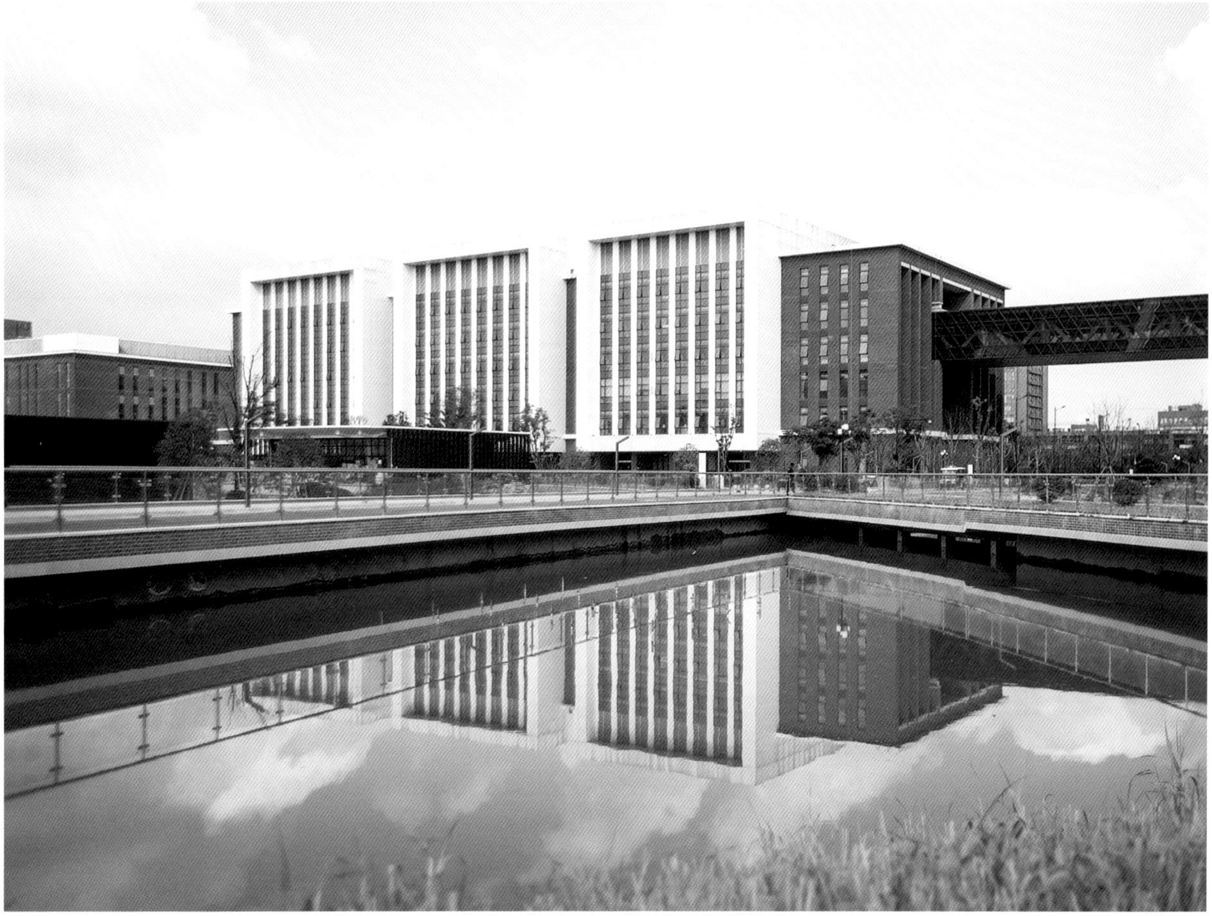

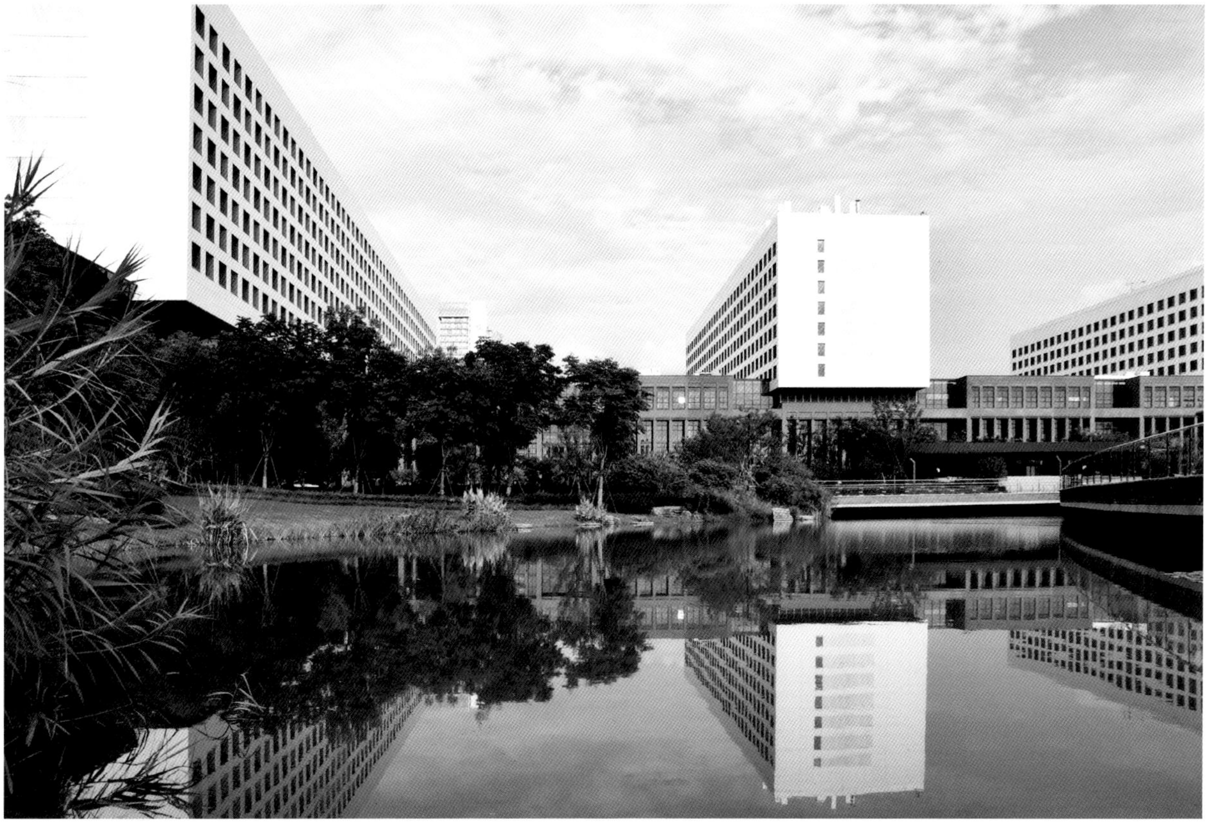

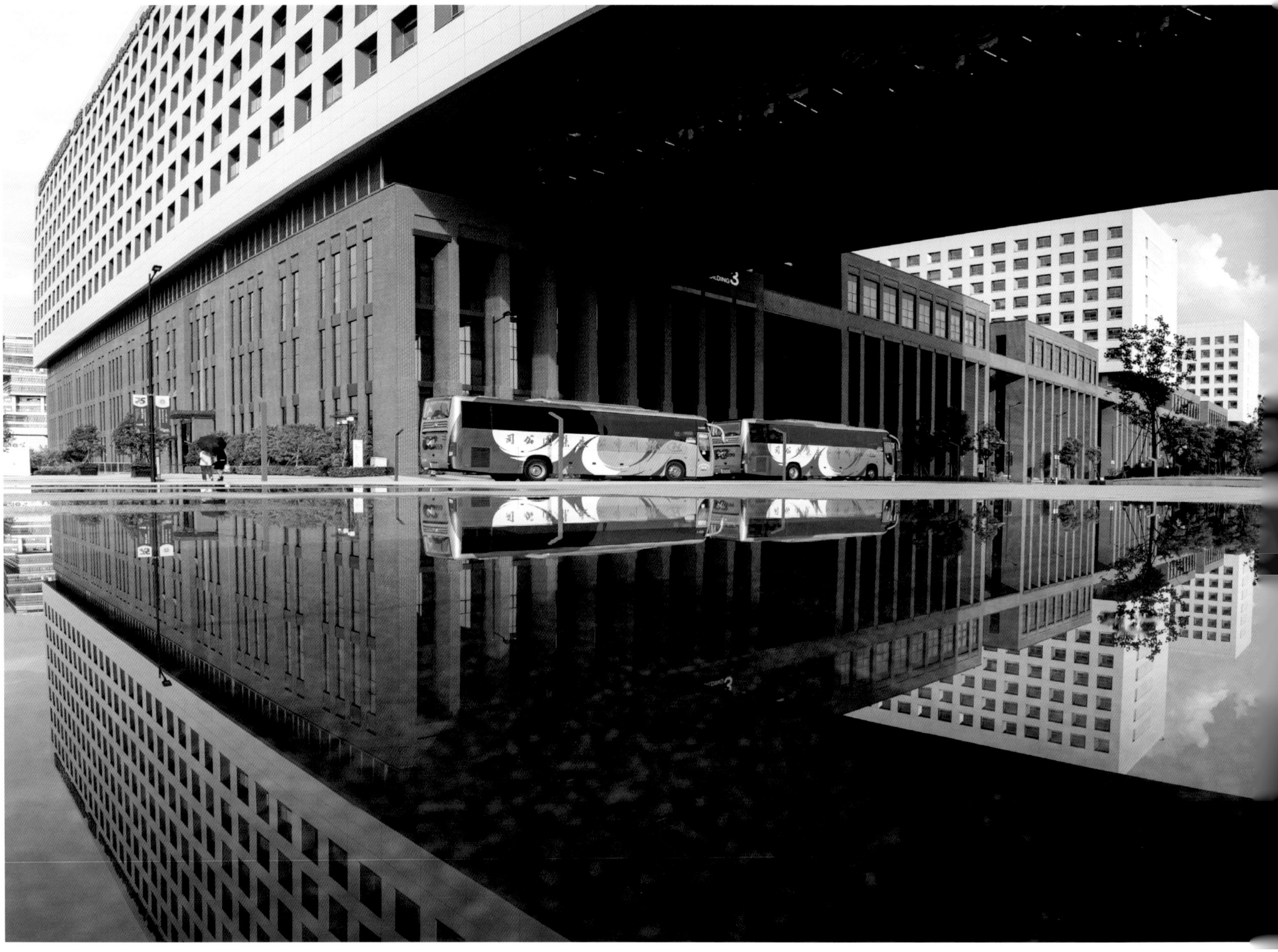

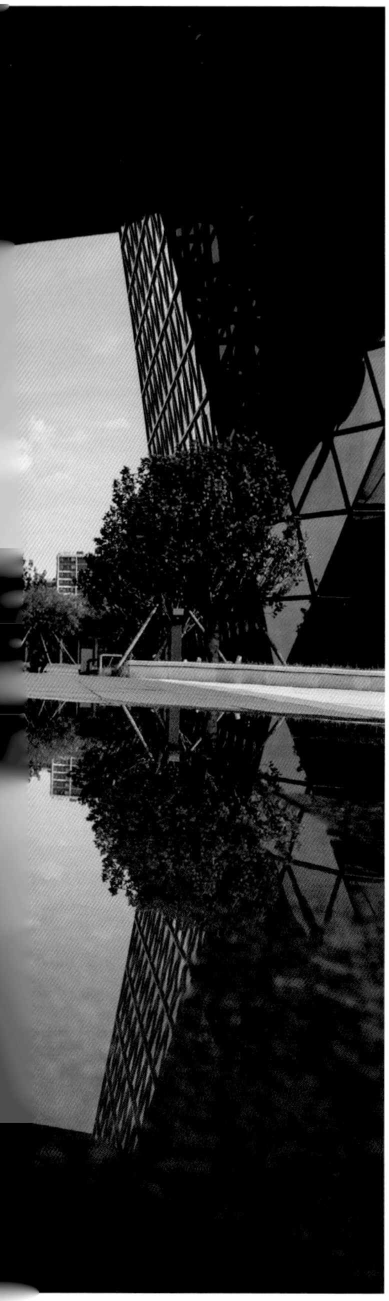

再也移不开

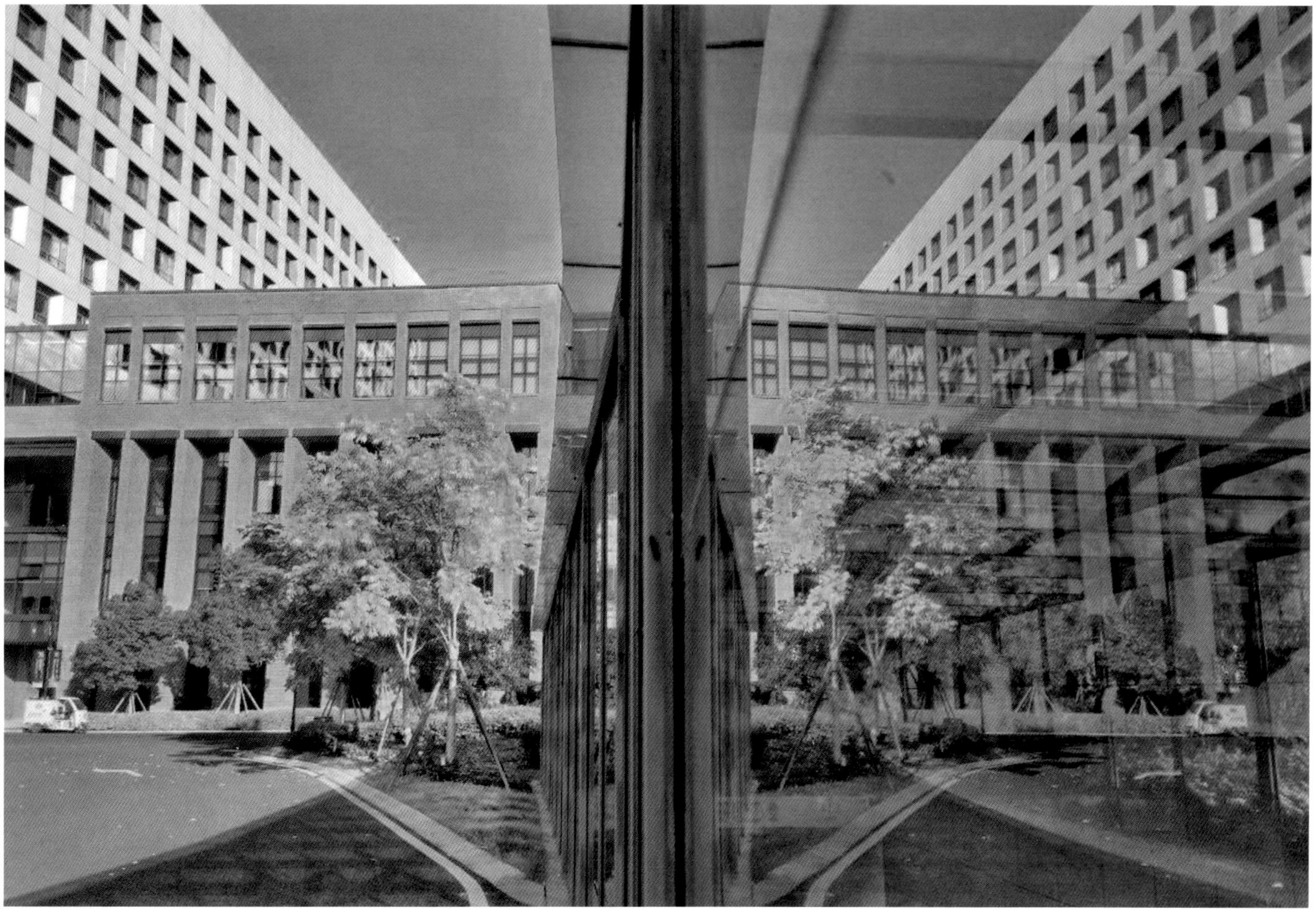

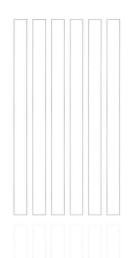

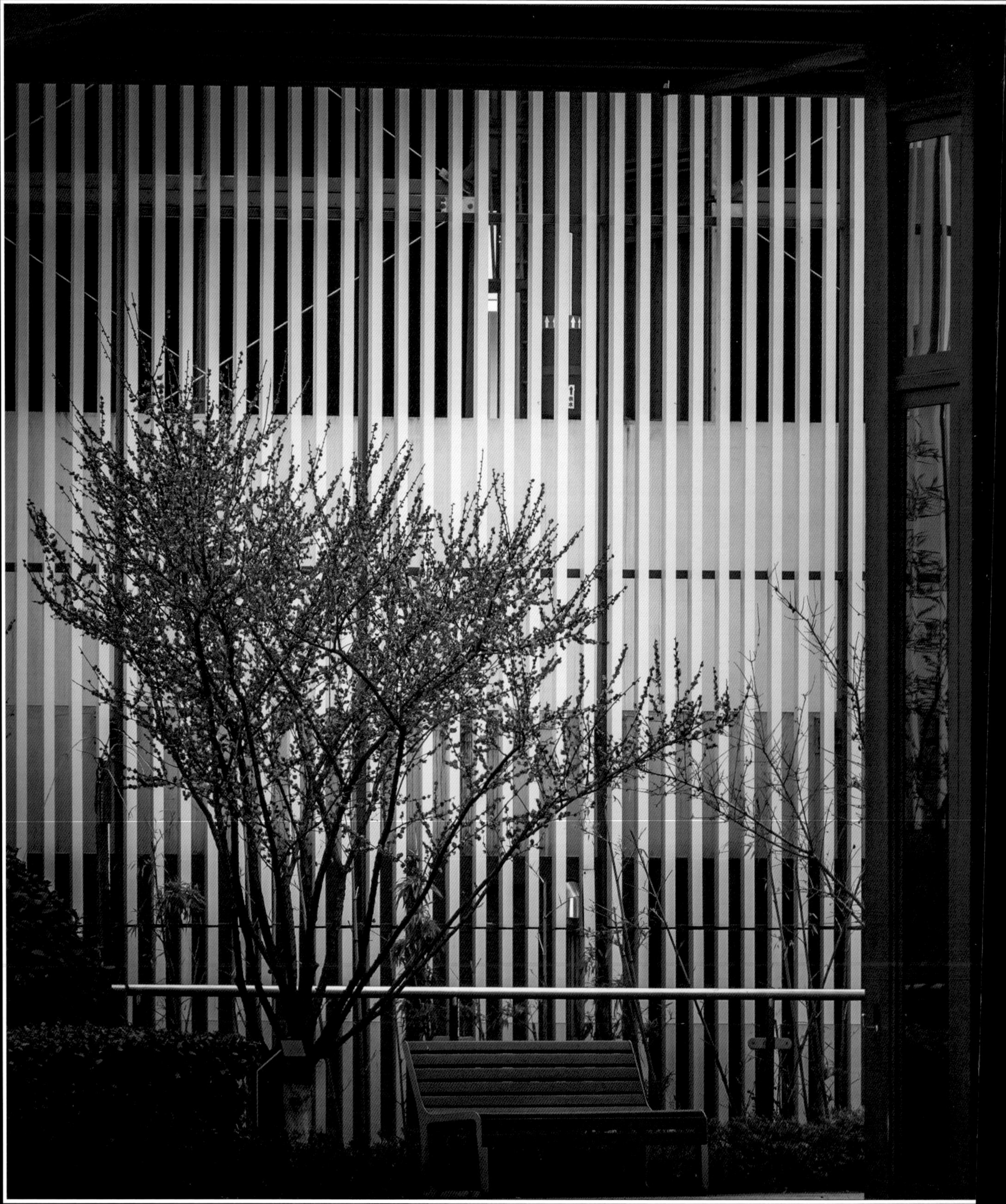

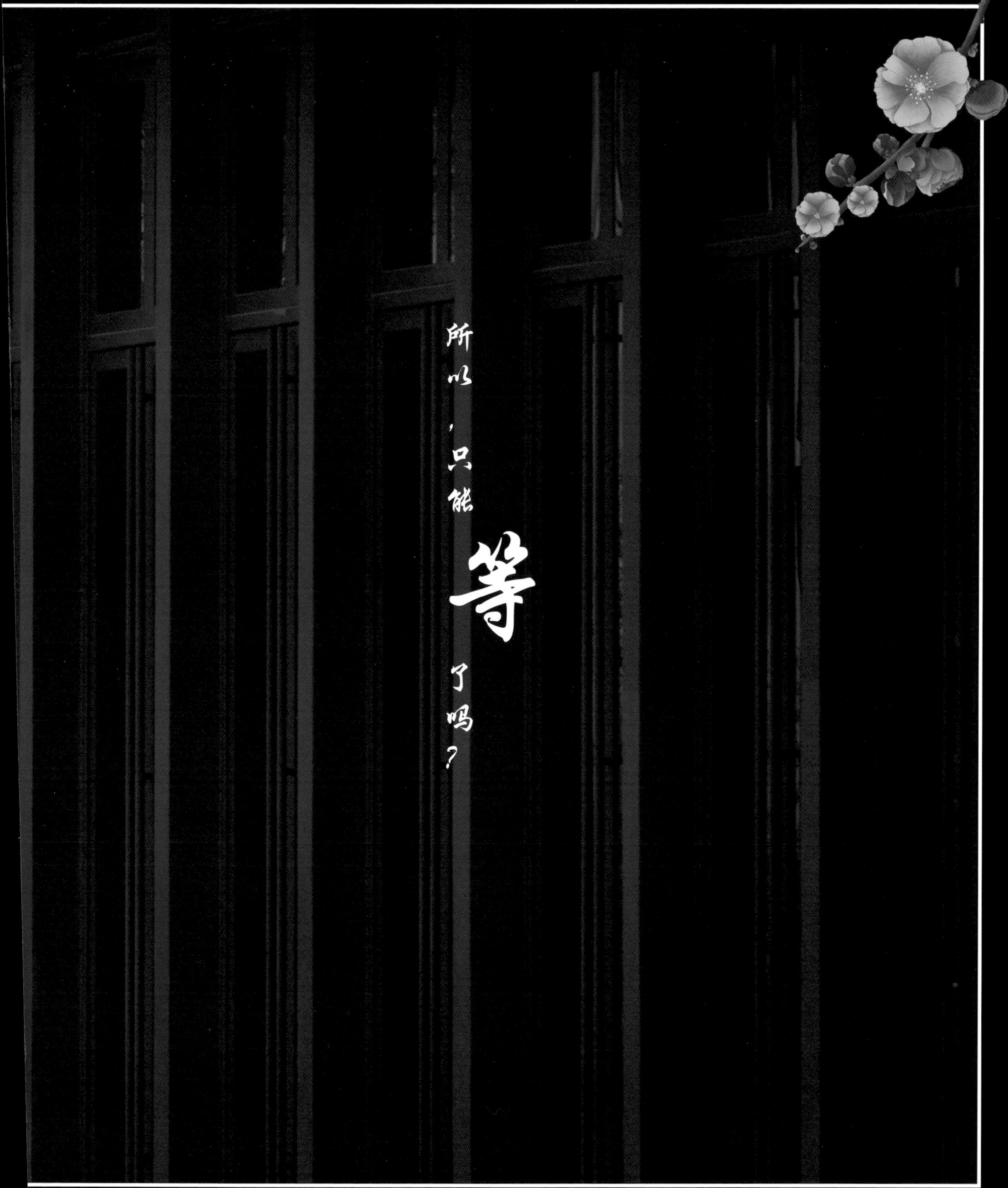
所以，只能等了吗？

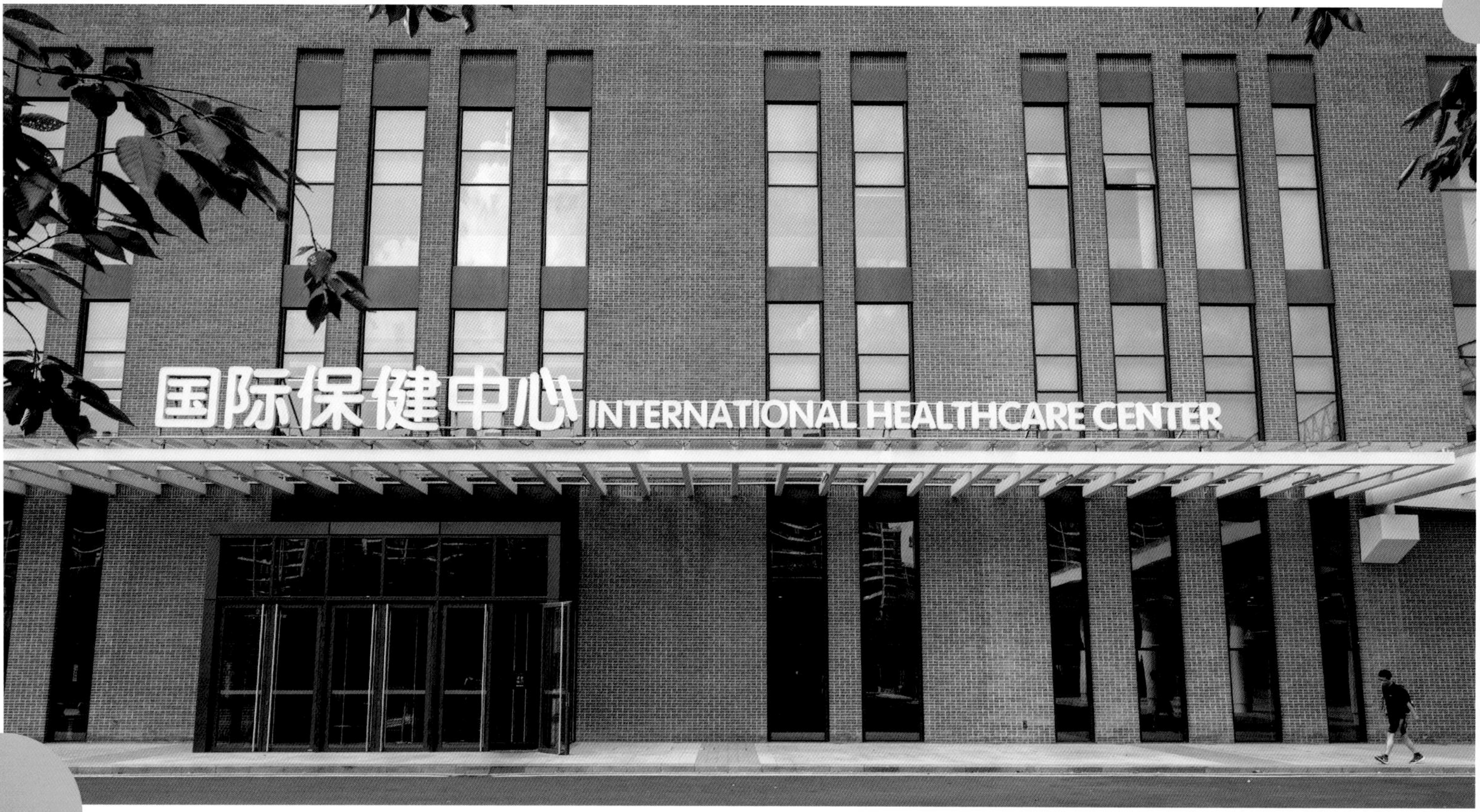
国际保健中心
INTERNATIONAL HEALTHCARE CENTER

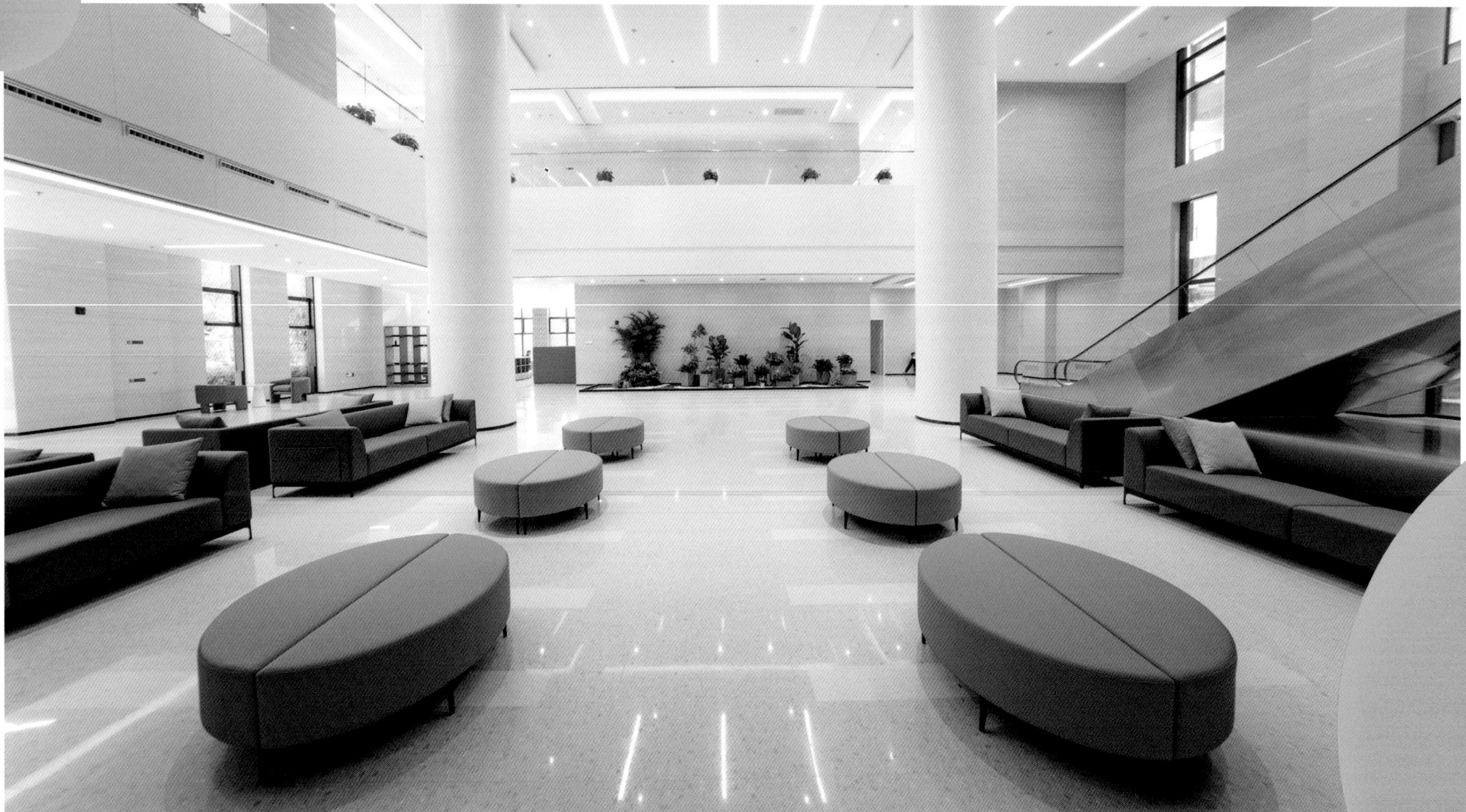

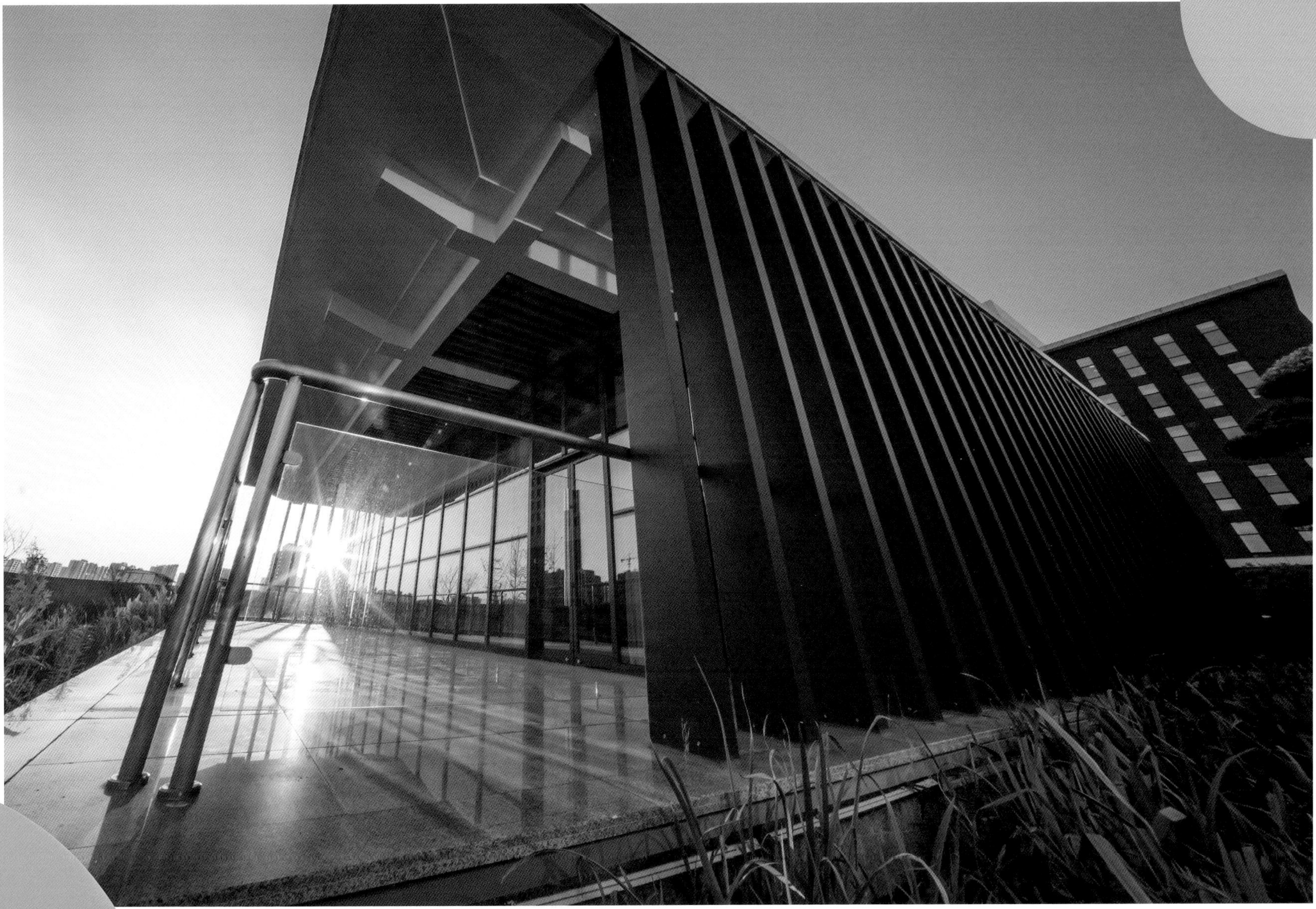

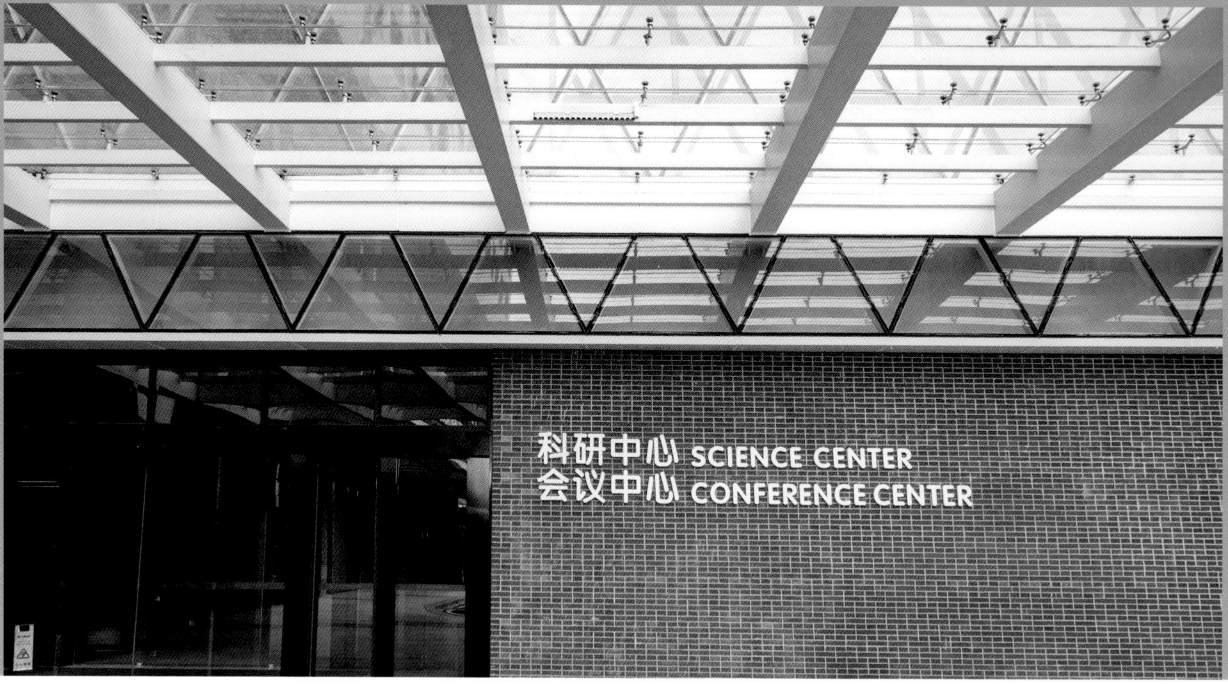
科研中心 SCIENCE CENTER
会议中心 CONFERENCE CENTER

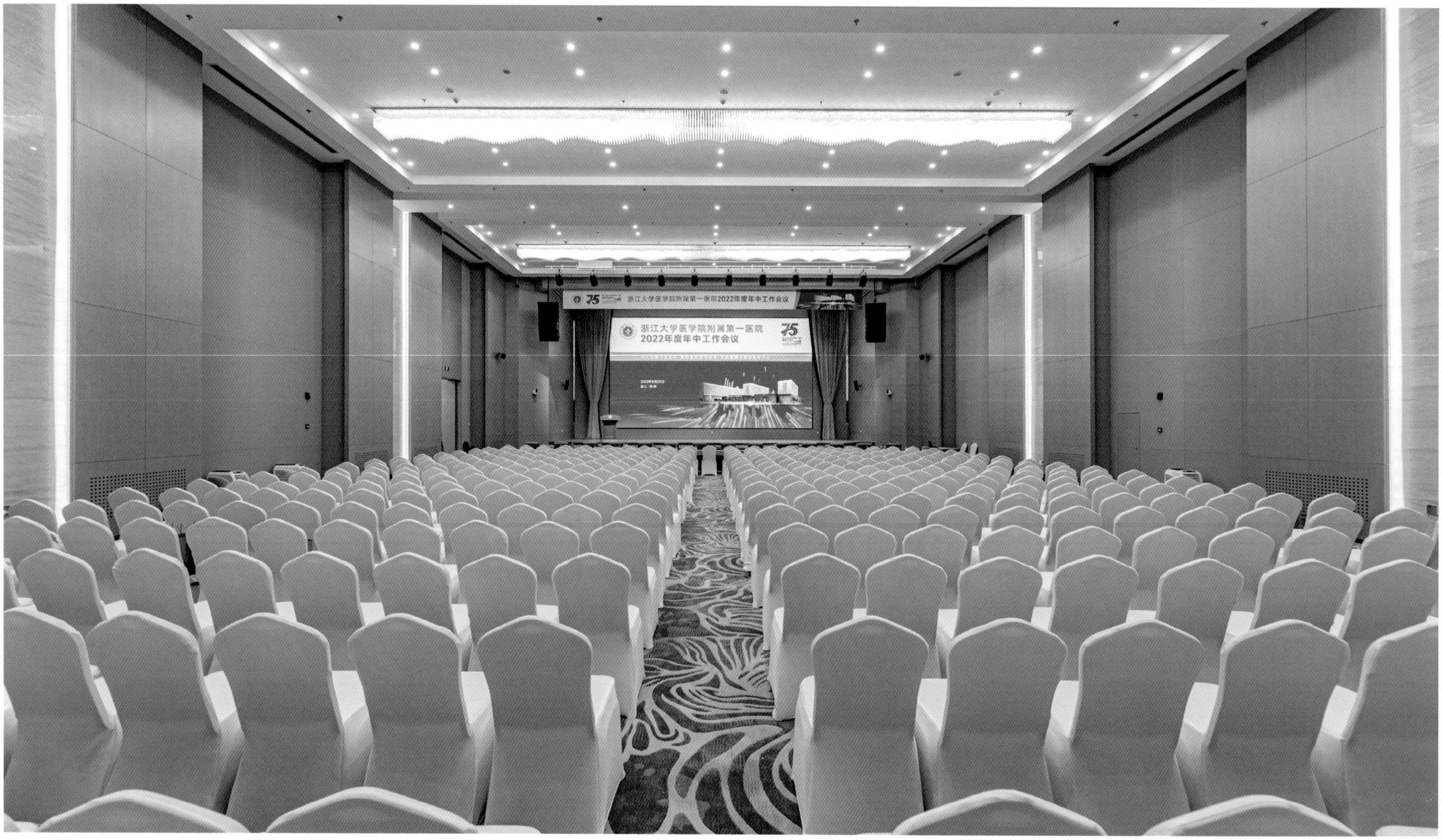
浙江大学医学院附属第一医院2022年度年中工作会议
浙江大学医学院附属第一医院
2022年度年中工作会议

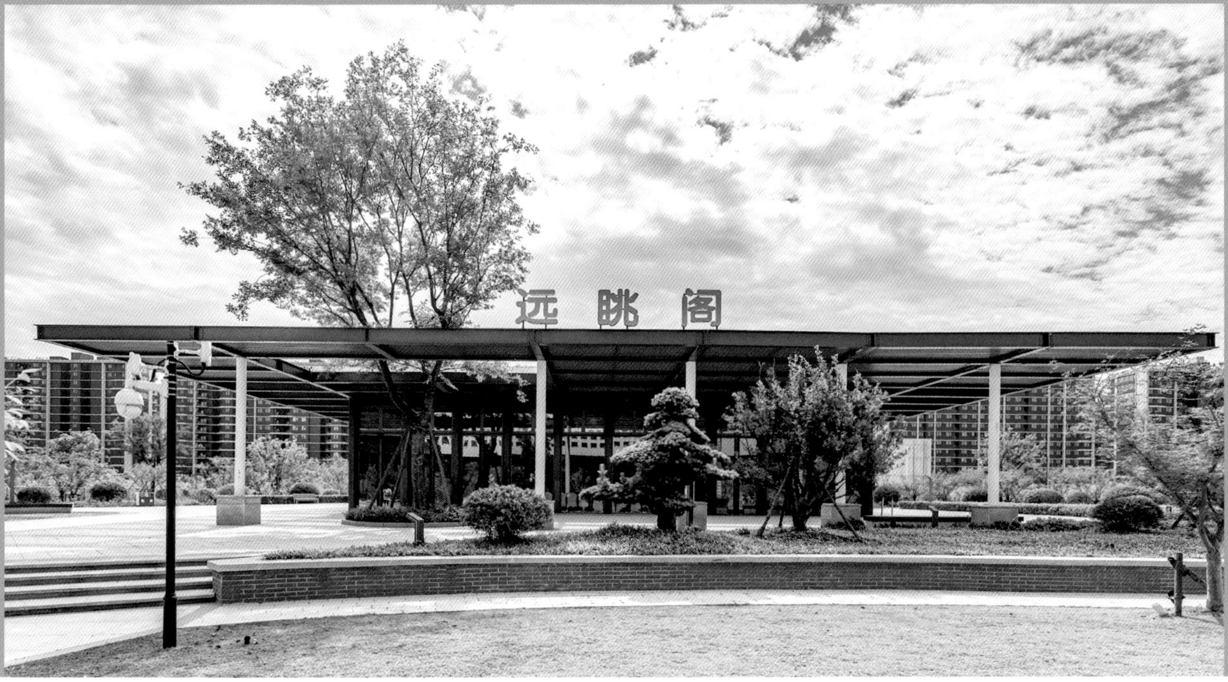
远眺阁

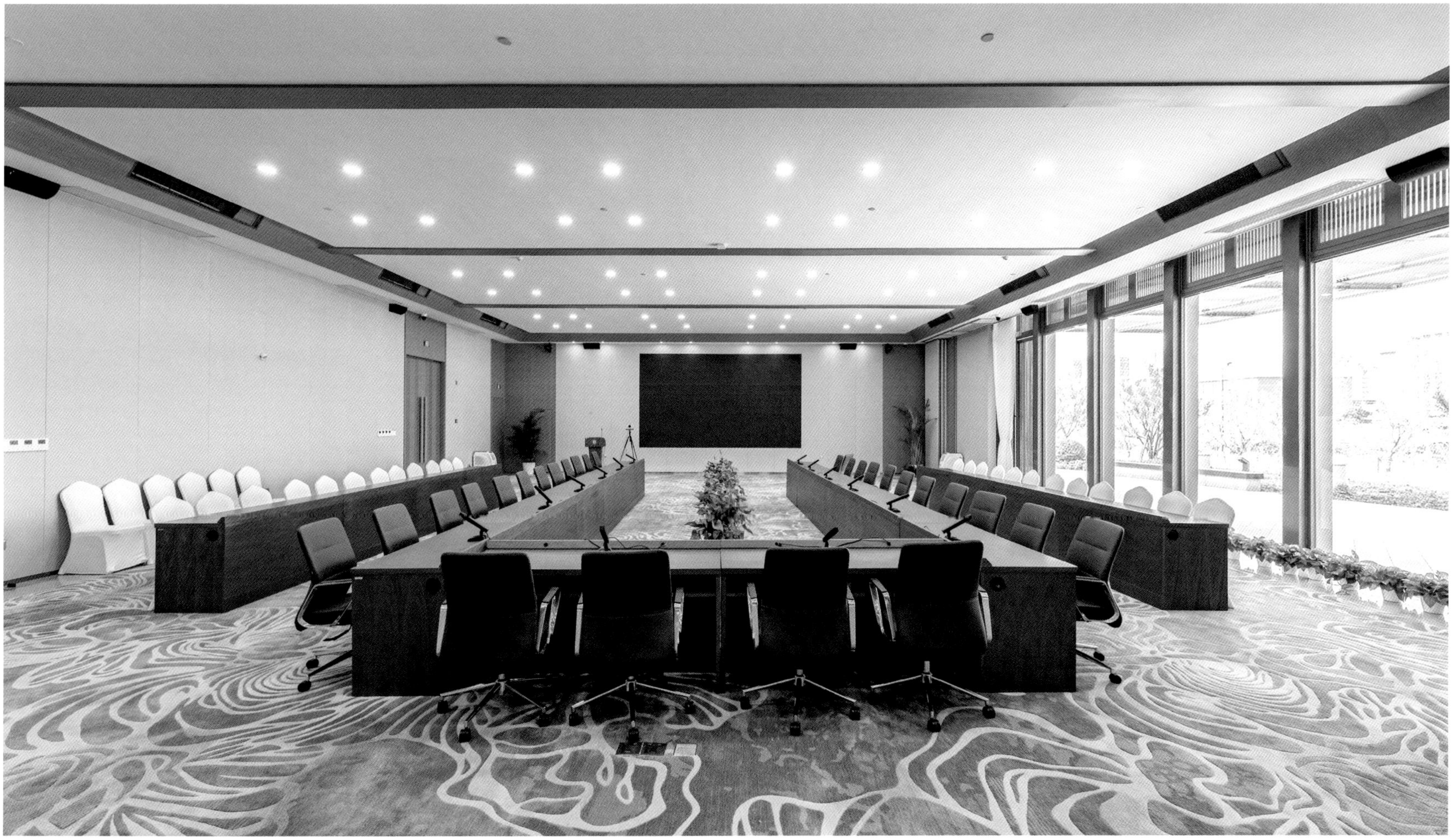

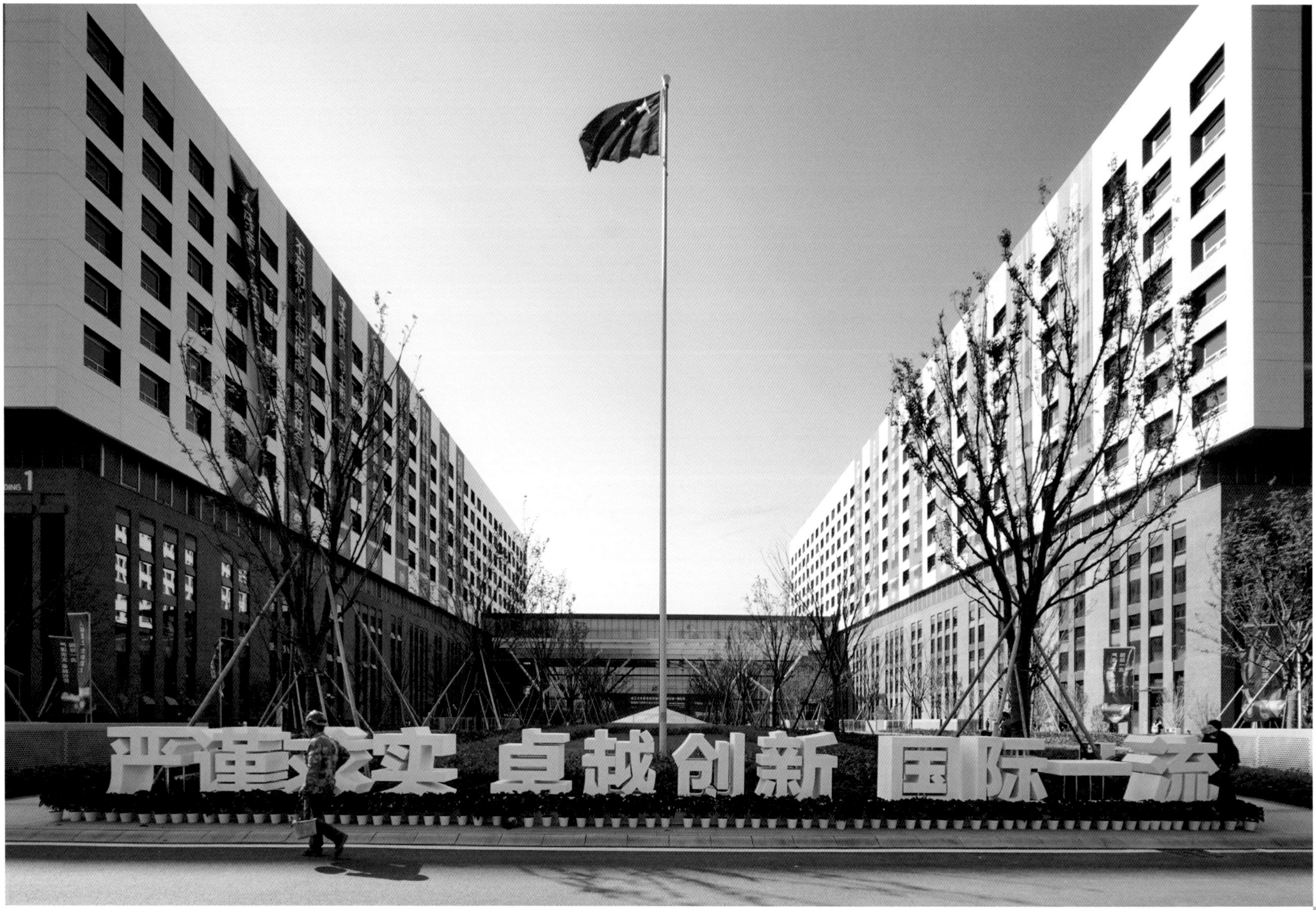
卓越创新

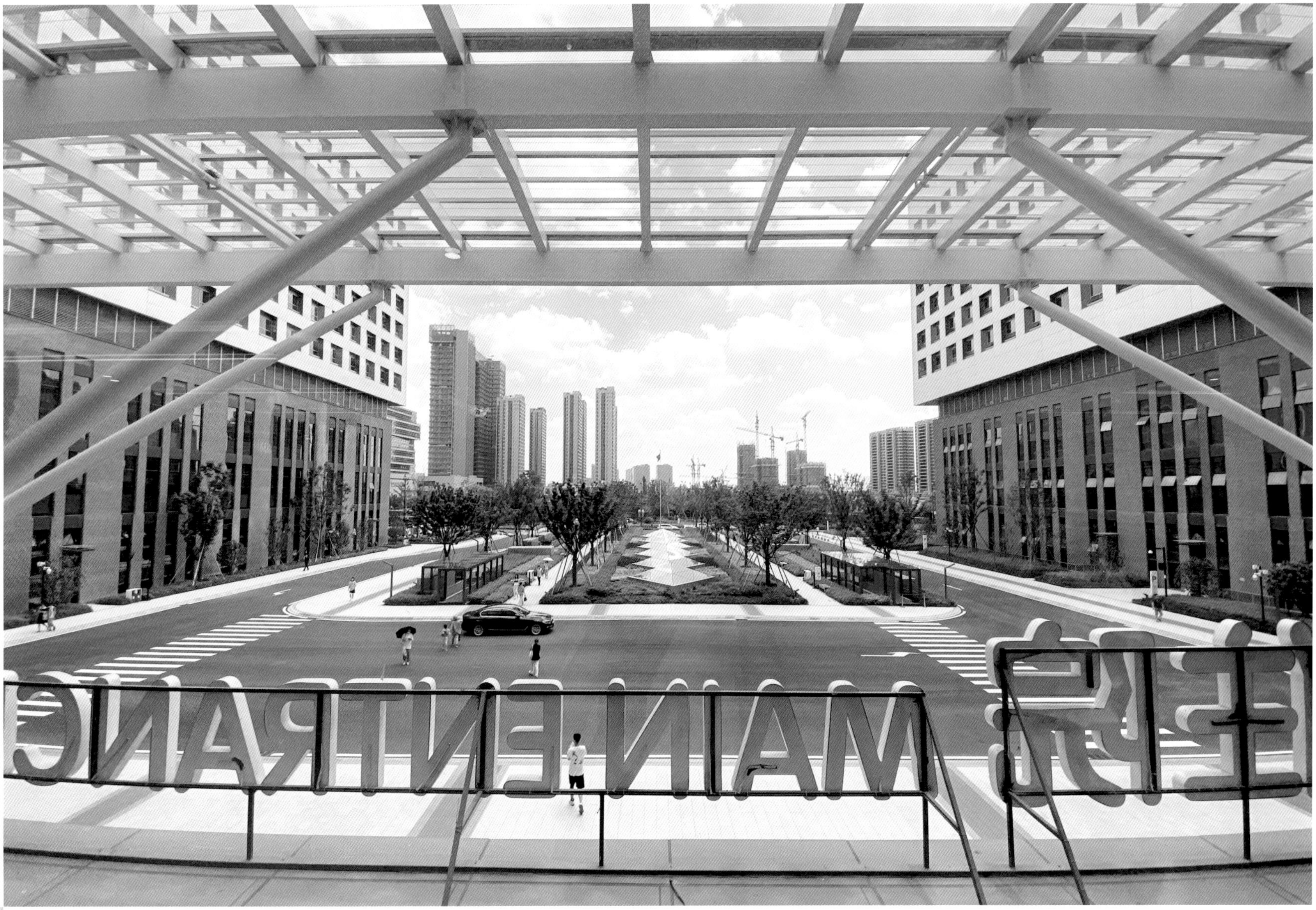

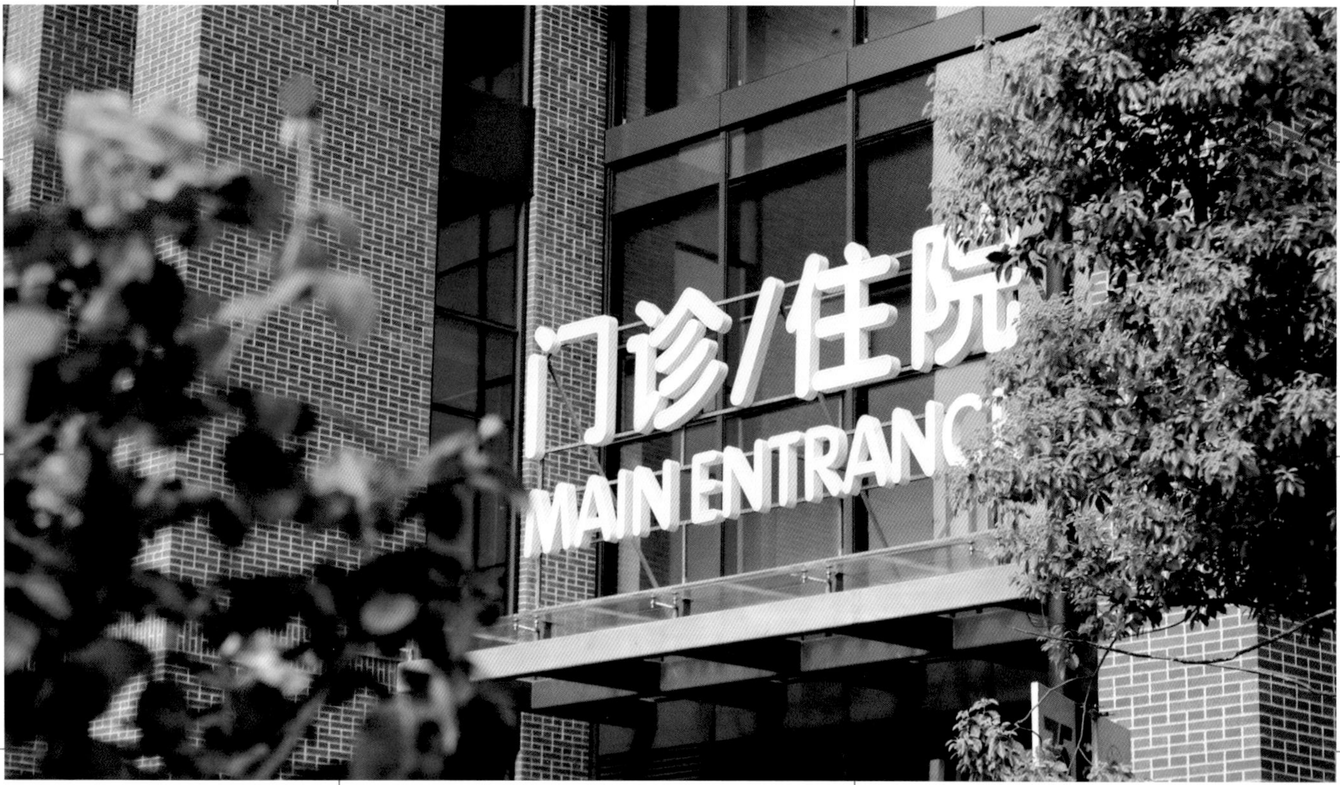
门诊/住院
MAIN ENTRANCE

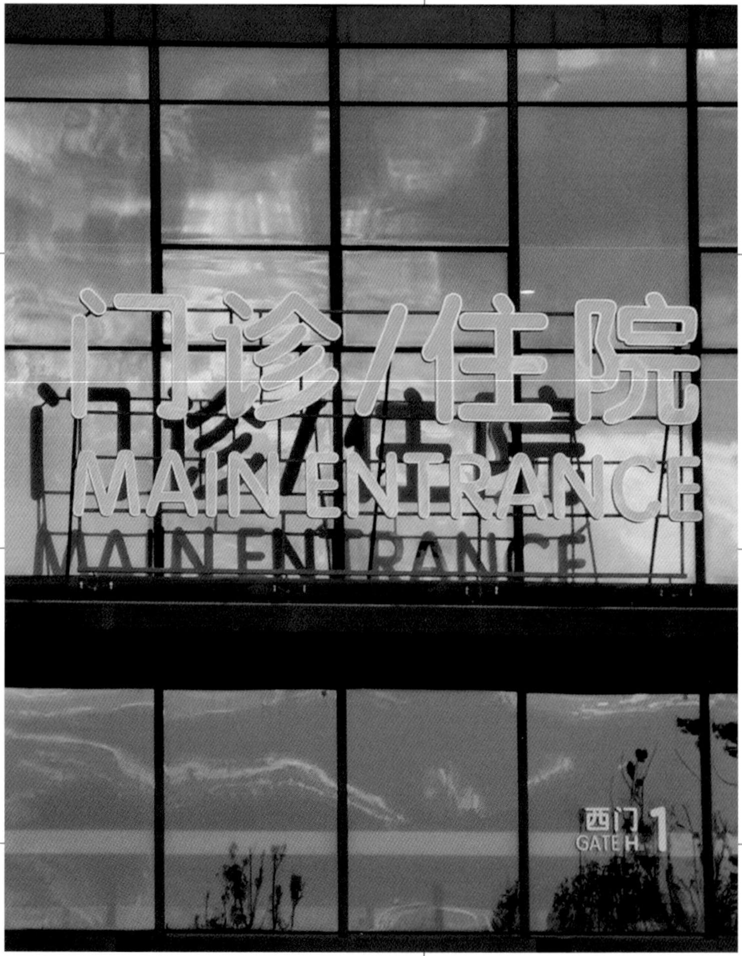
门诊/住院
MAIN ENTRANCE
西门
GATE H
1

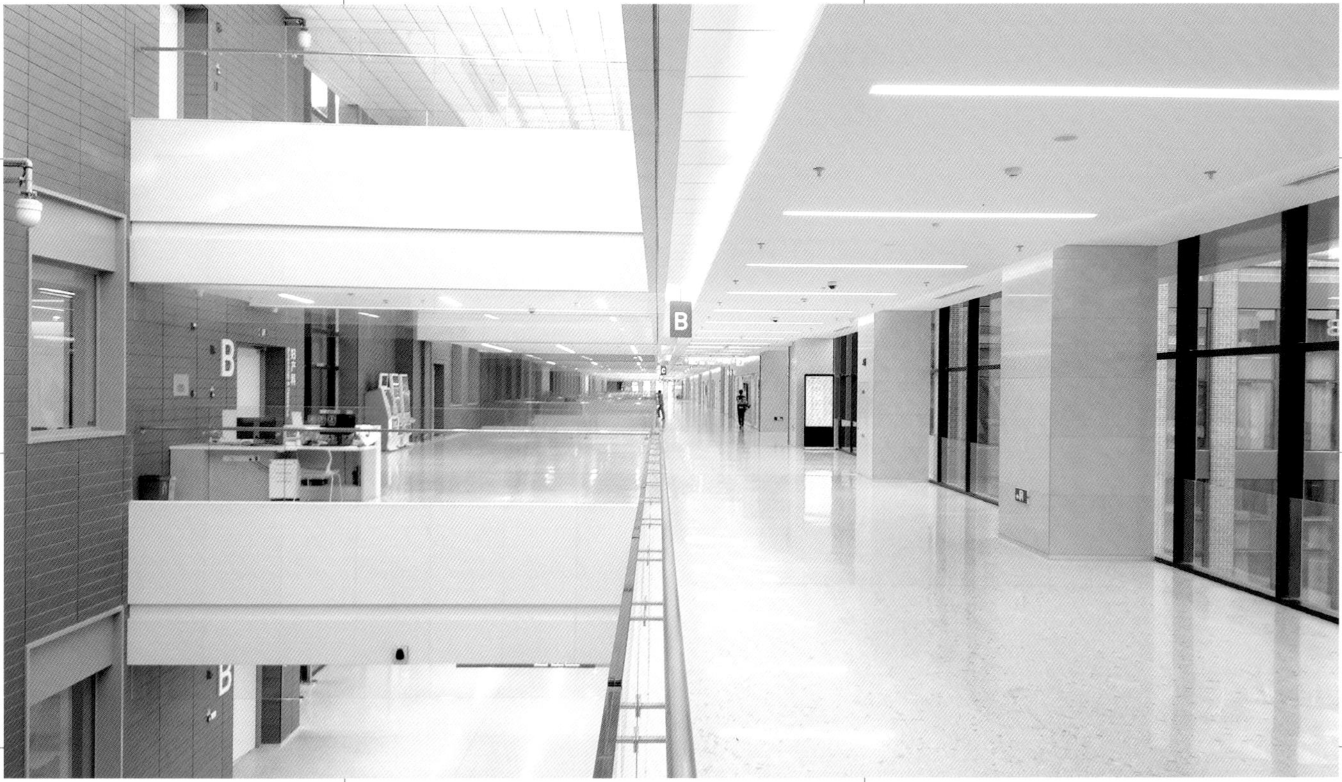

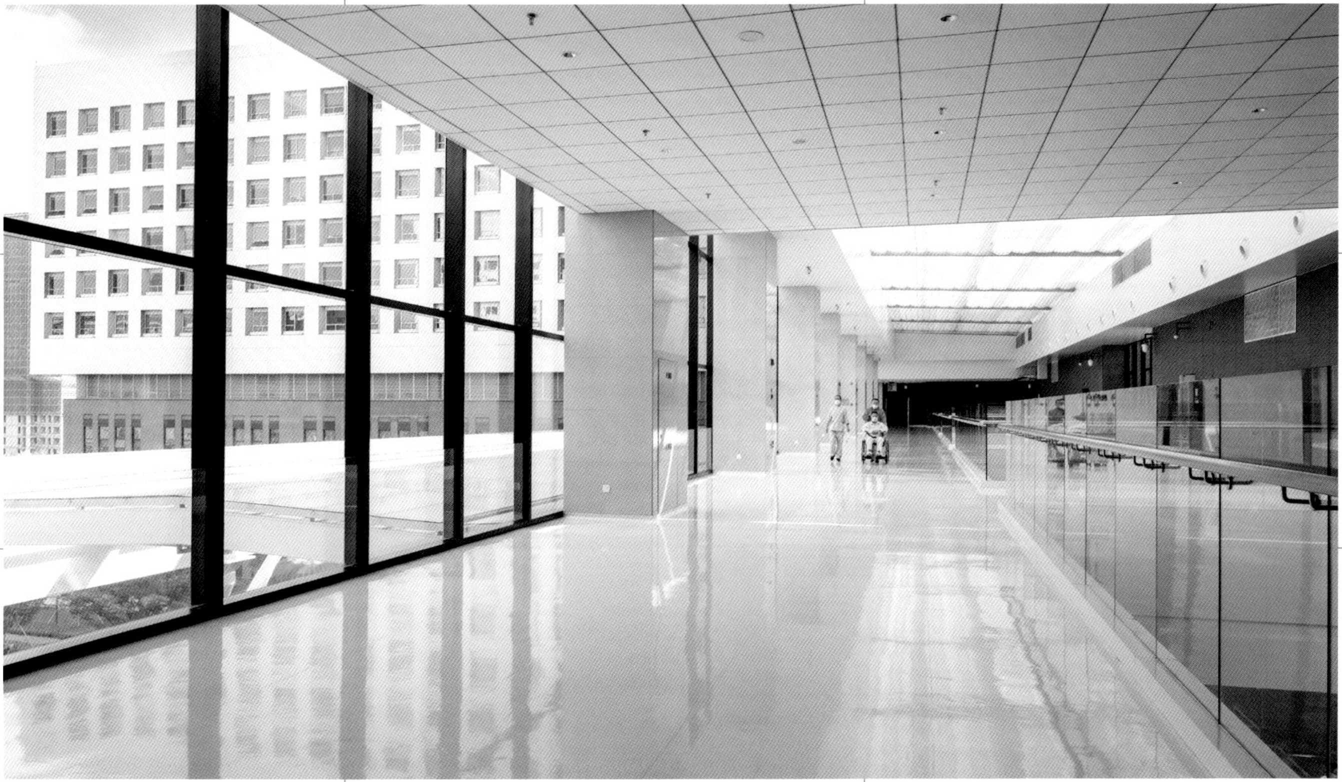

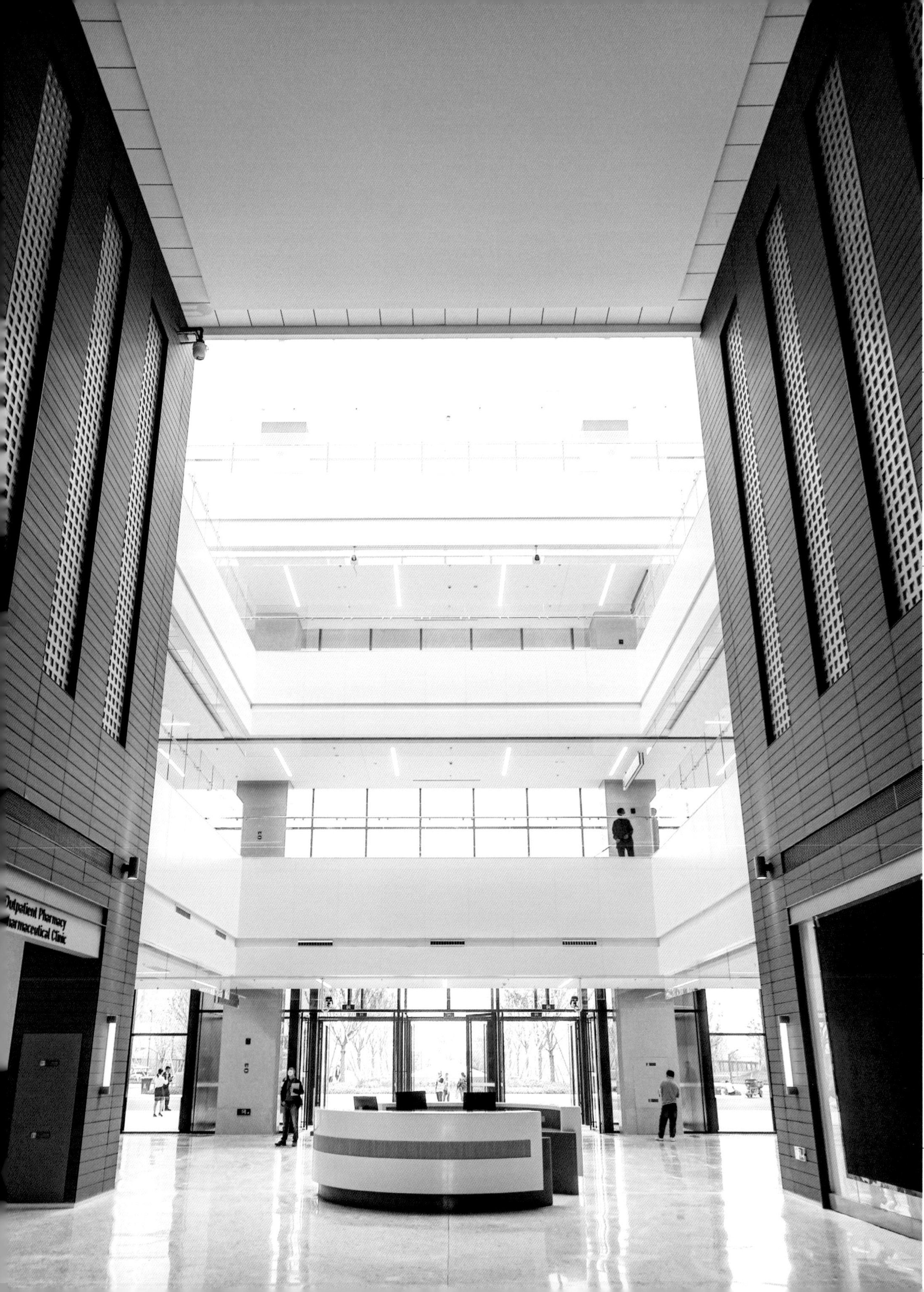
Outpatient Pharmacy
Pharmaceutical Clinic

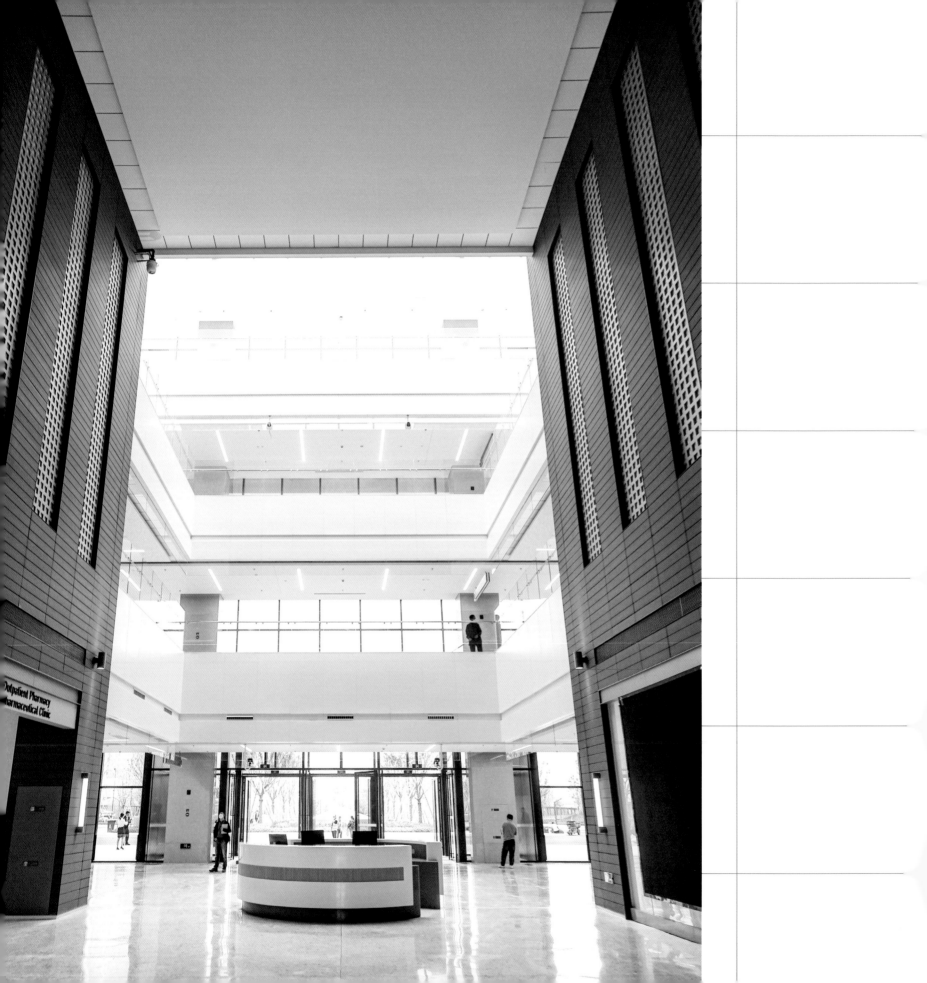

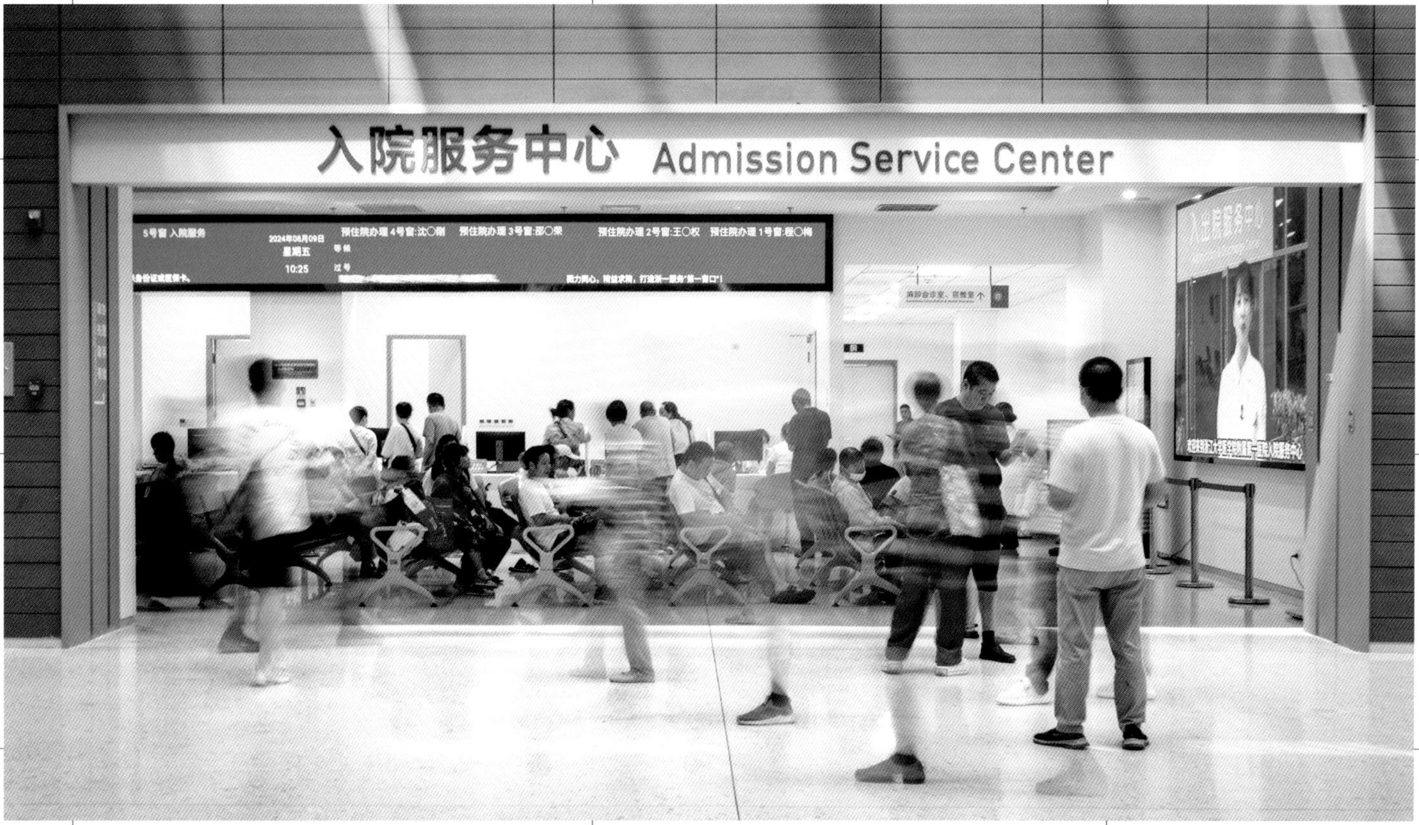
入院服务中心 Admission Service Center

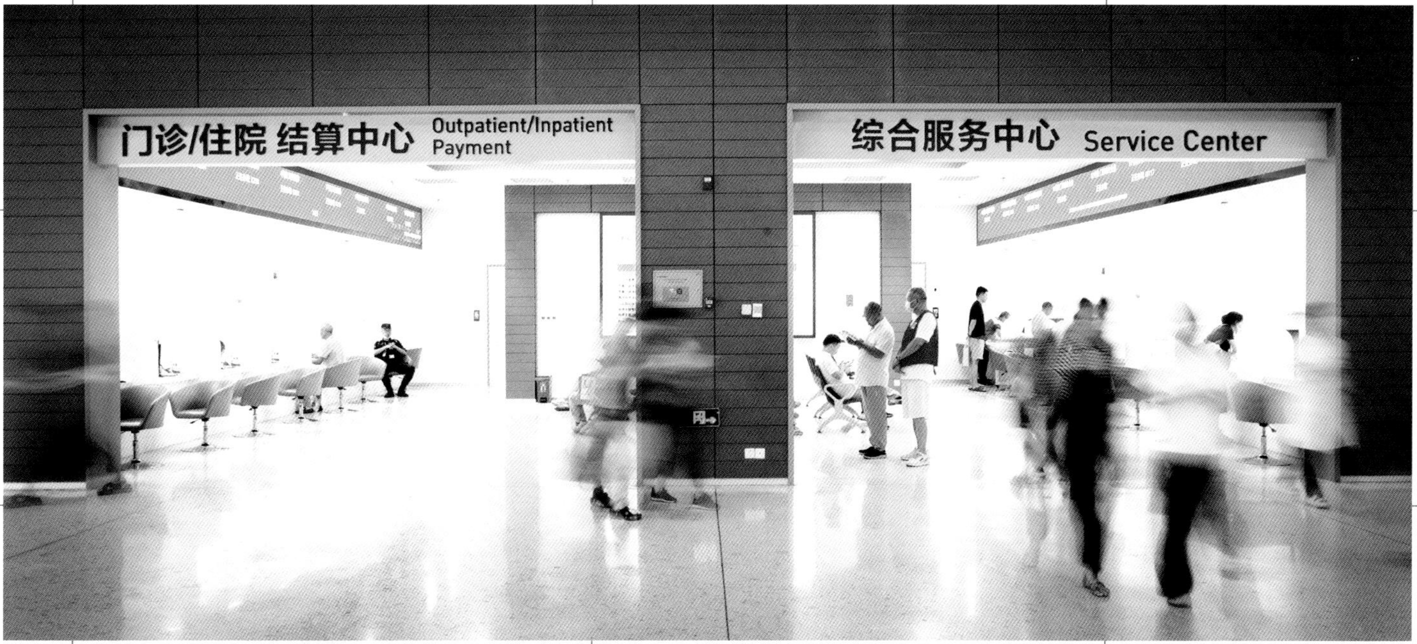
门诊/住院 结算中心 Outpatient/Inpatient Payment
综合服务中心 Service Center

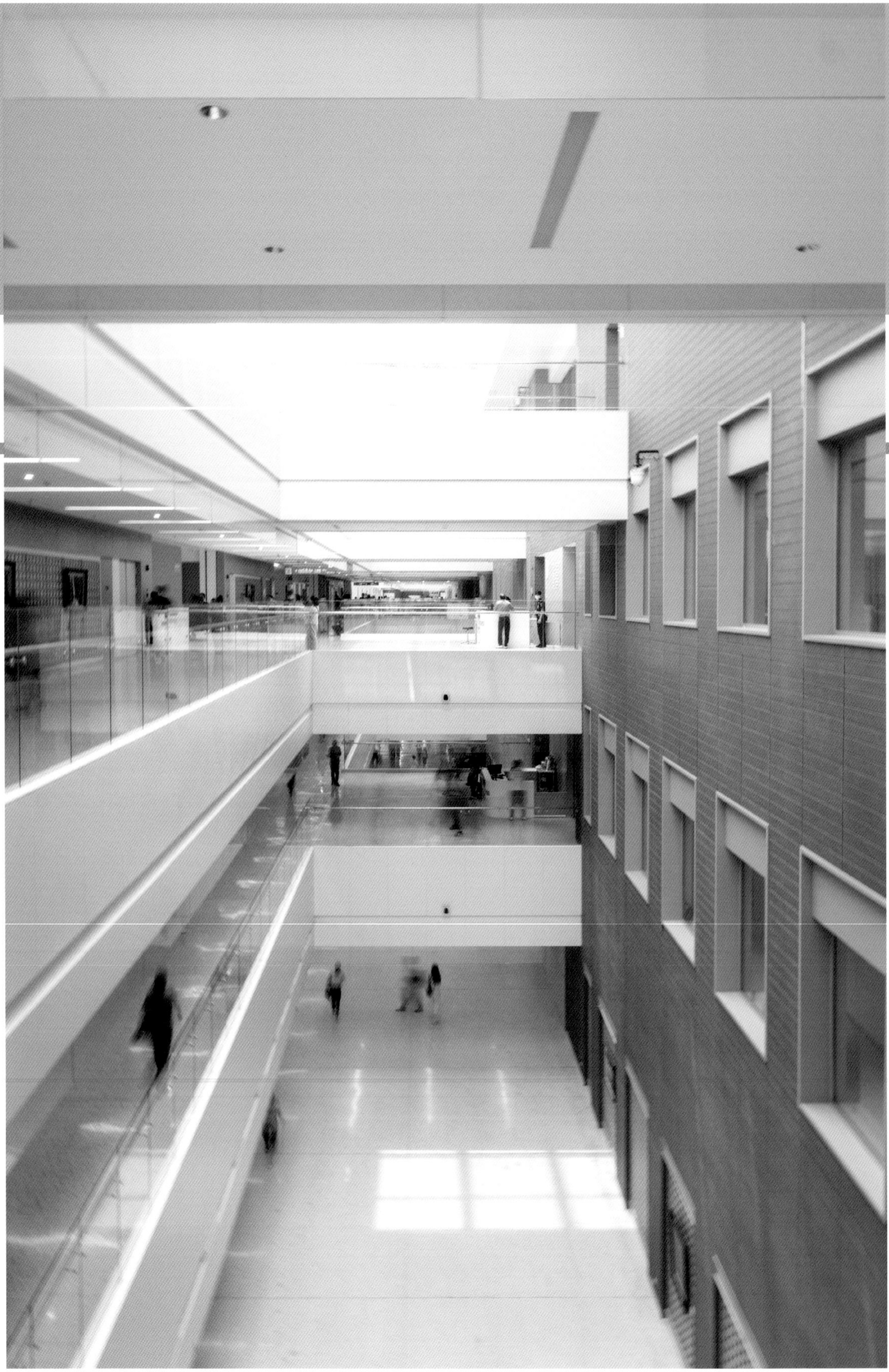

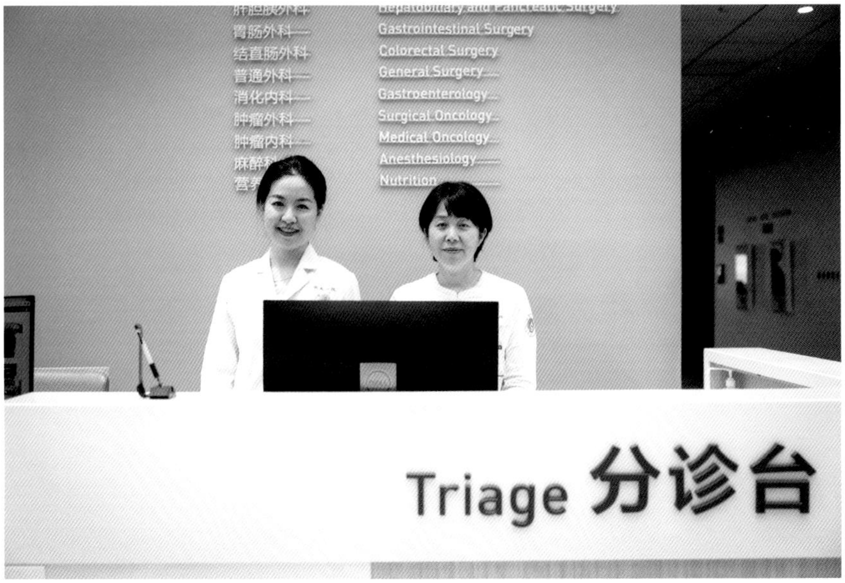
胃肠外科
Gastrointestinal Surgery
结直肠外科
Colorectal Surgery
普通外科
General Surgery
消化内科
Gastroenterology
肿瘤外科
Surgical Oncology
肿瘤内科
Medical Oncology
Anesthesiology
Nutrition
Triage 分诊台

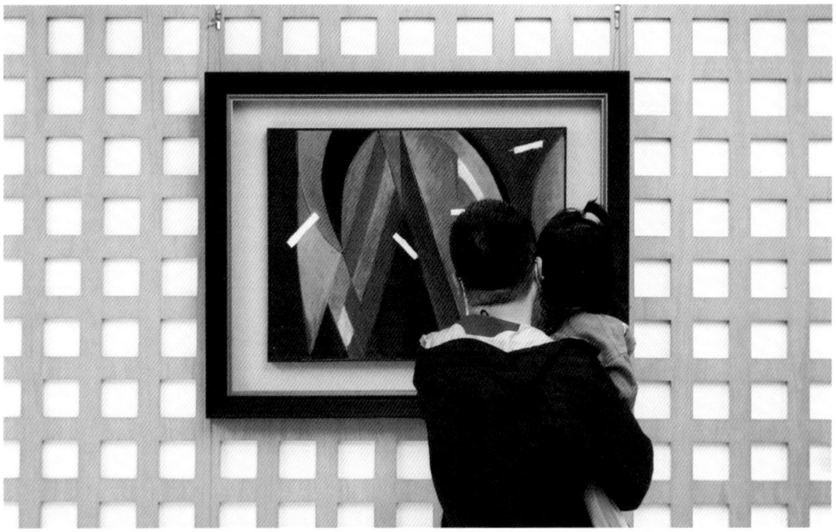

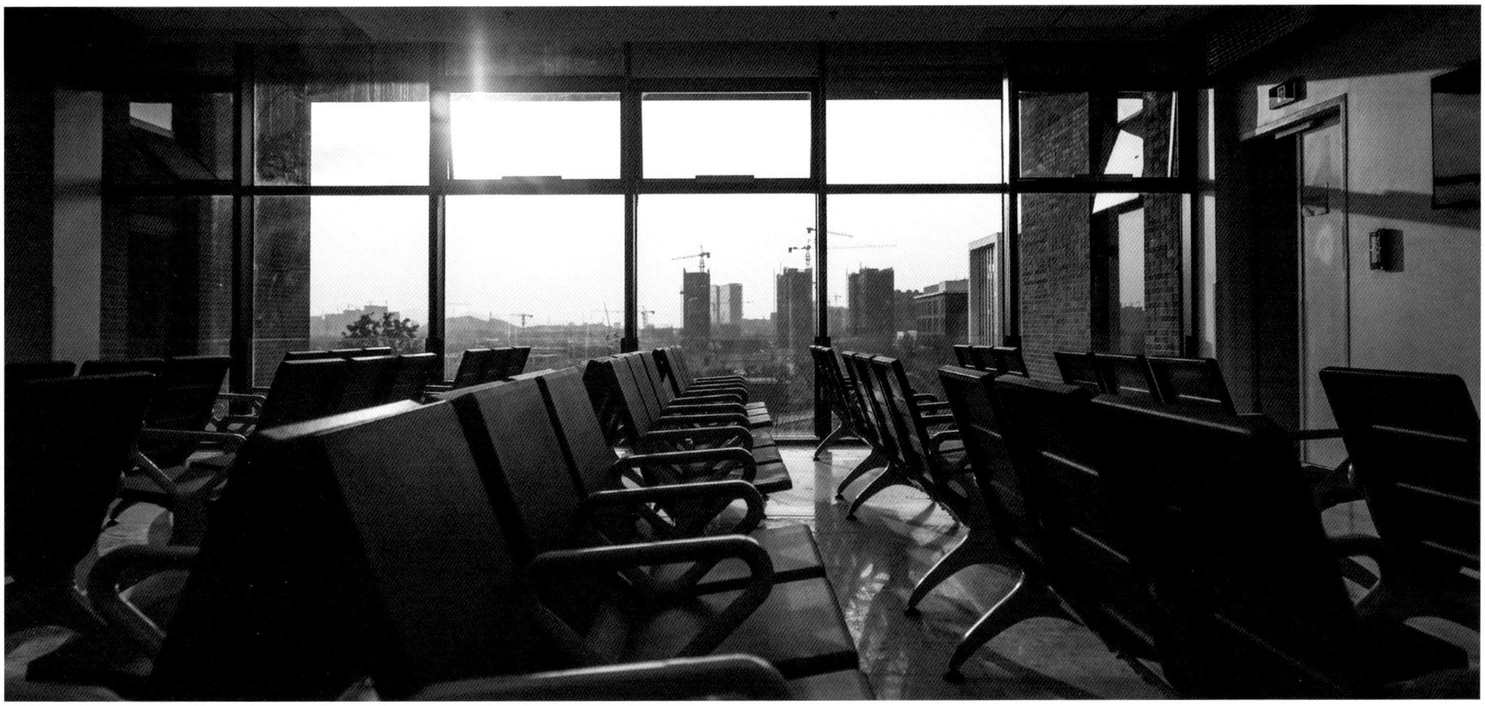

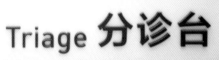

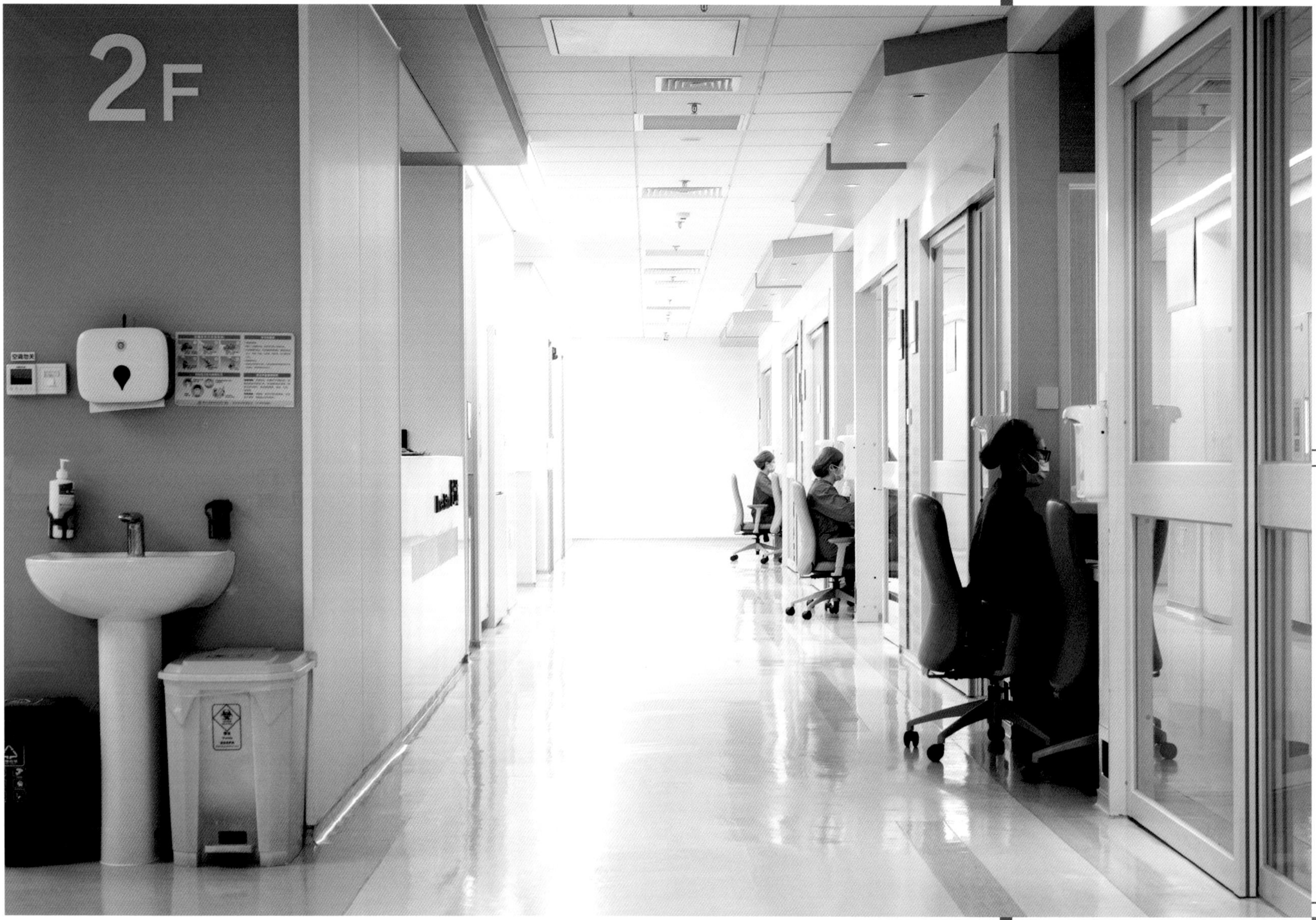
2F

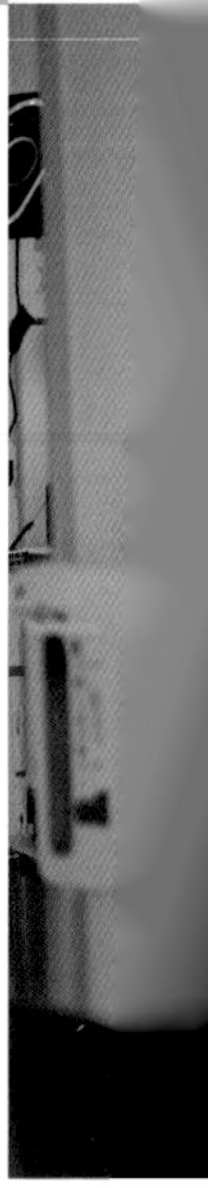

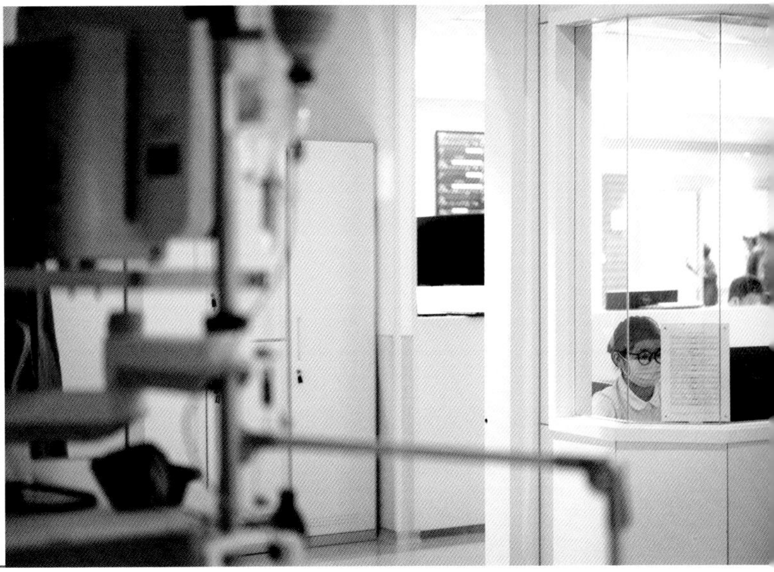

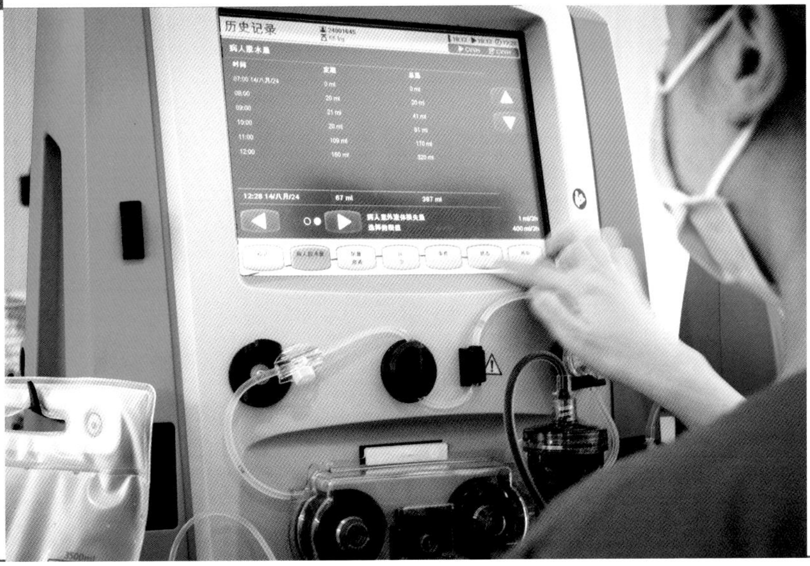
历史记录

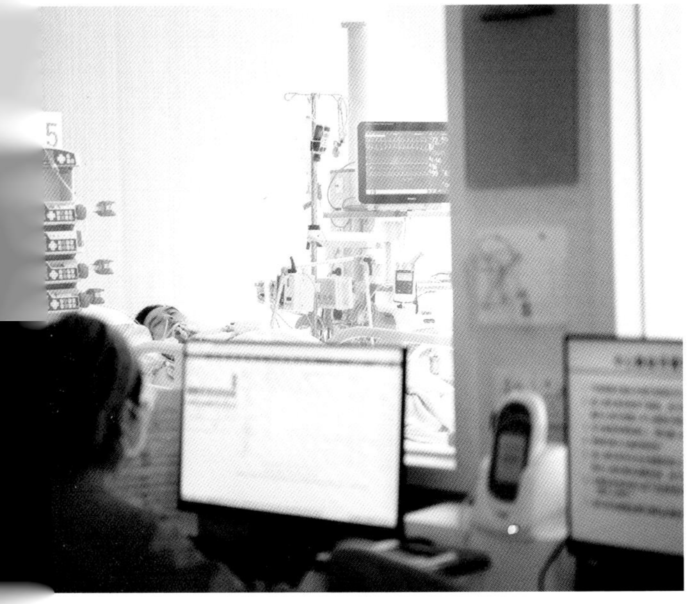

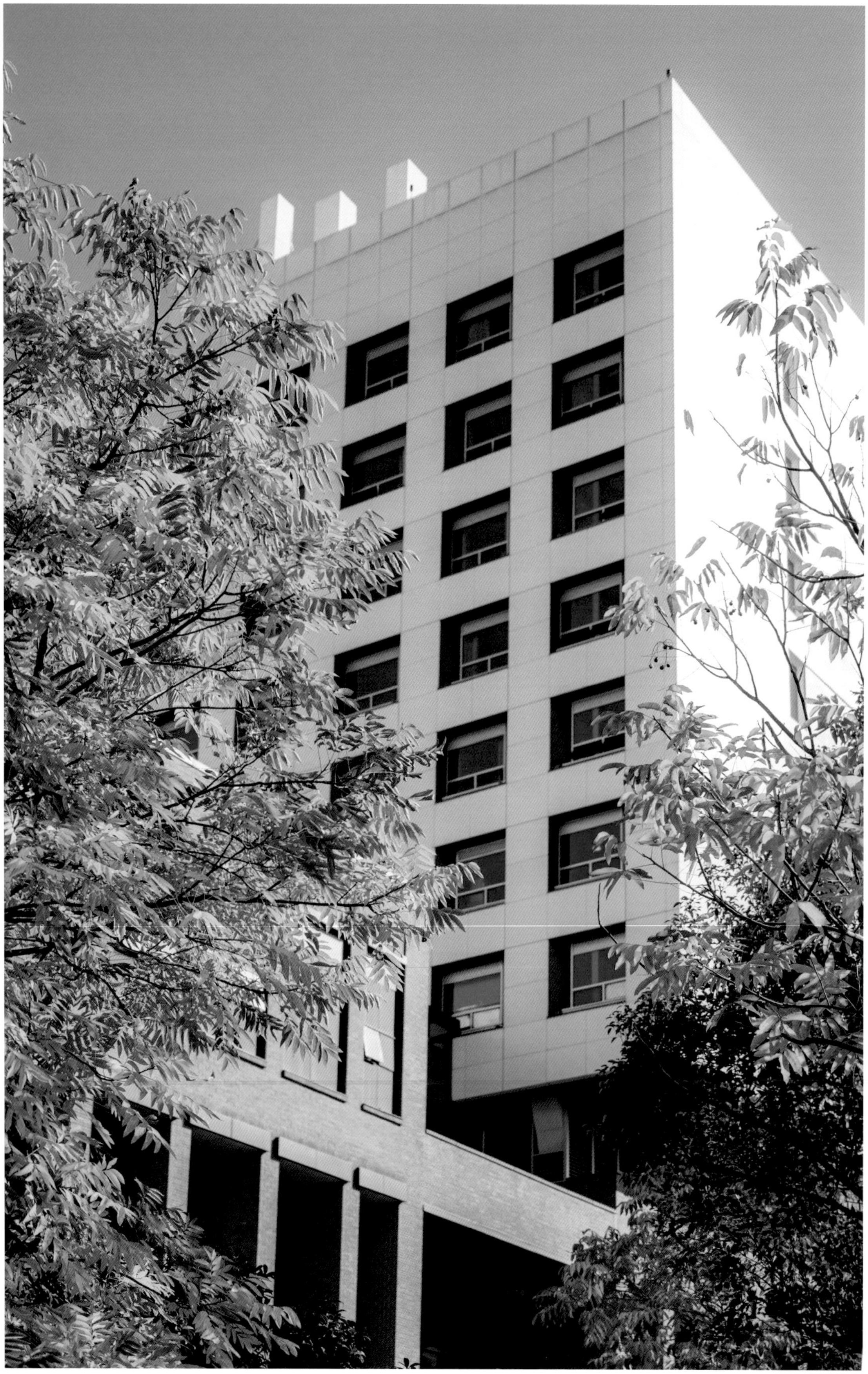

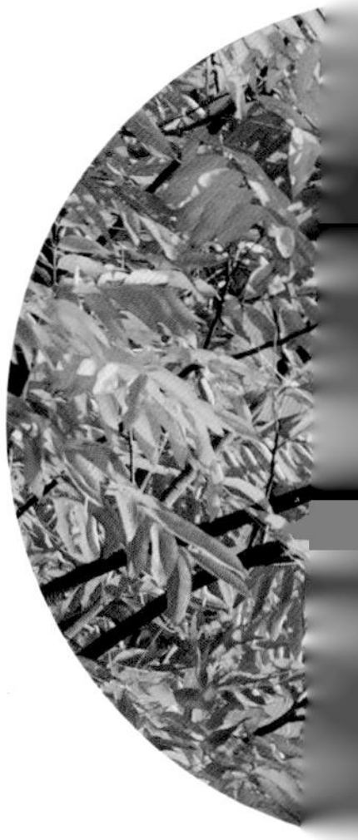

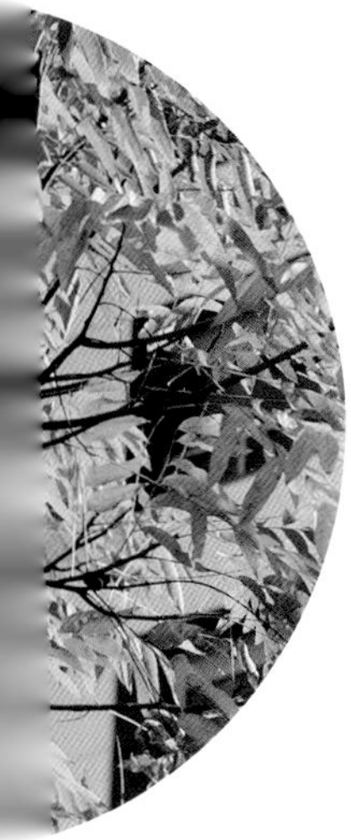

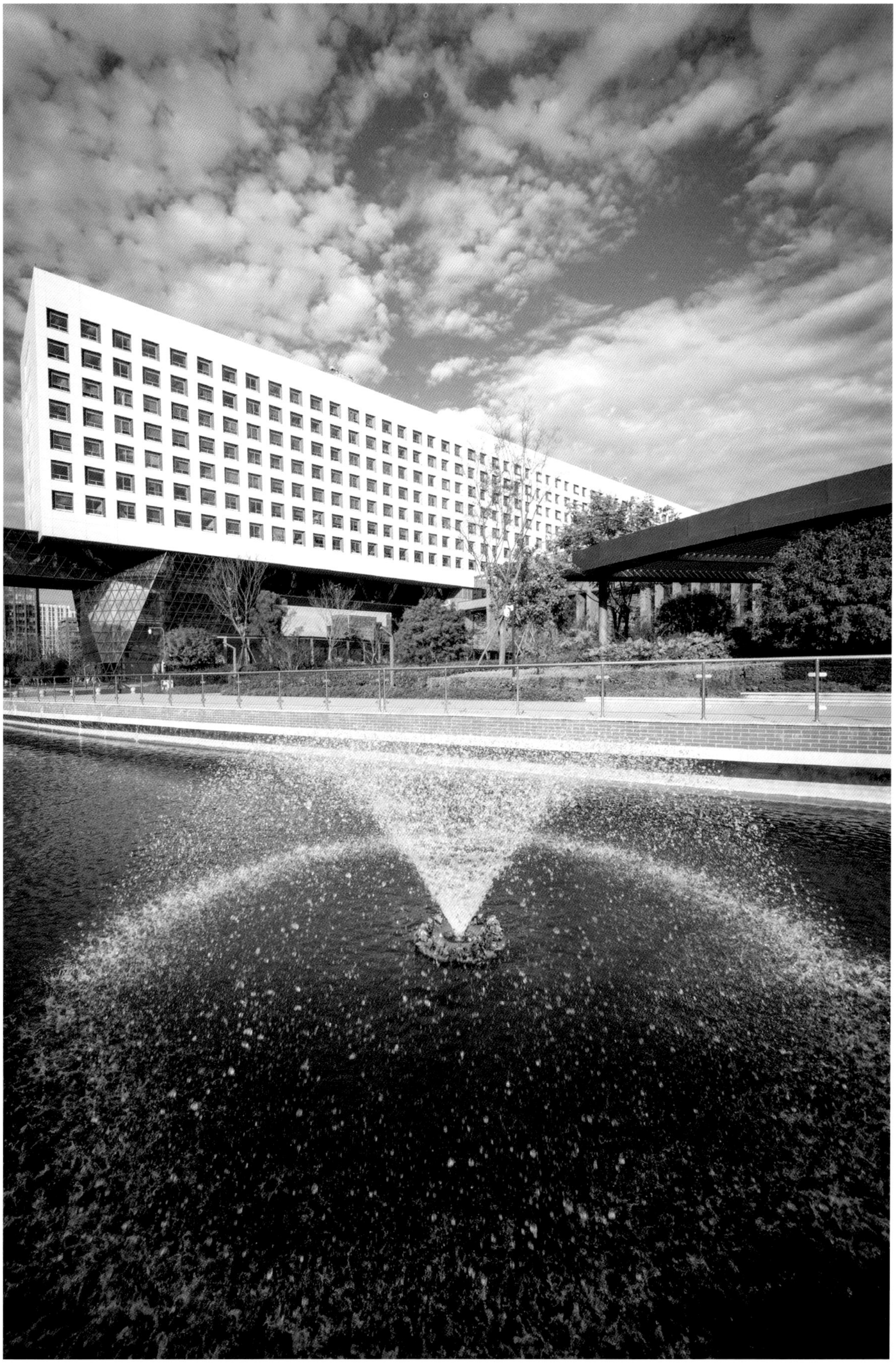

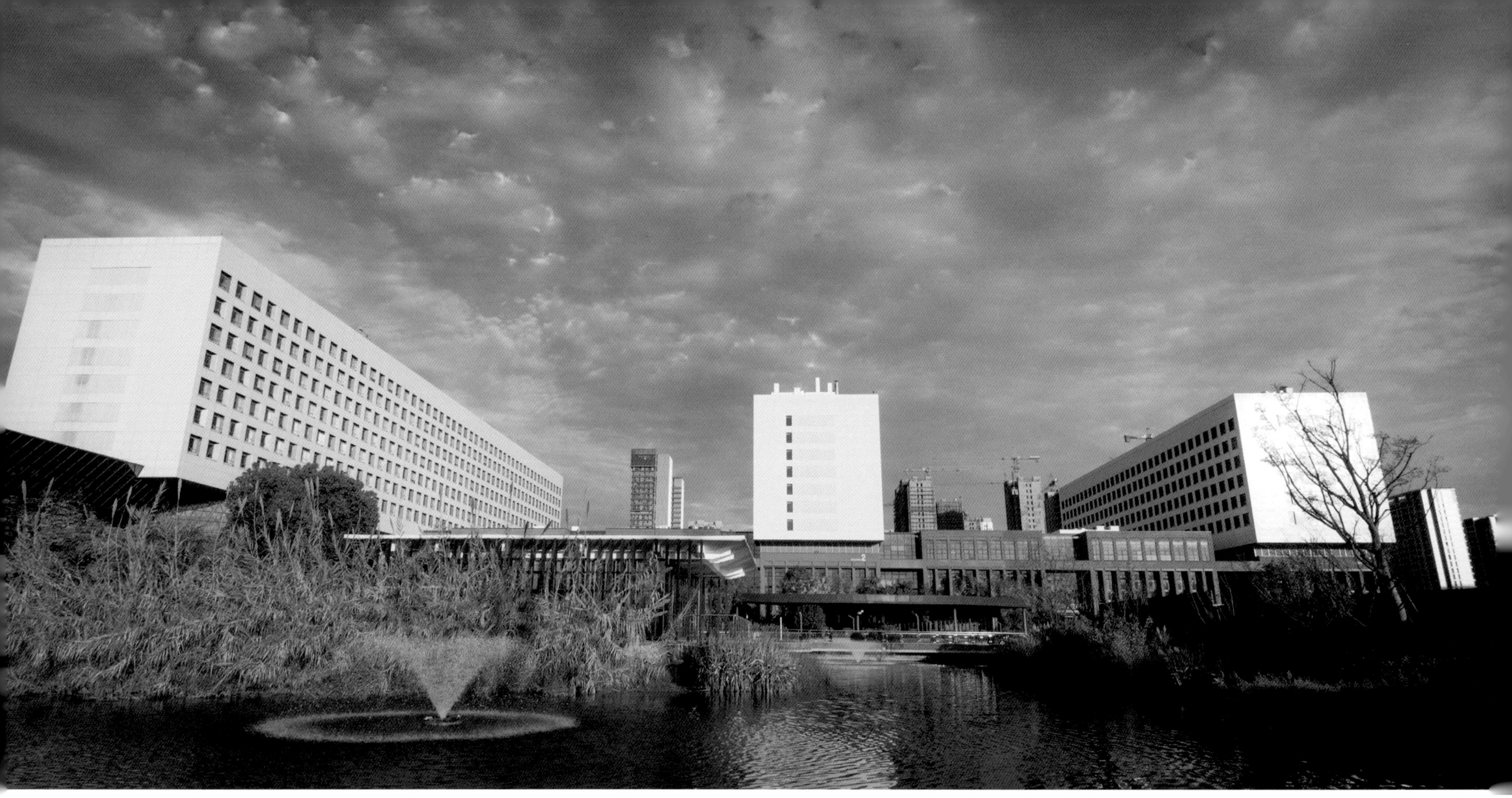

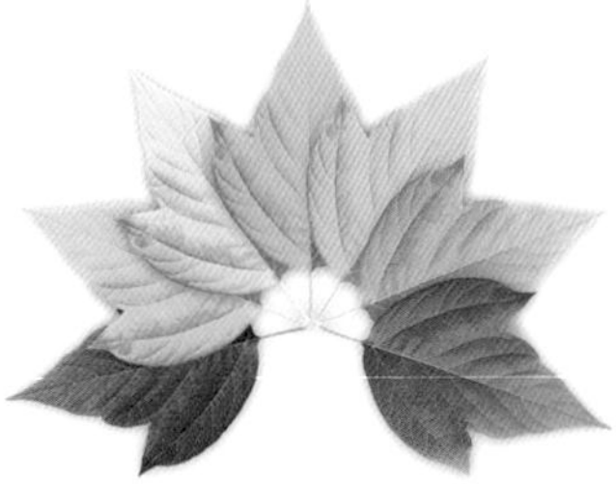

Decorate my home

上帝打翻了颜料盘，我顺便装扮了我的家

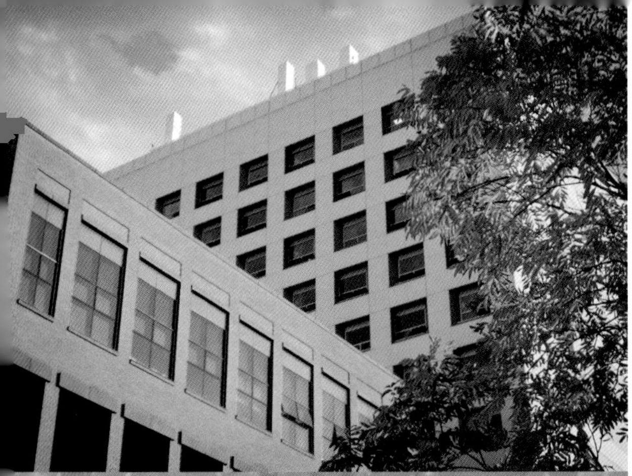
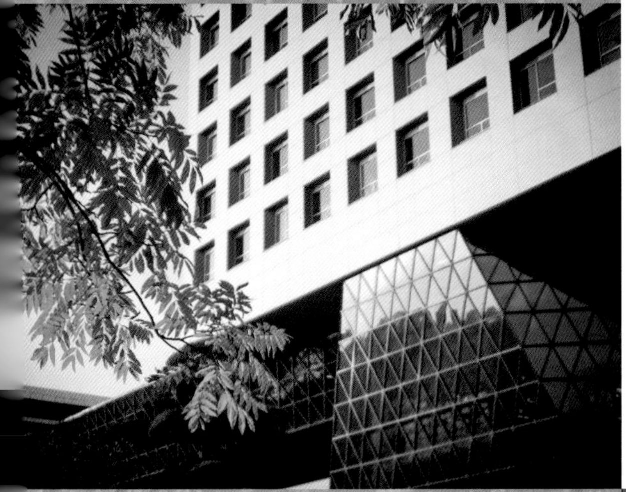
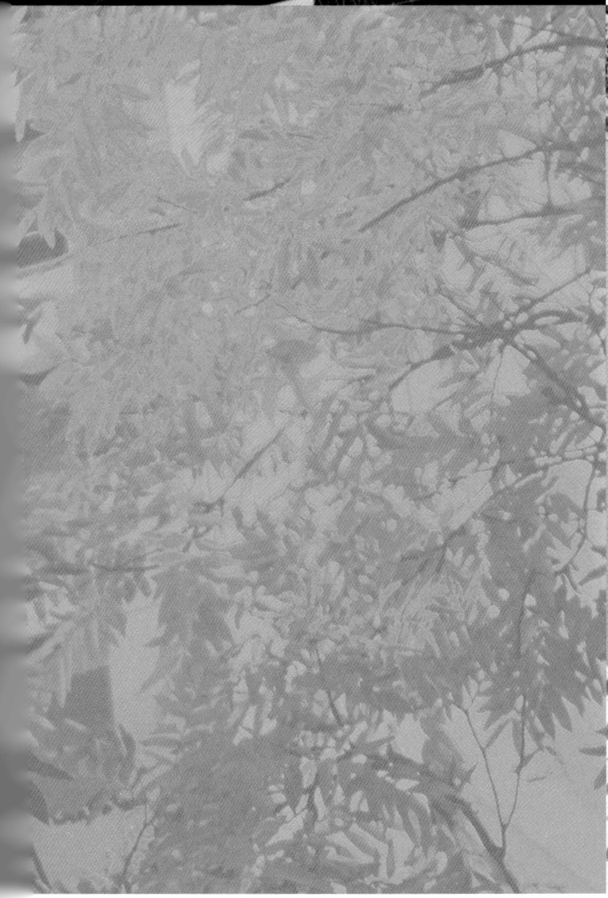
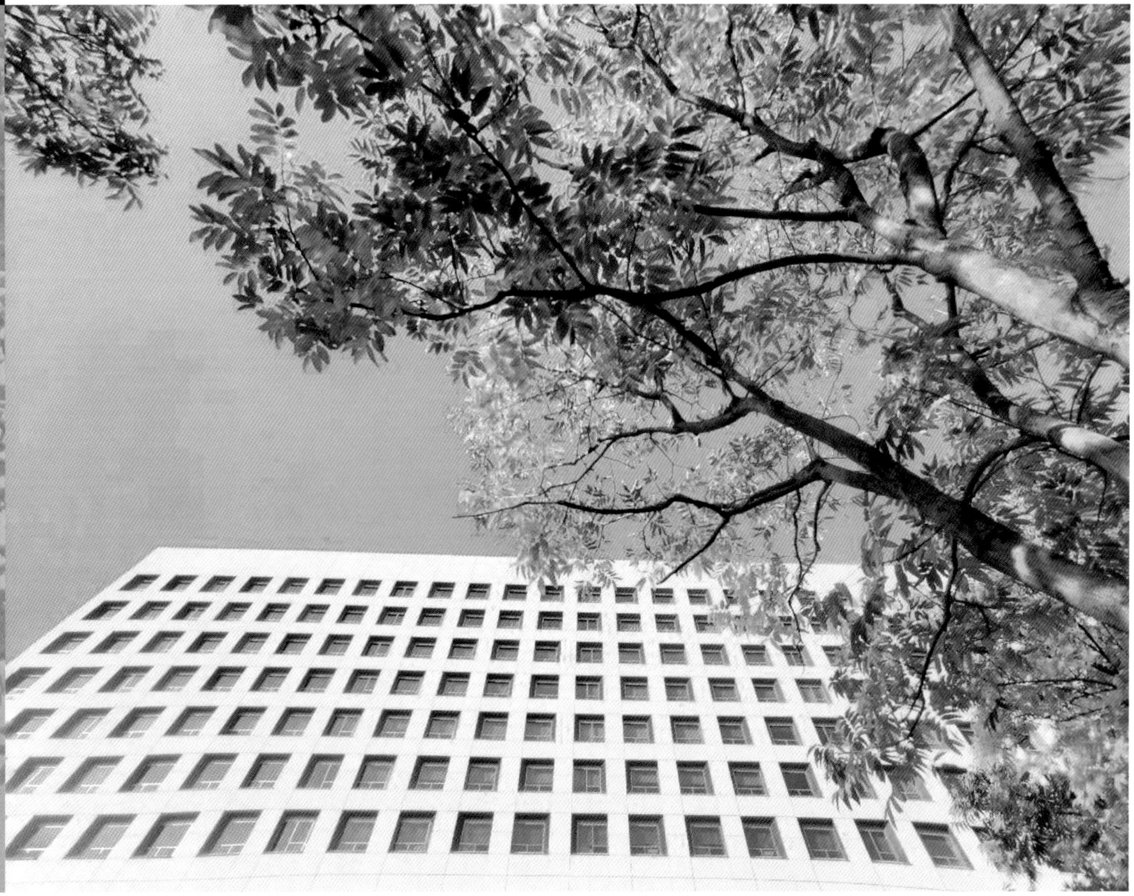

橘灯挂满黑夜

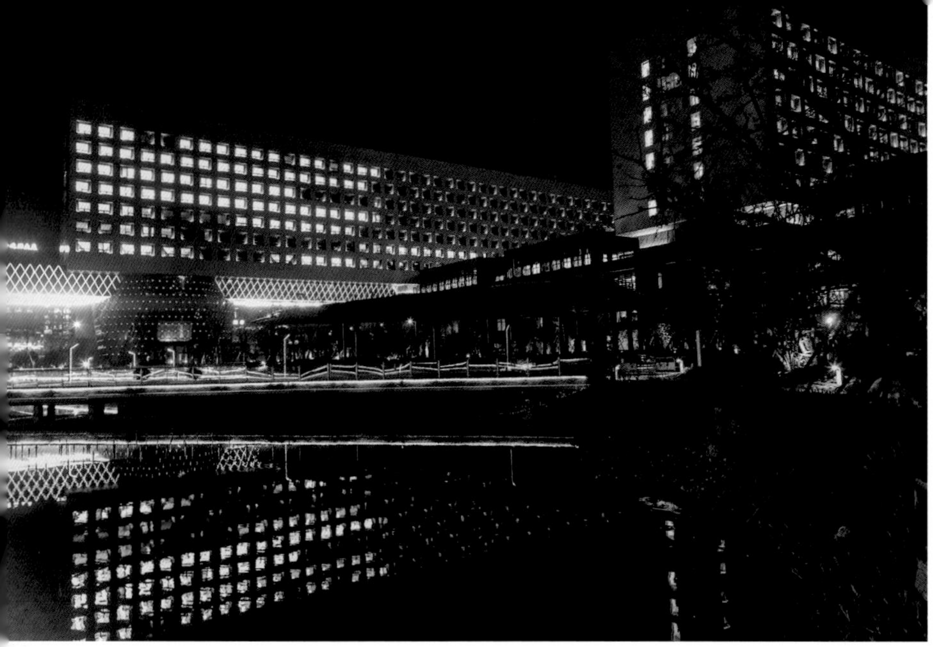

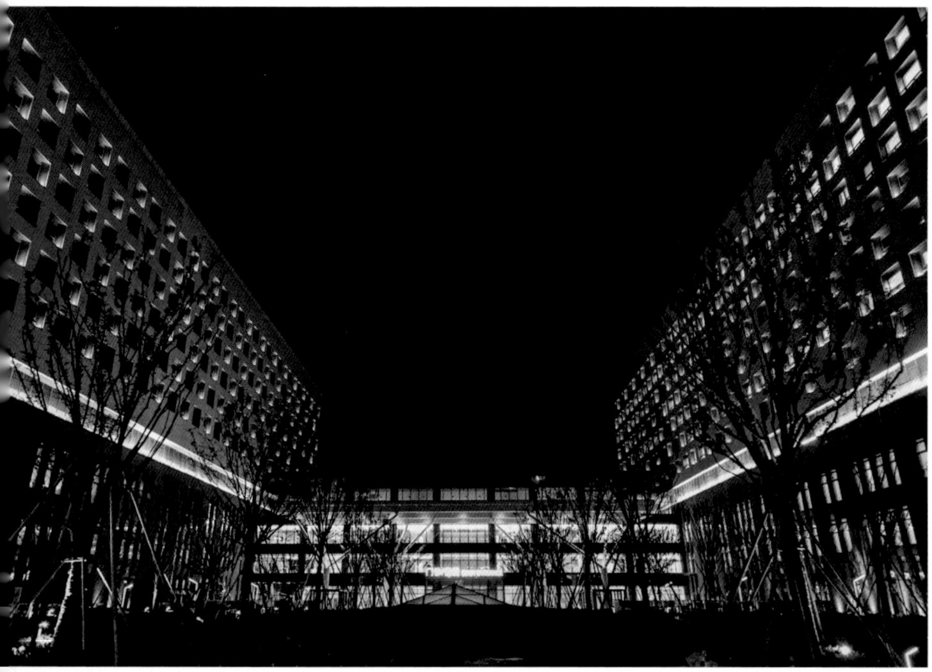

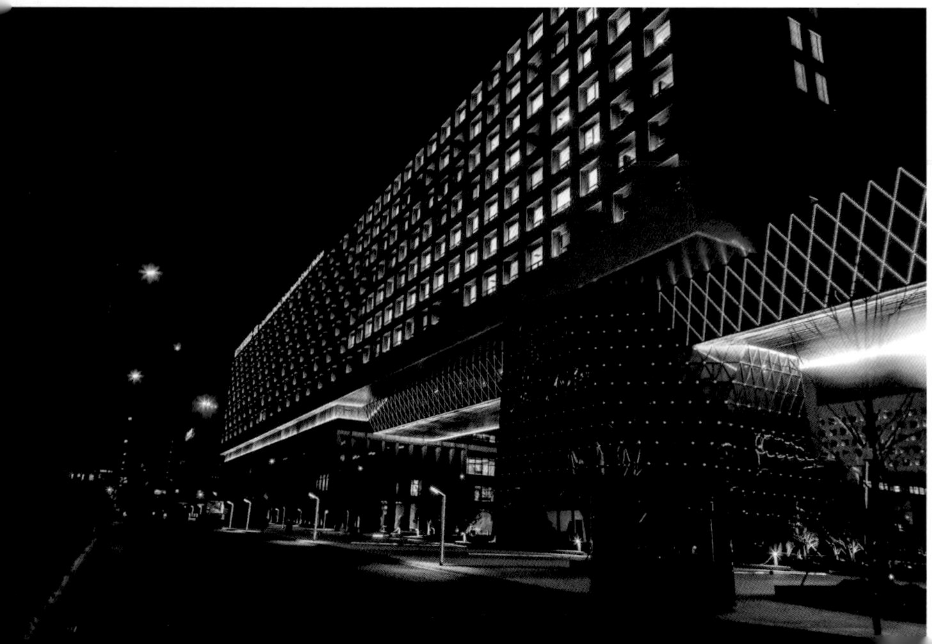

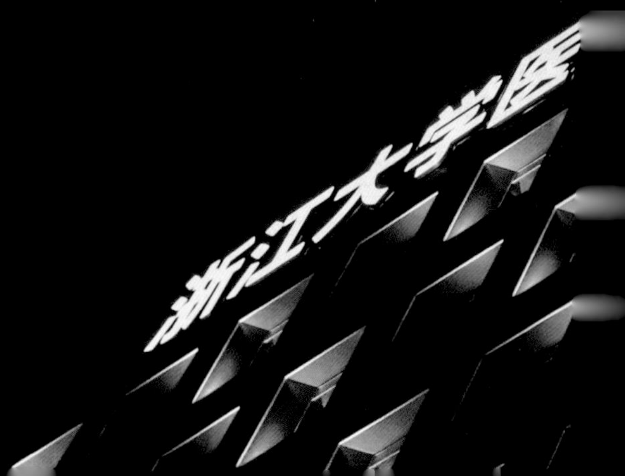

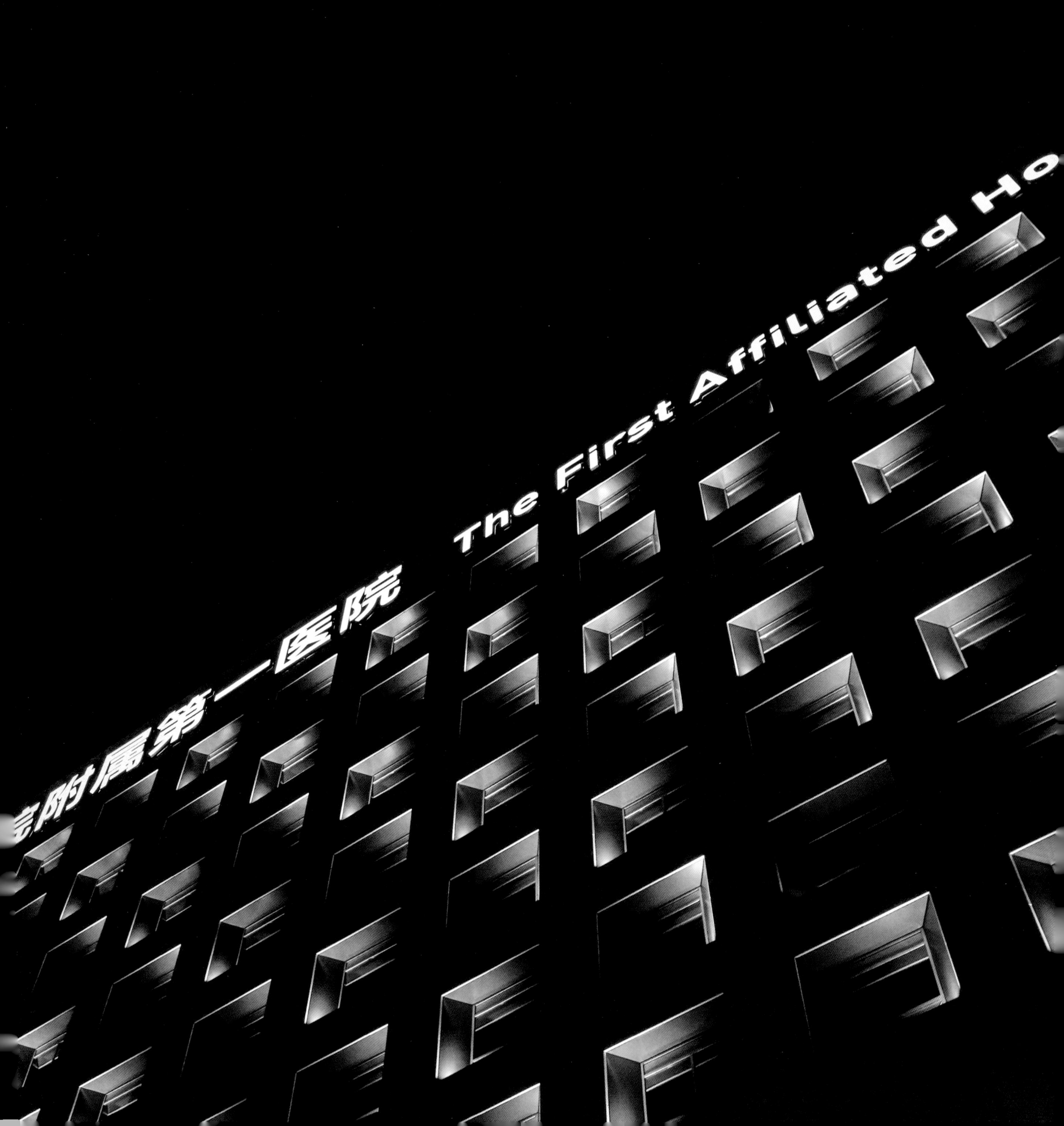
附属第一医院
The First Affiliated

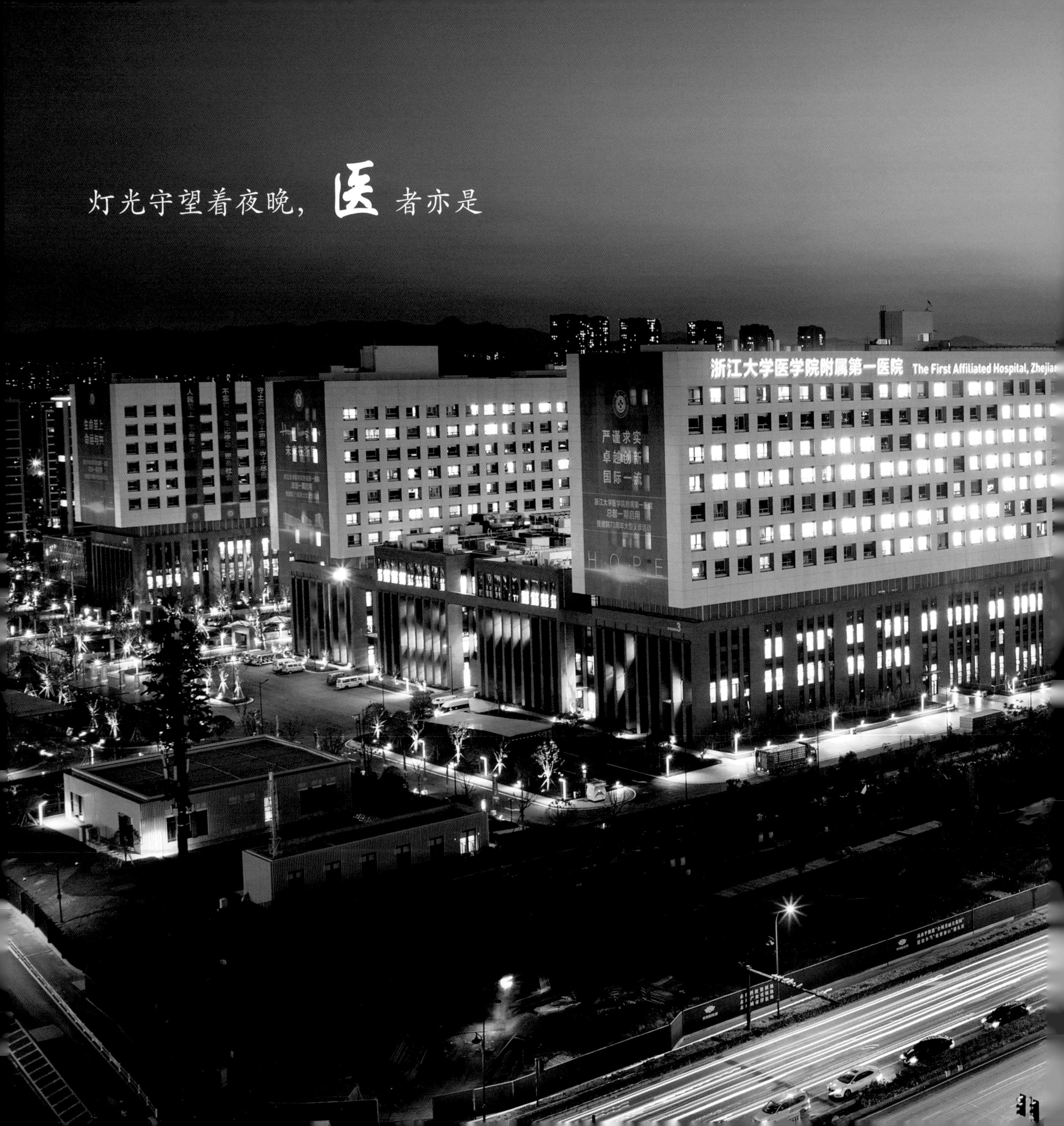
灯光守望着夜晚，医者亦是
浙江大学医学院附属第一医院
The First Affiliated Hospital, Zhejian
严谨求实
卓越创新
国际一流
HOPE

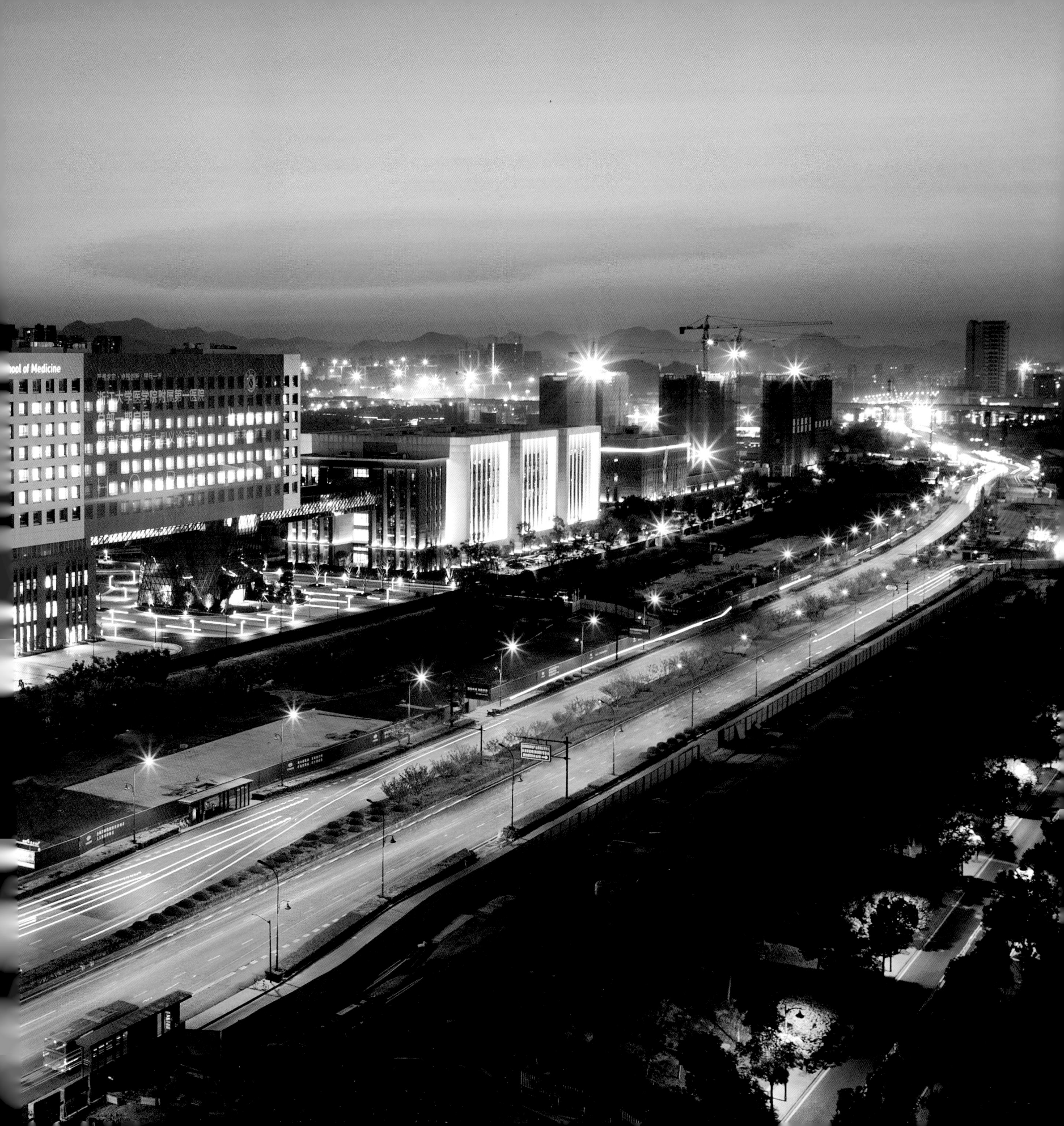
hool of Medicine
浙江大学医学院附属第一医院

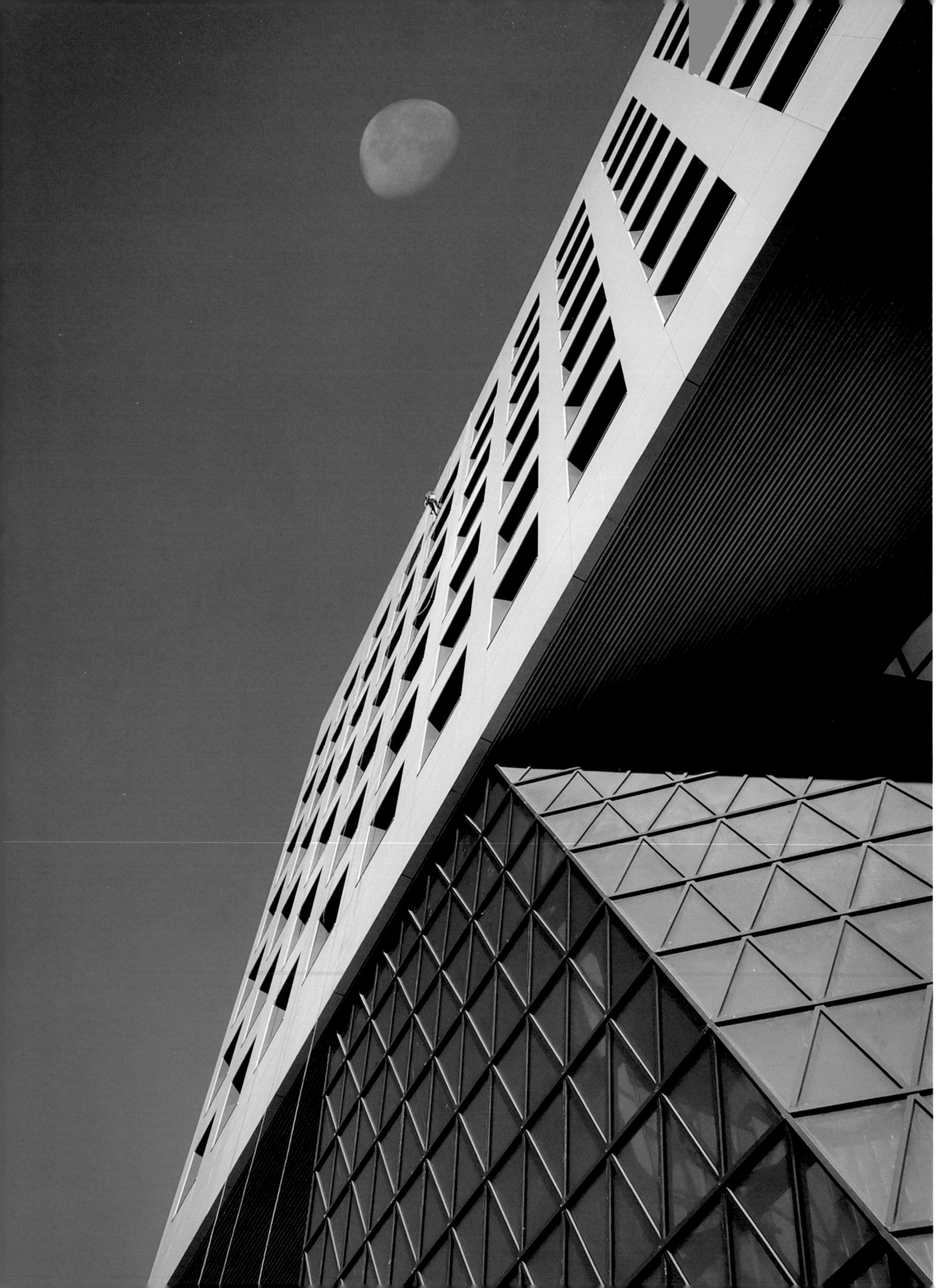

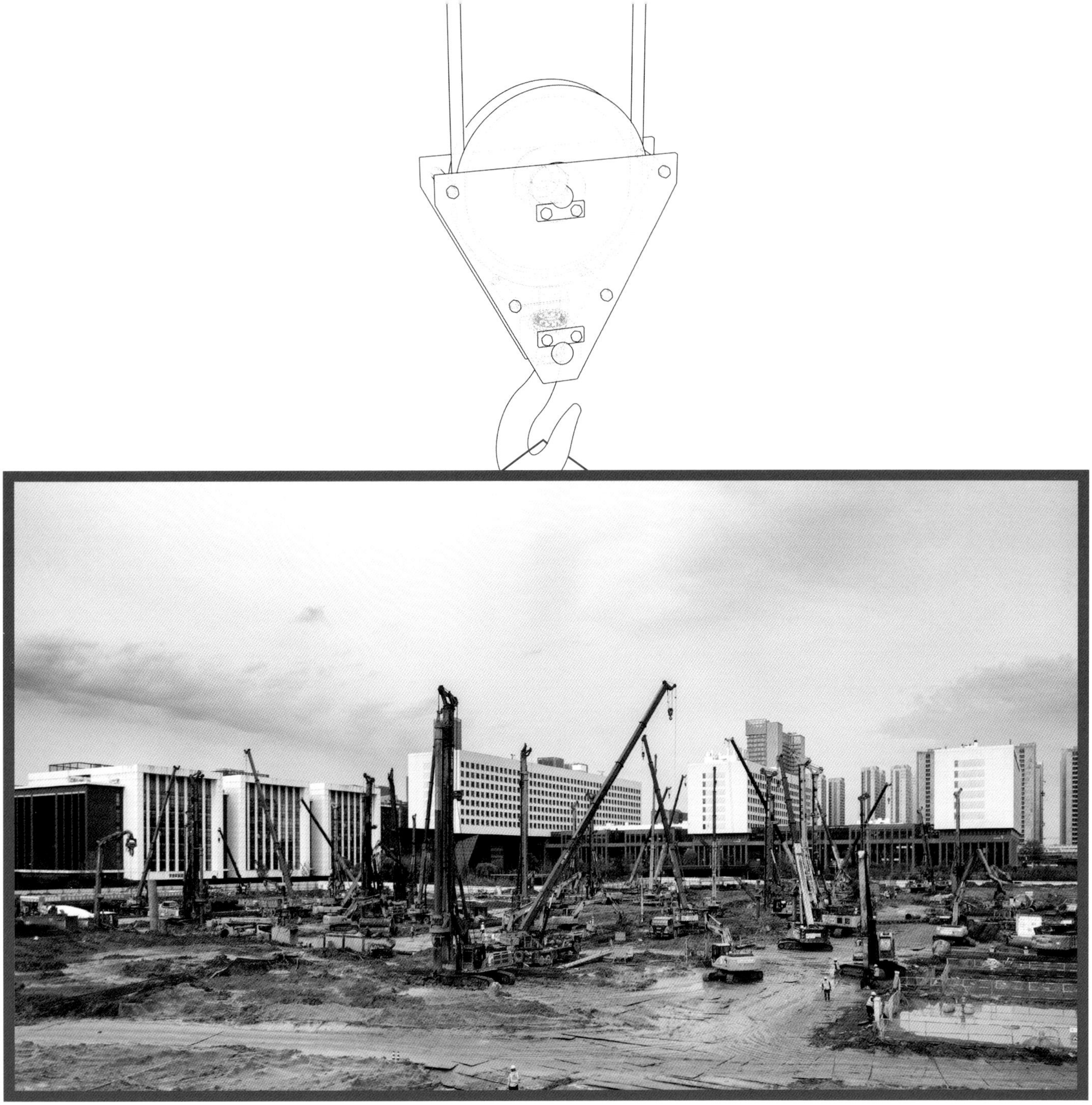

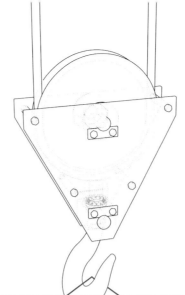

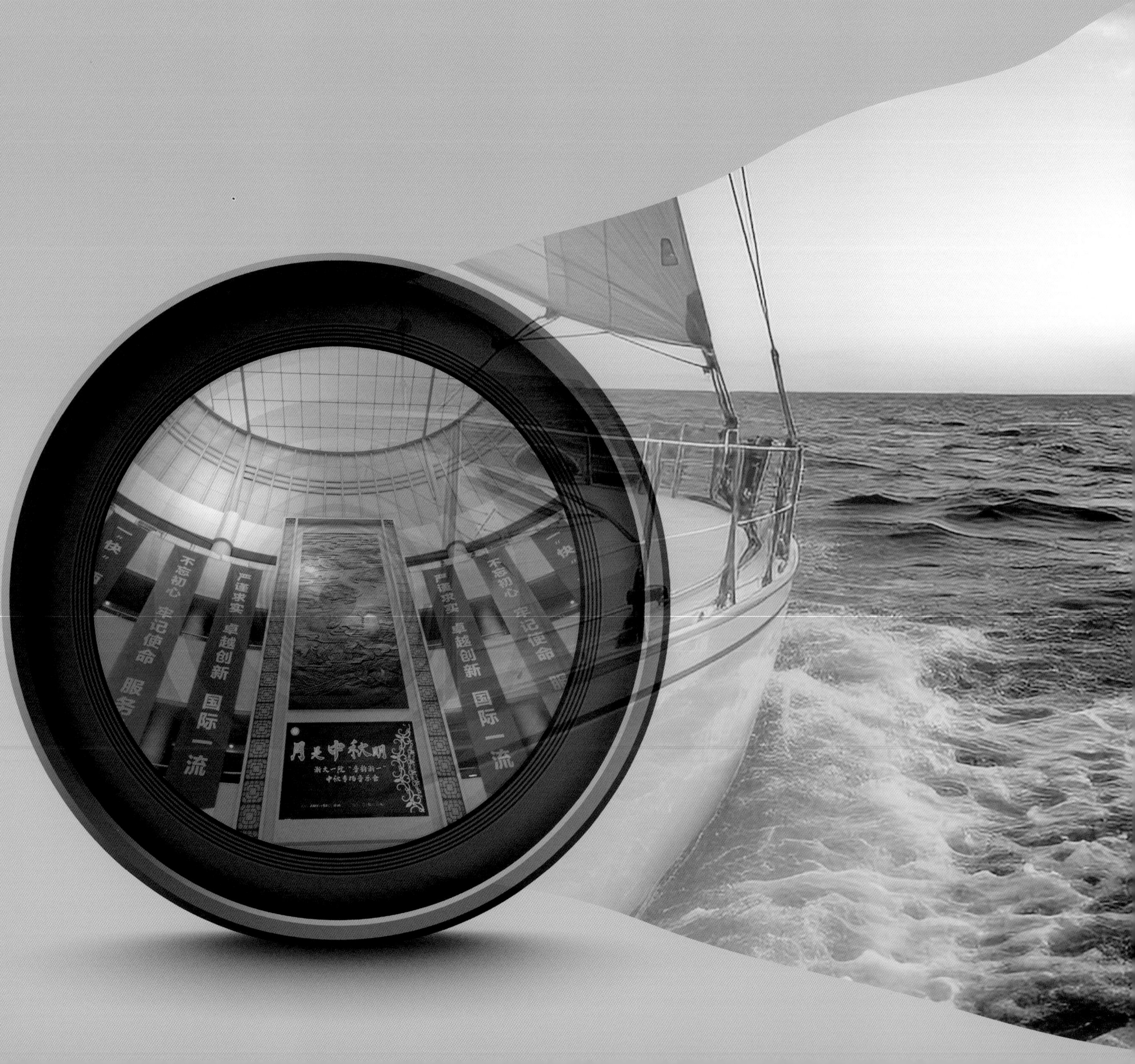
不忘初心 牢记使命
严谨求实 卓越创新 国际一流
月光中秋明

潮涌之江 浙里扬帆

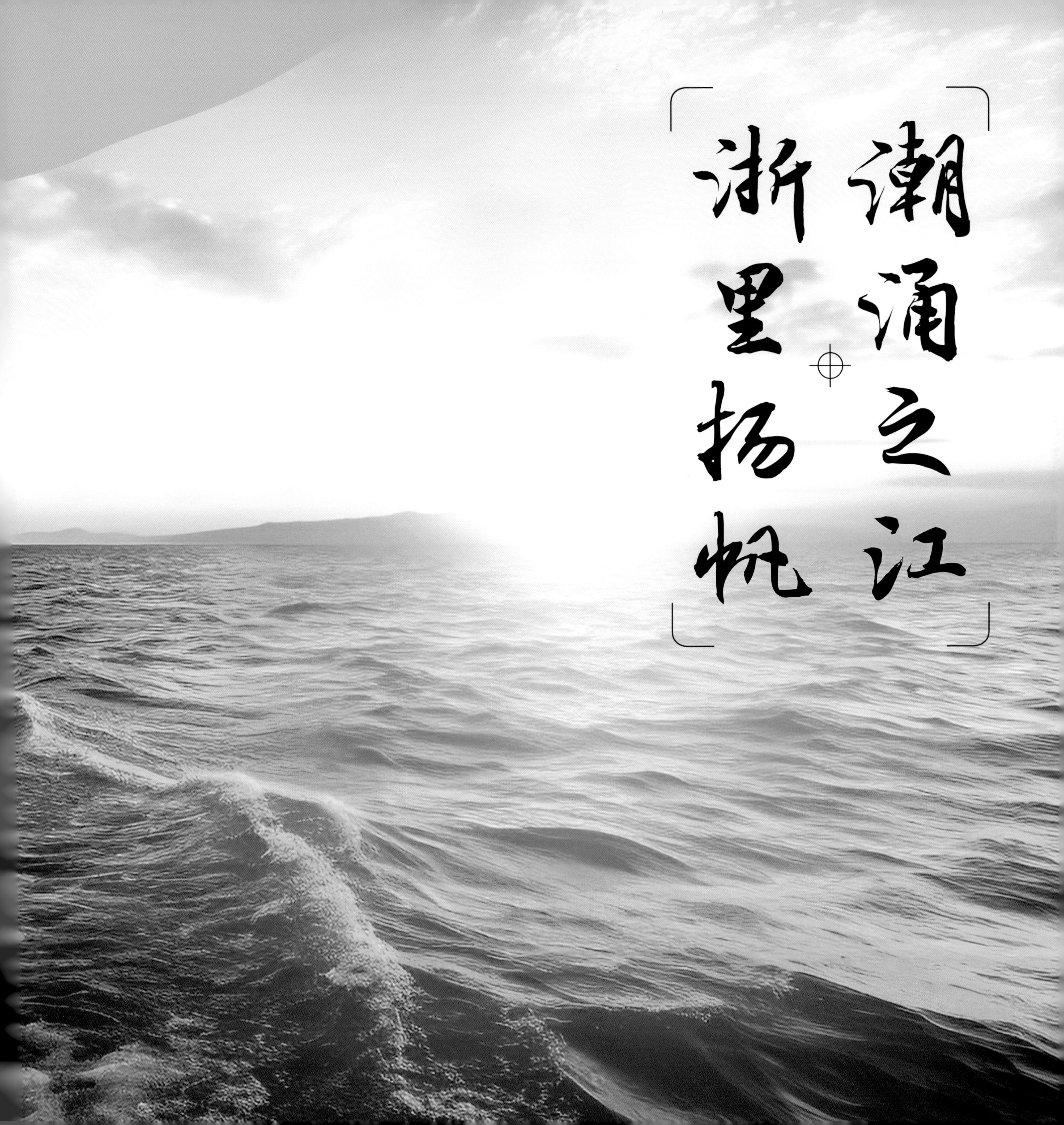

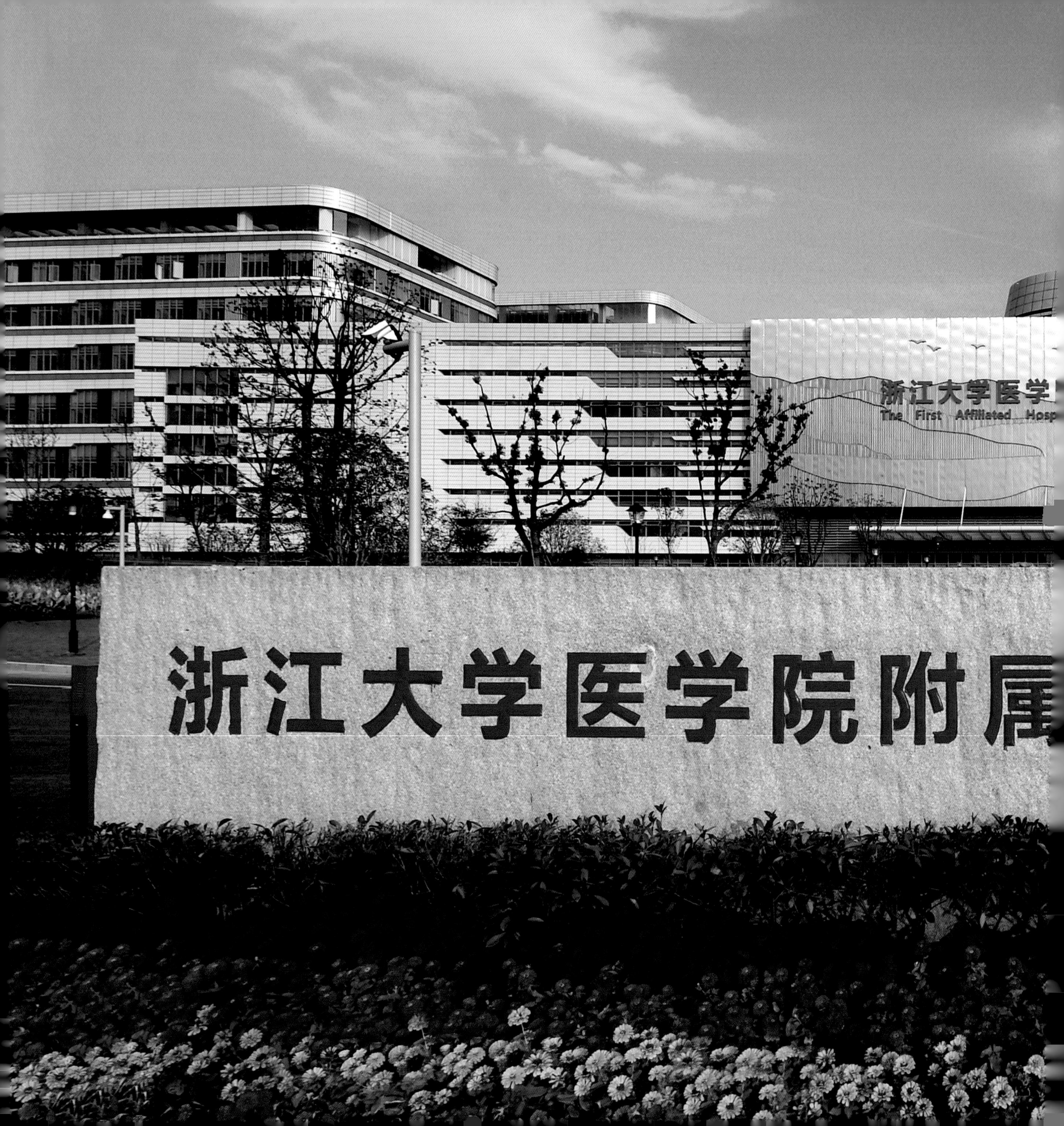
浙江大学医学
The First Affiliated Hosp
浙江大学医学院附属

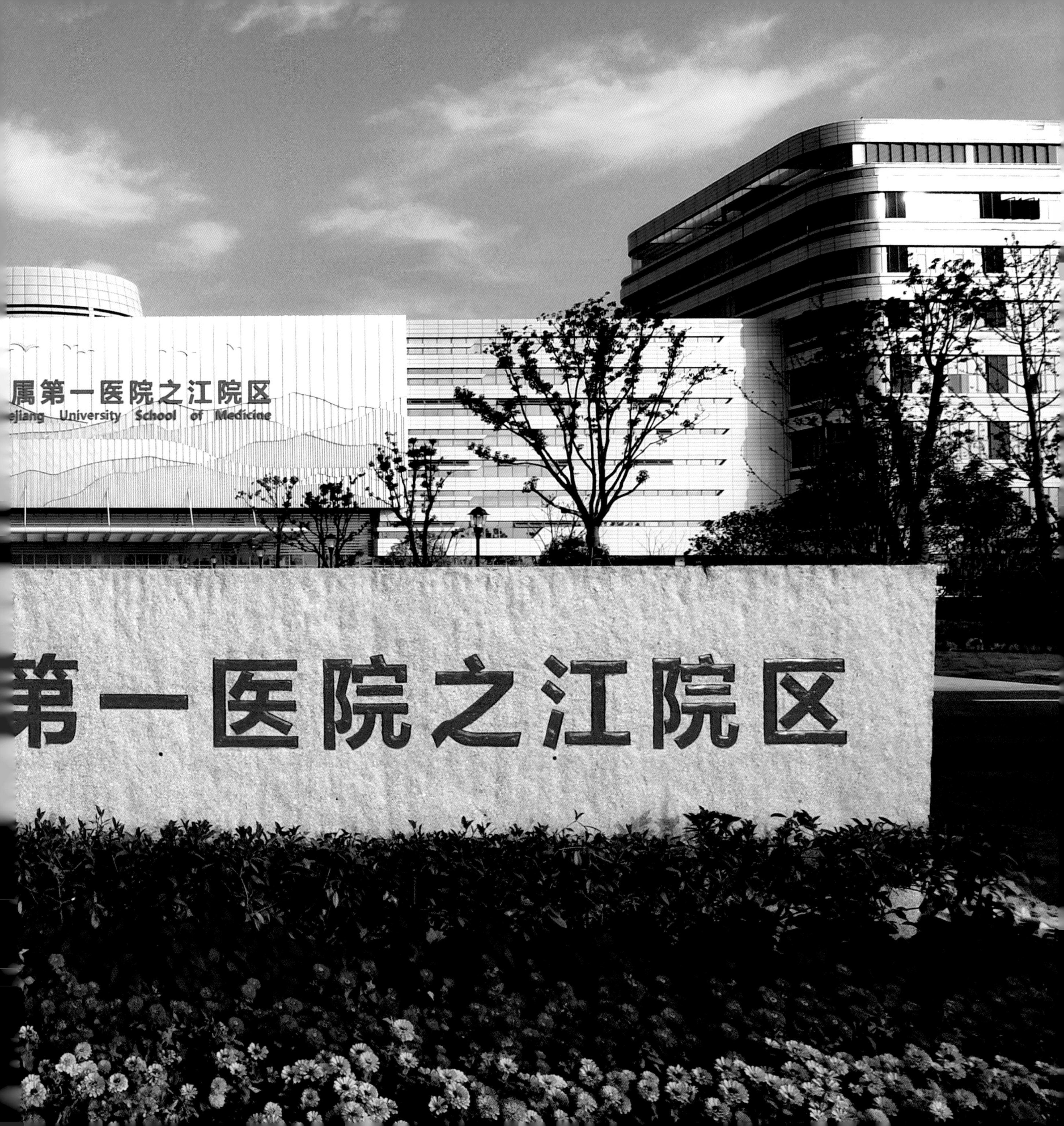
属第一医院之江院区
ejiang University School of Medicine
第一医院之江院区

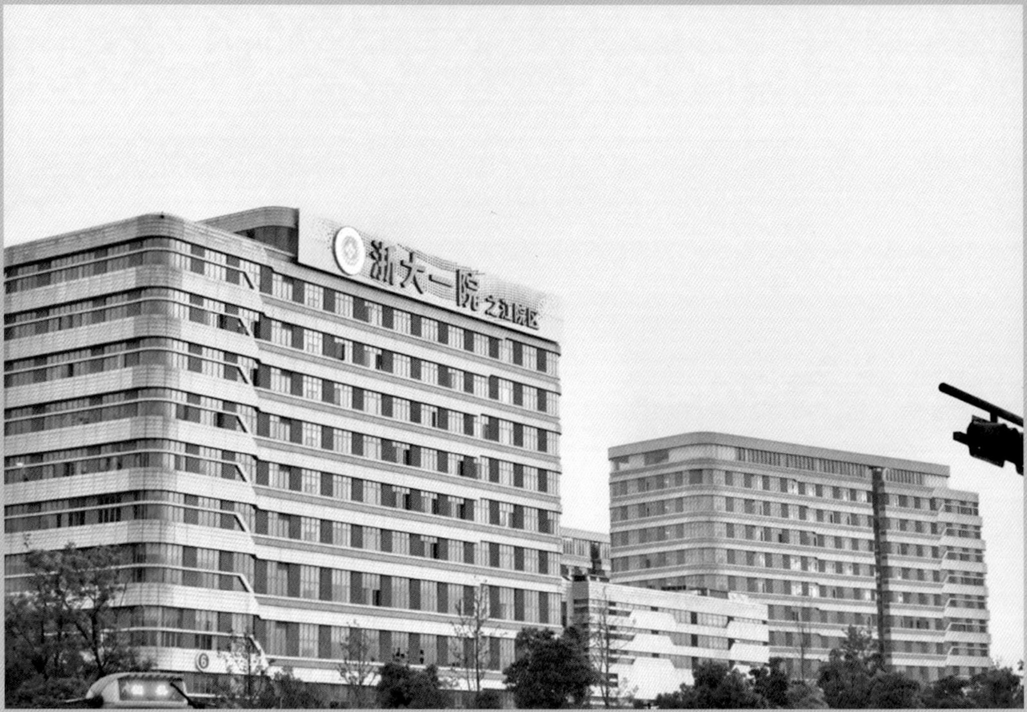
浙大一院
之江院区

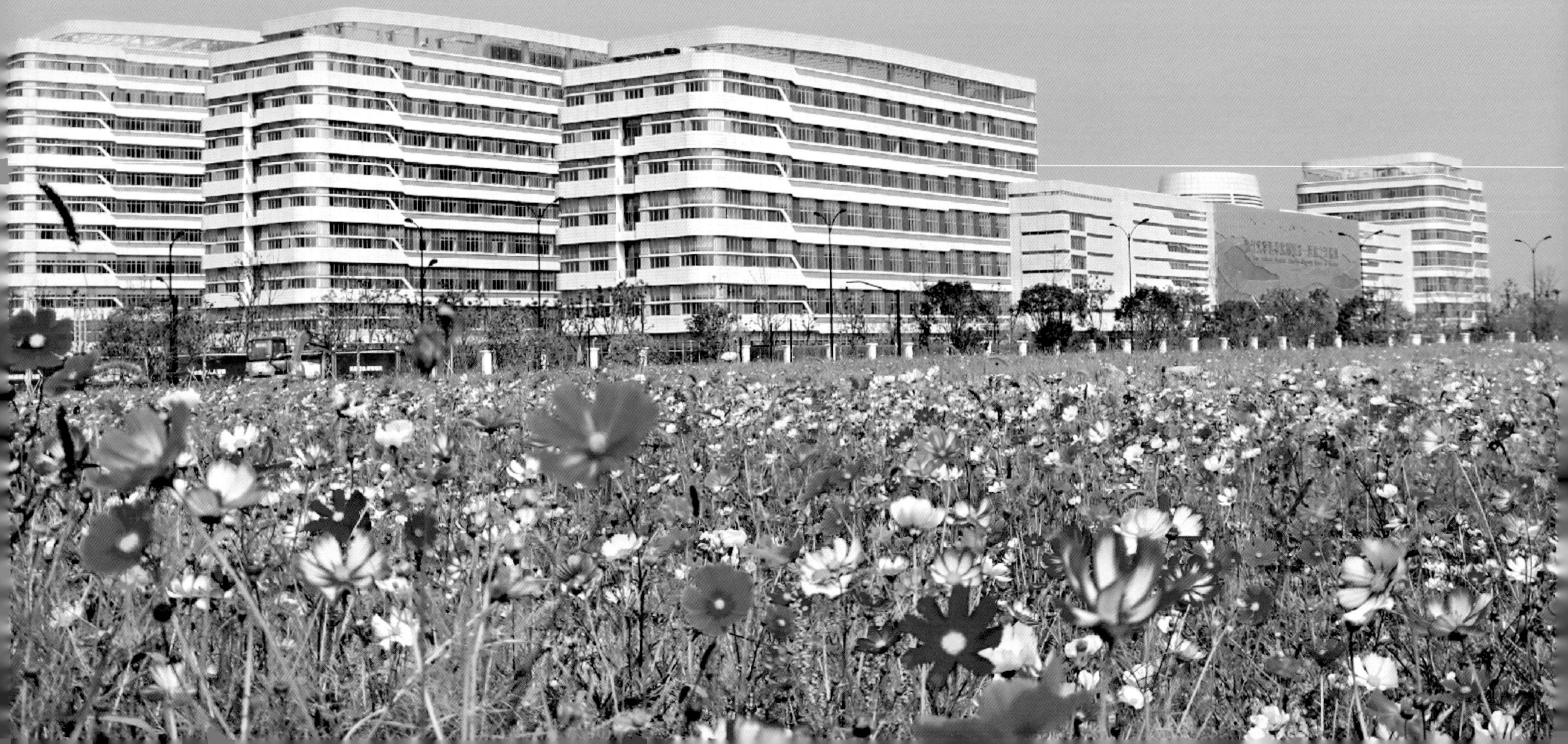

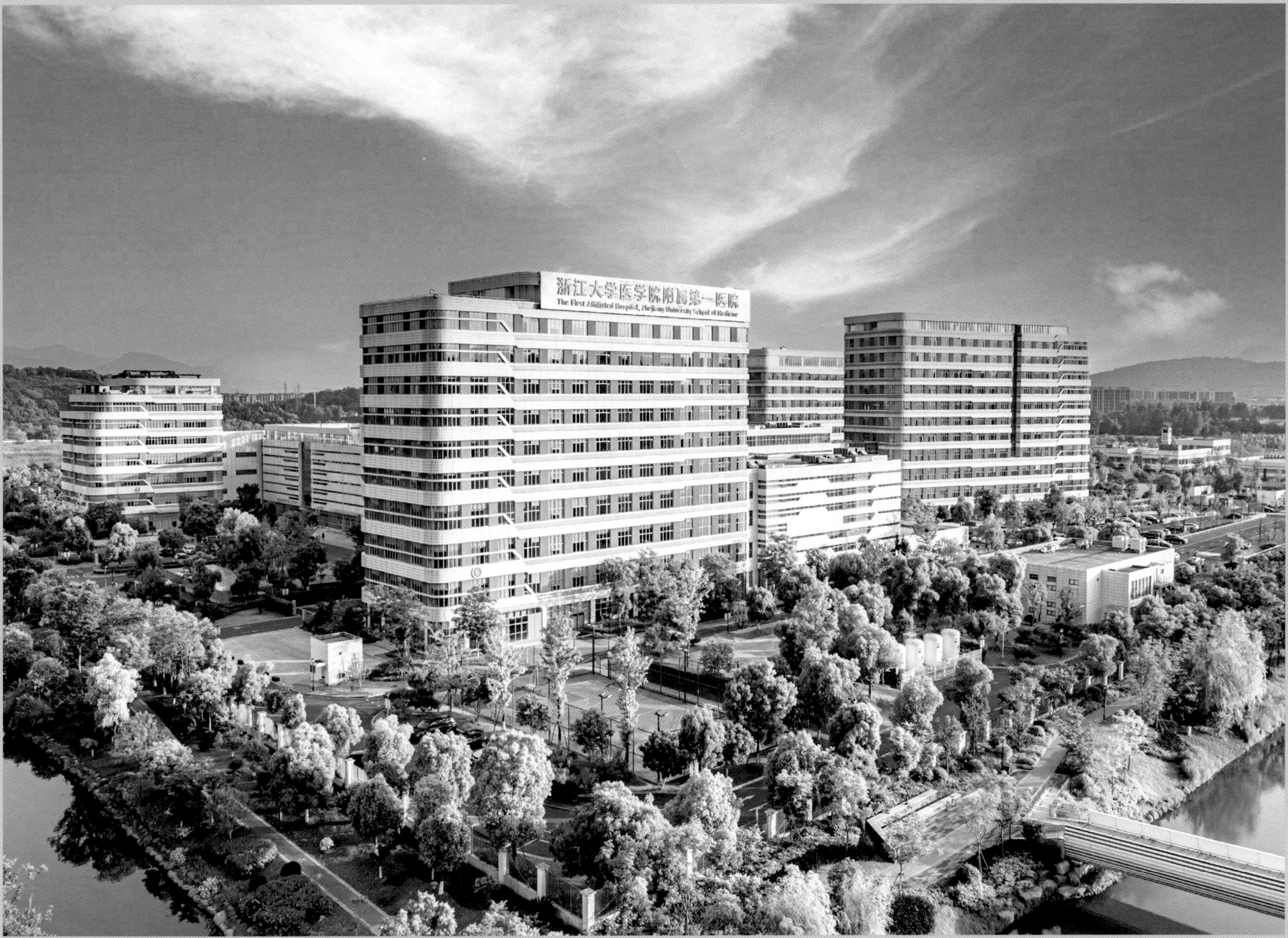
浙江大学医学院附属第一医院
The First Affiliated Hospital, Zhejiang University School of Medicine

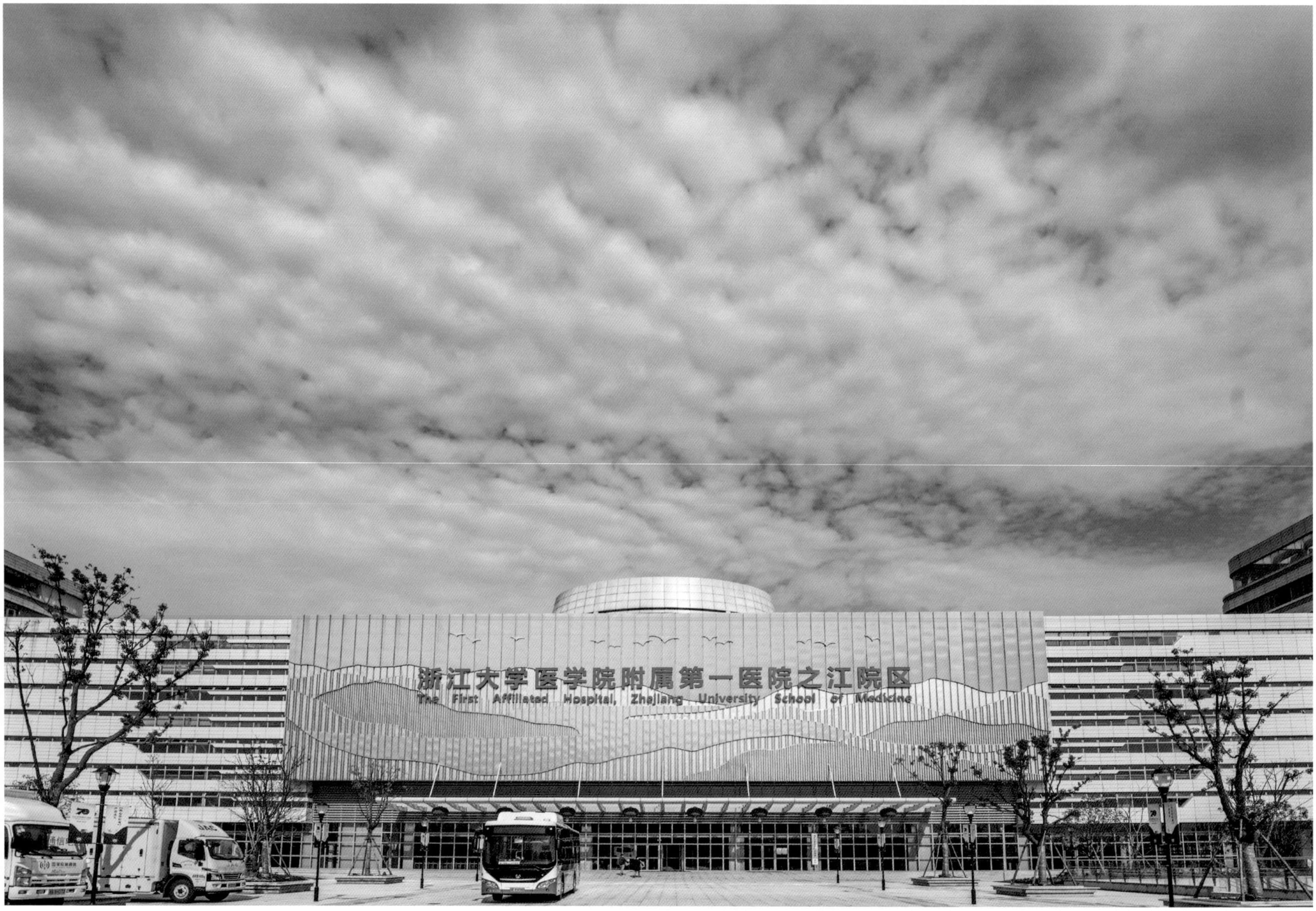
浙江大学医学院附属第一医院之江院区
The First Affiliated Hospital, Zhejiang University School of Medicine

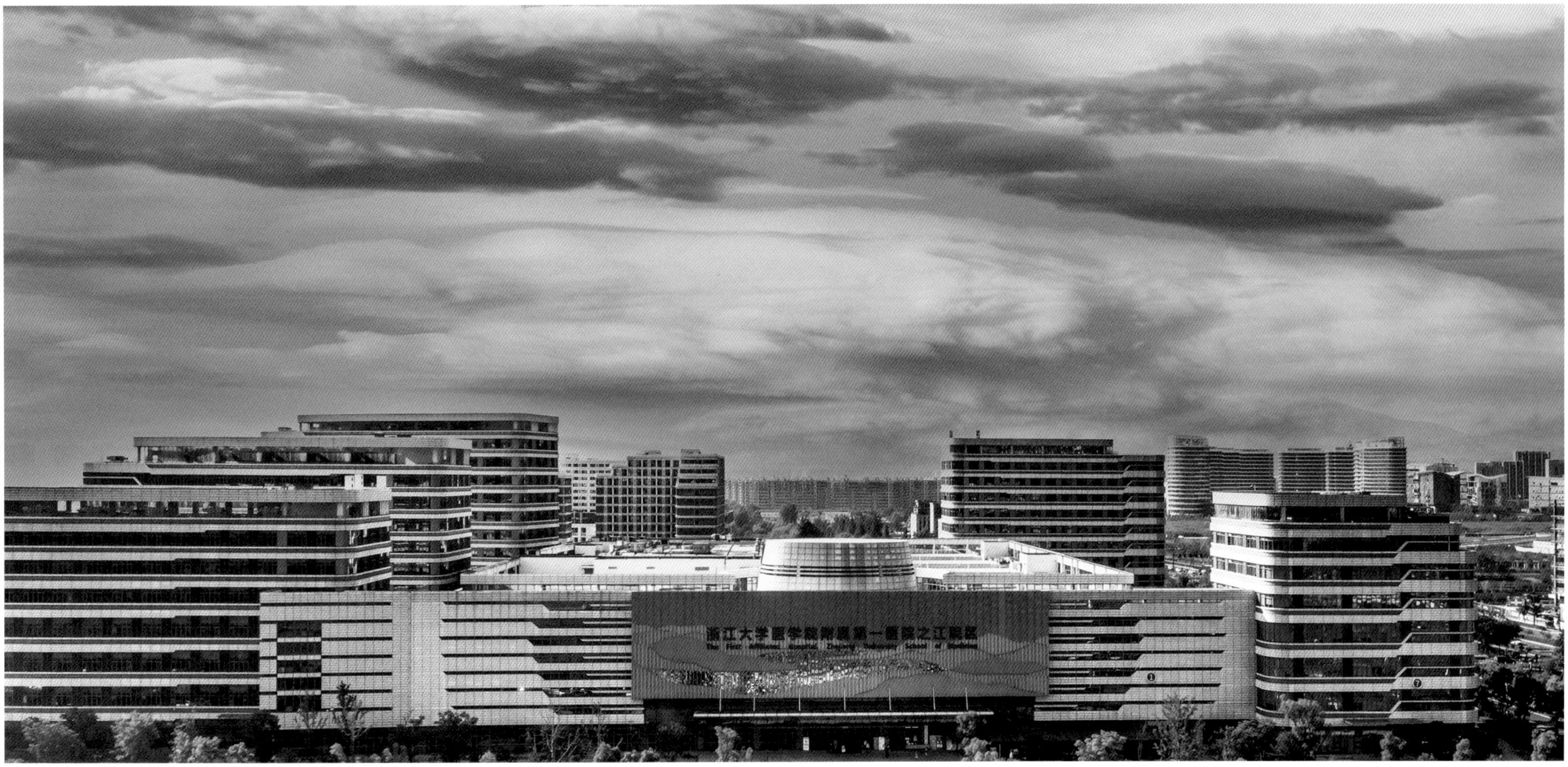
浙江大学医学院附属第一医院之江院区

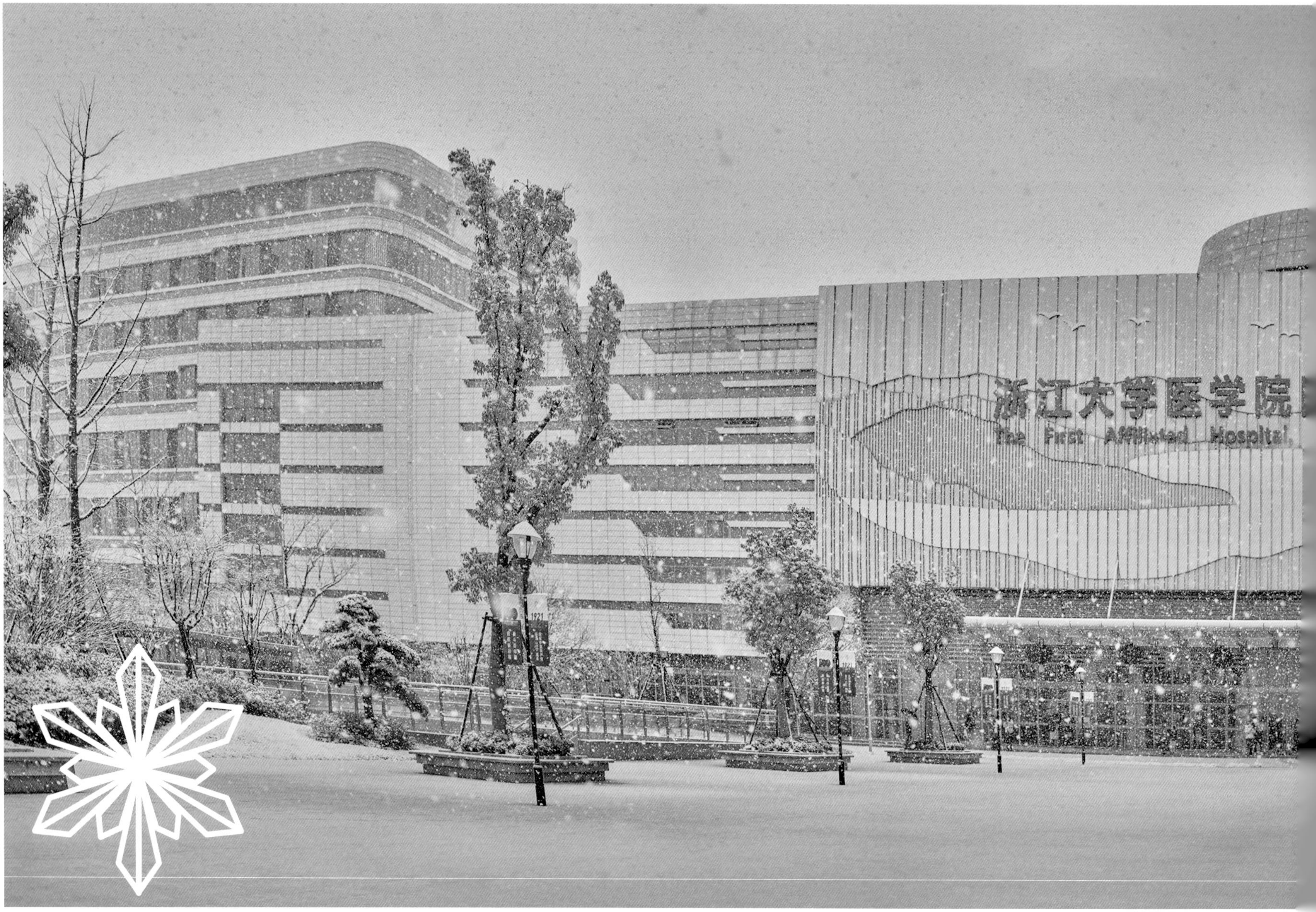
浙江大学医学院
The First Affiliated Hospital

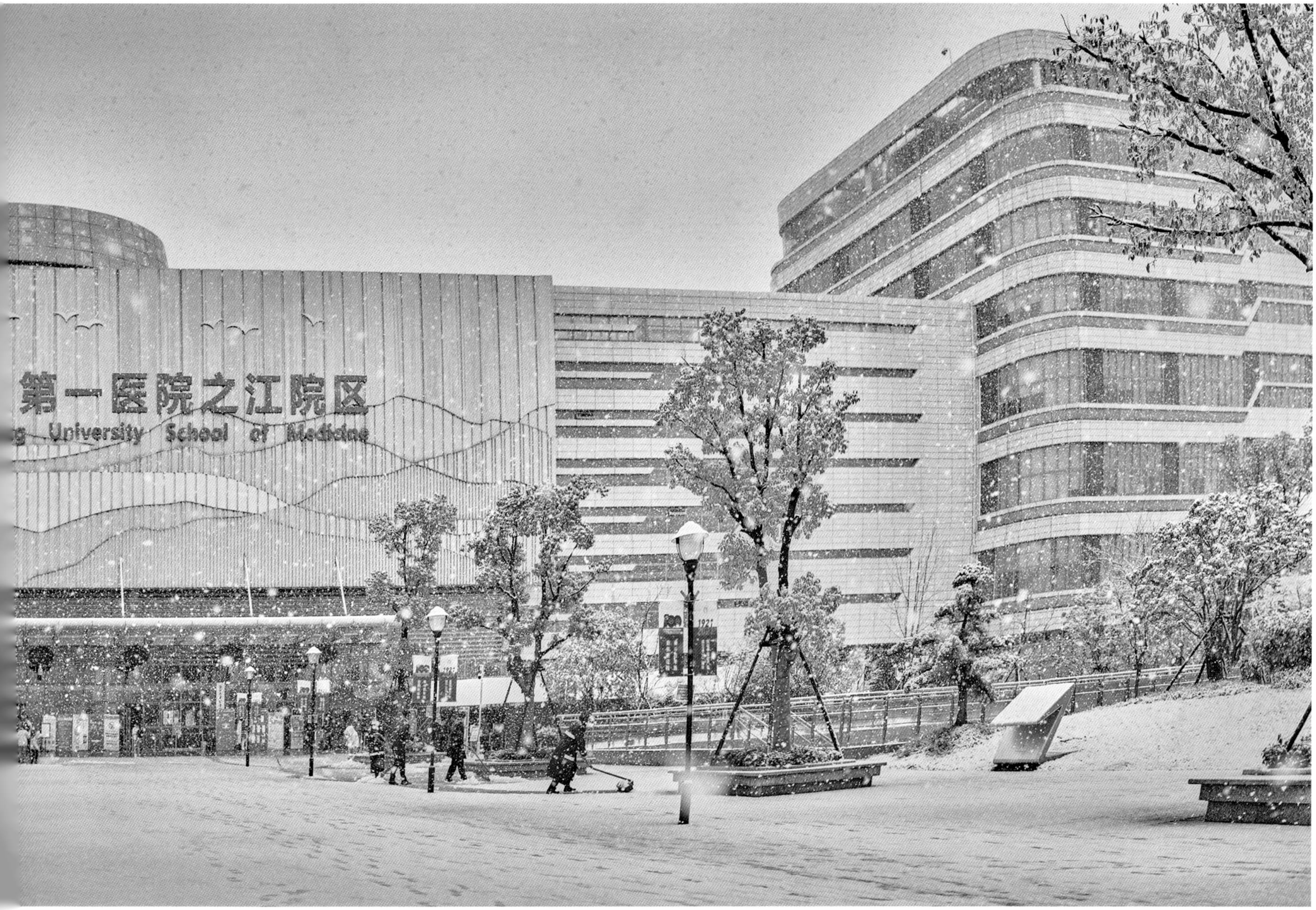
第一医院之江院区
g University School of Medicine

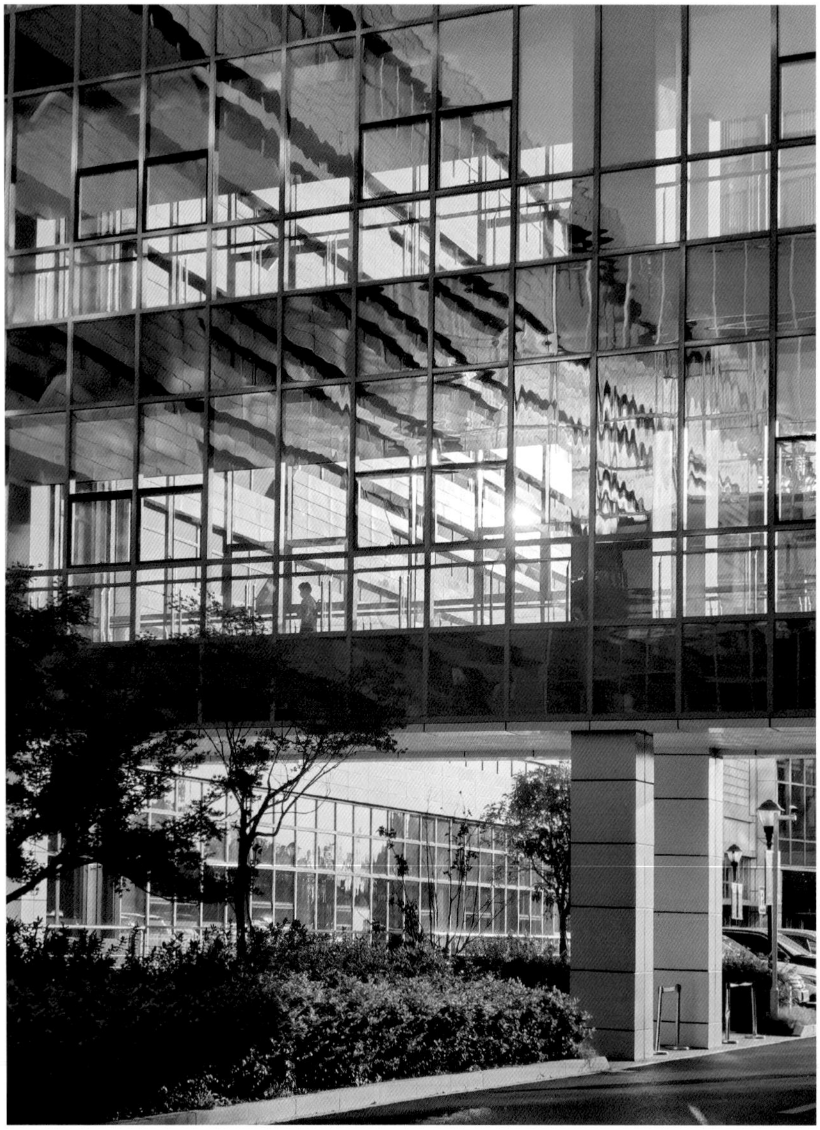

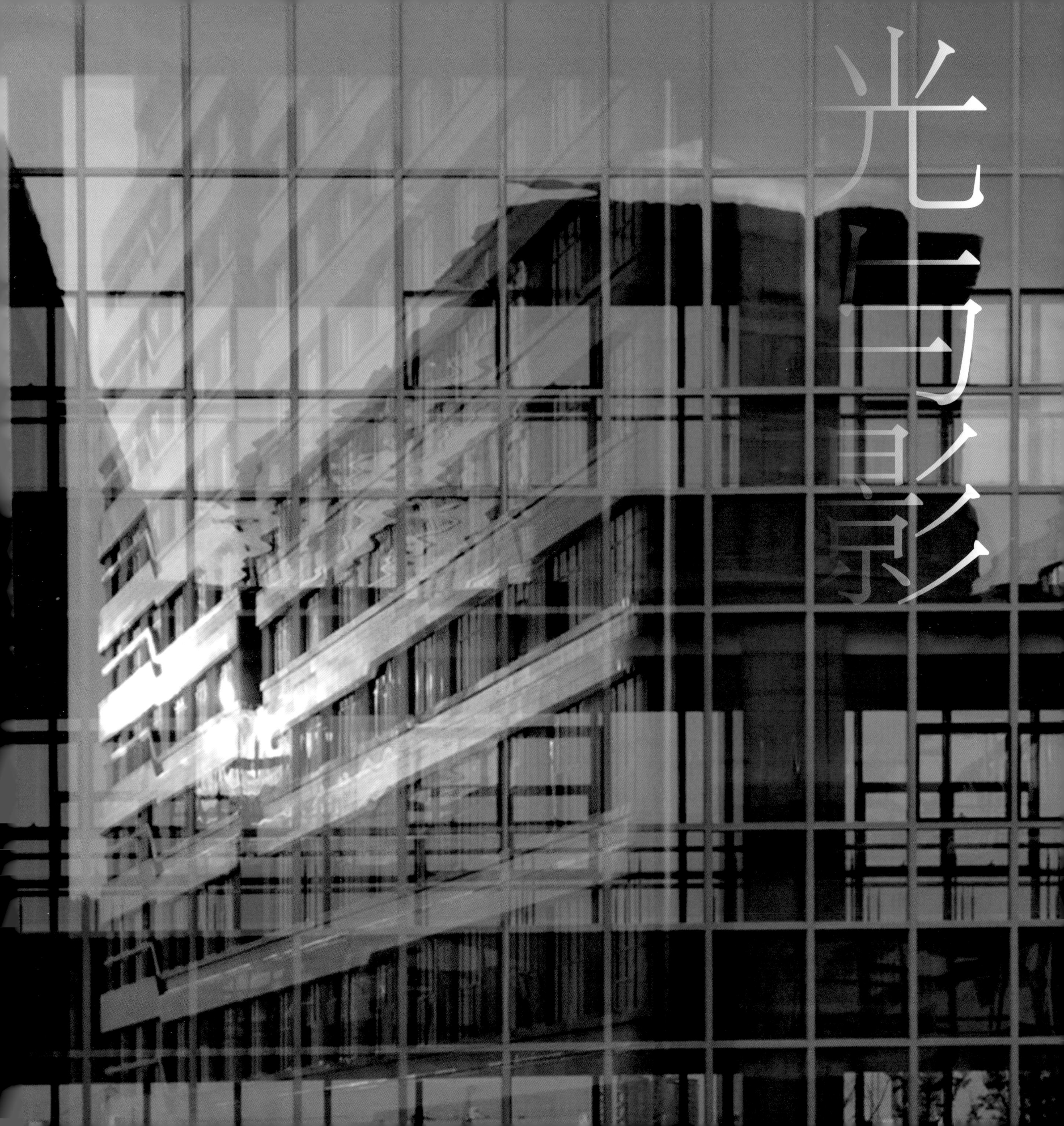
光与影

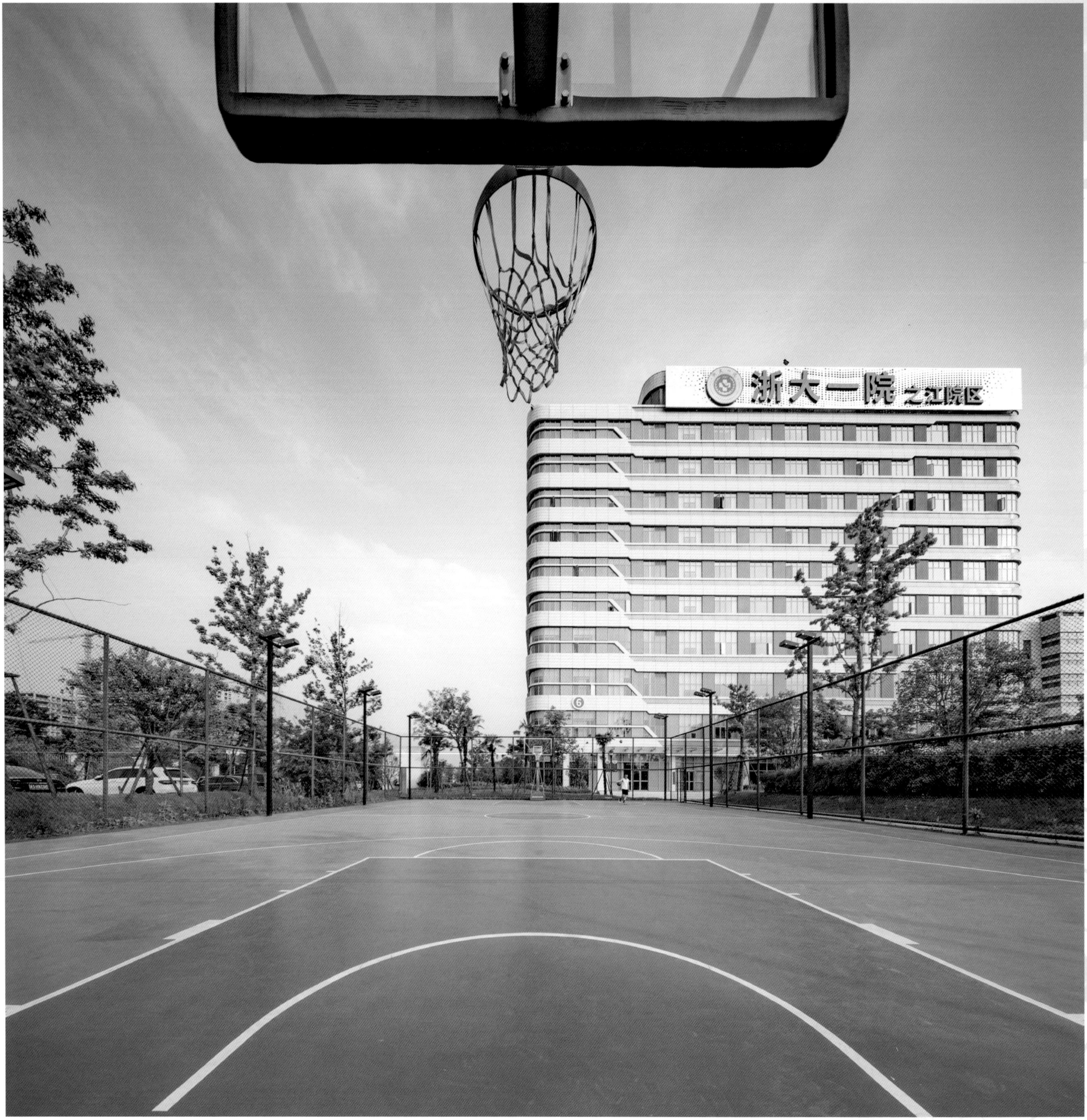
浙大一院之江院区

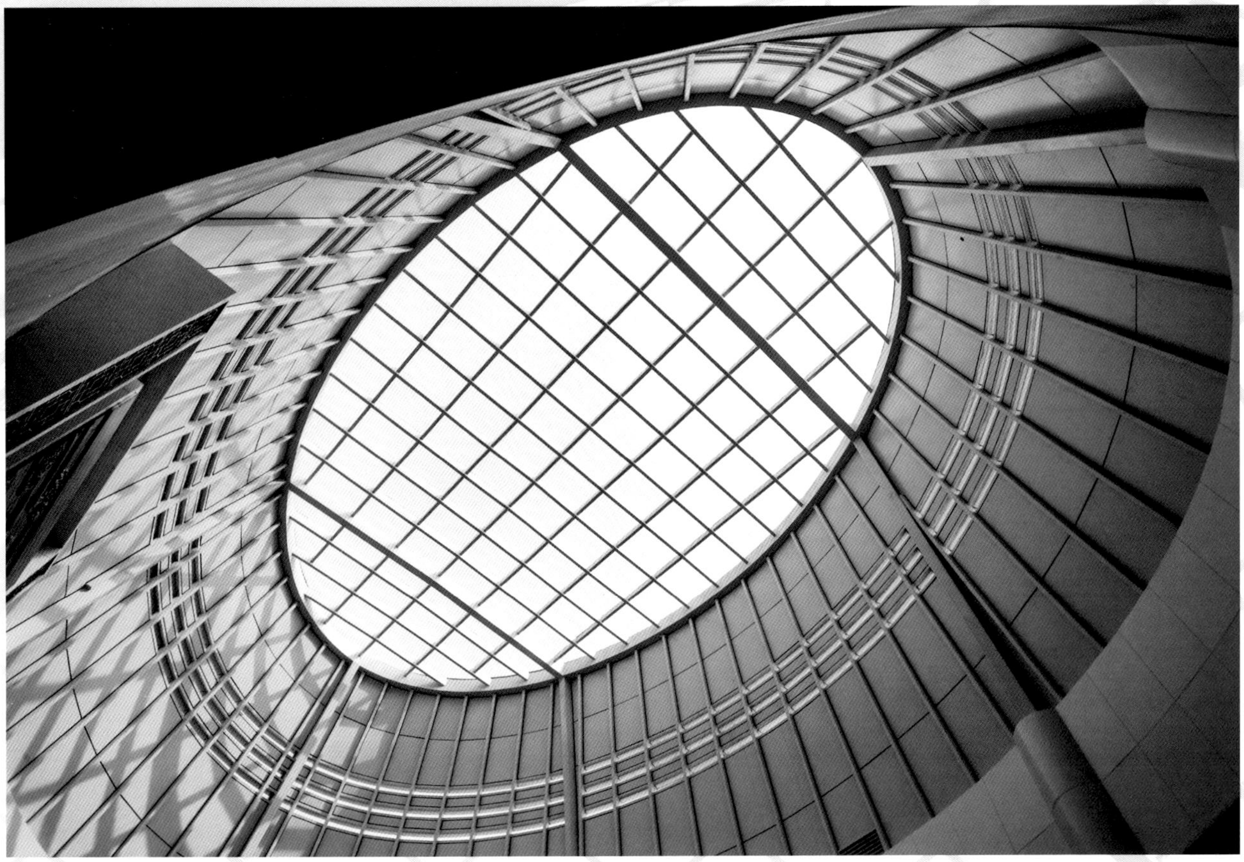

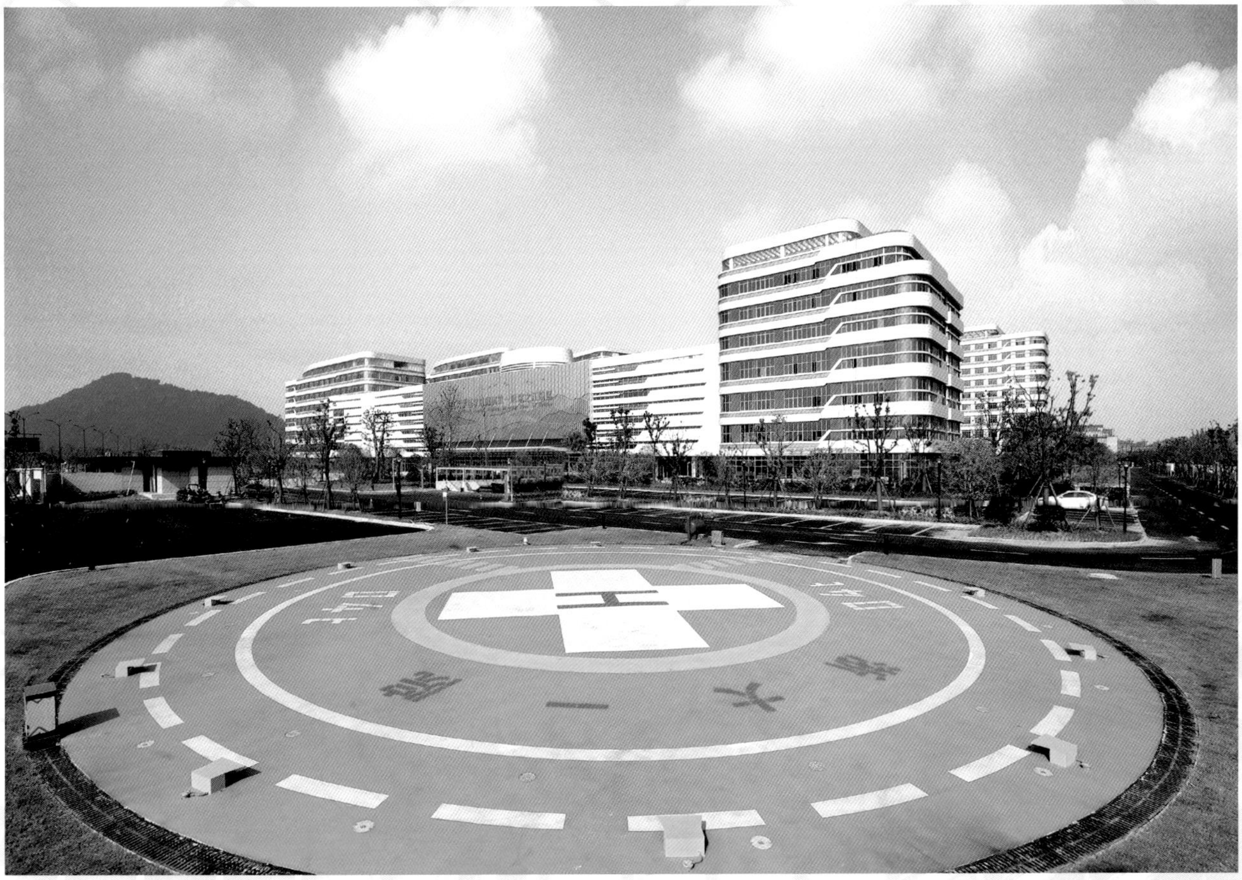

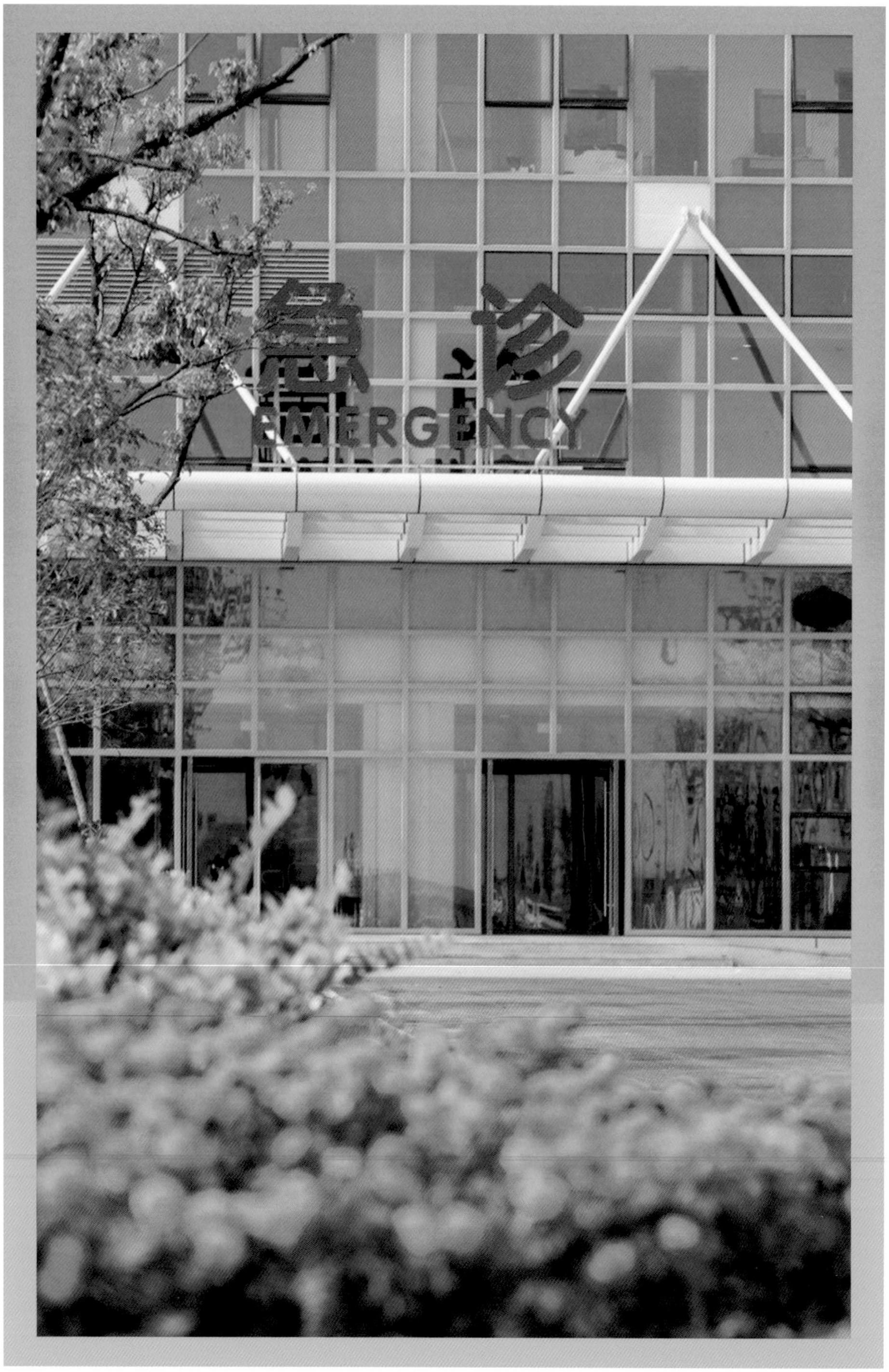
急诊
EMERGENCY

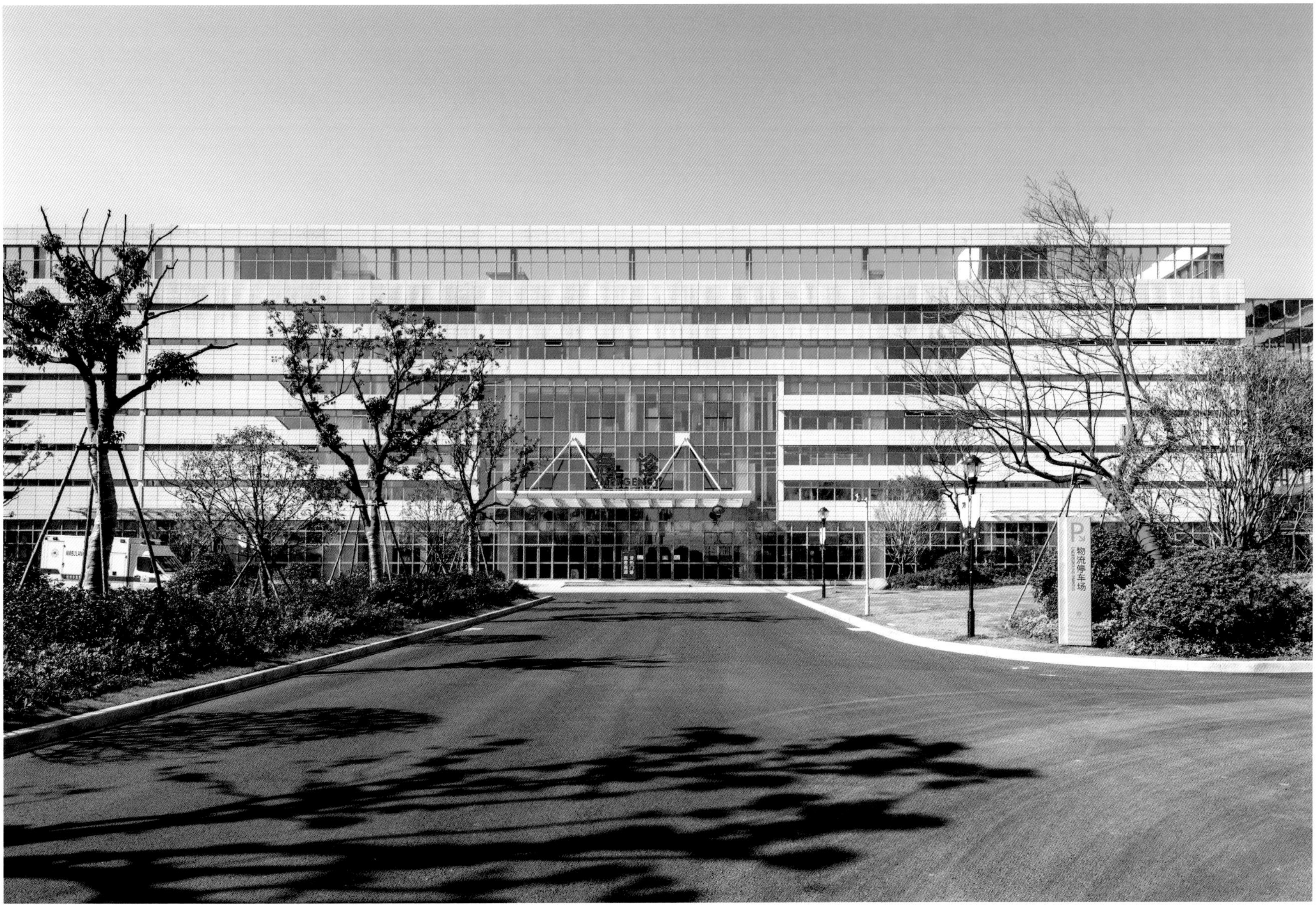
P
物流停车场

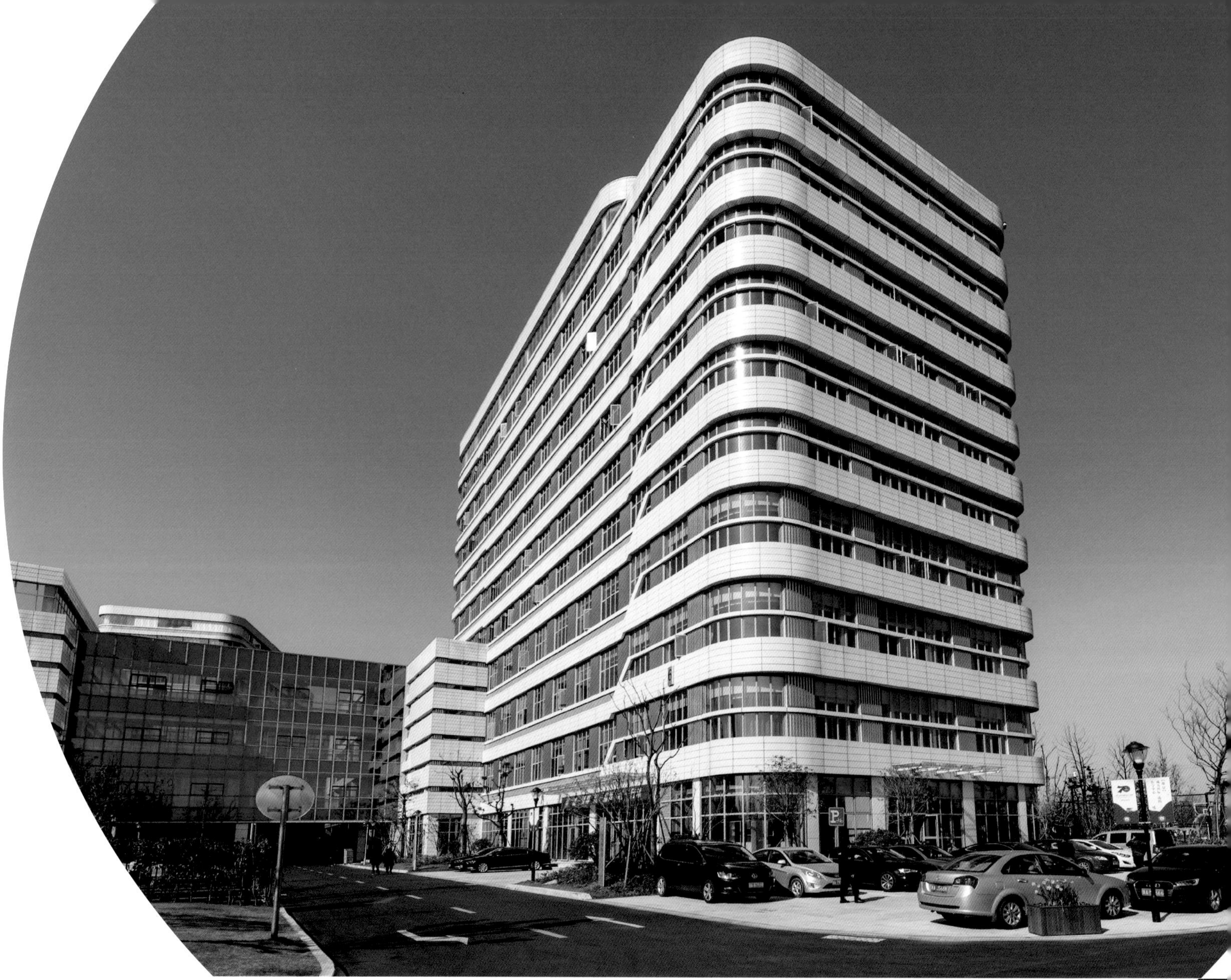

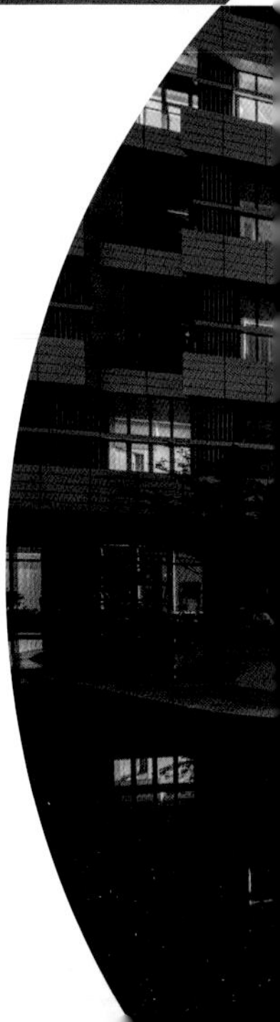

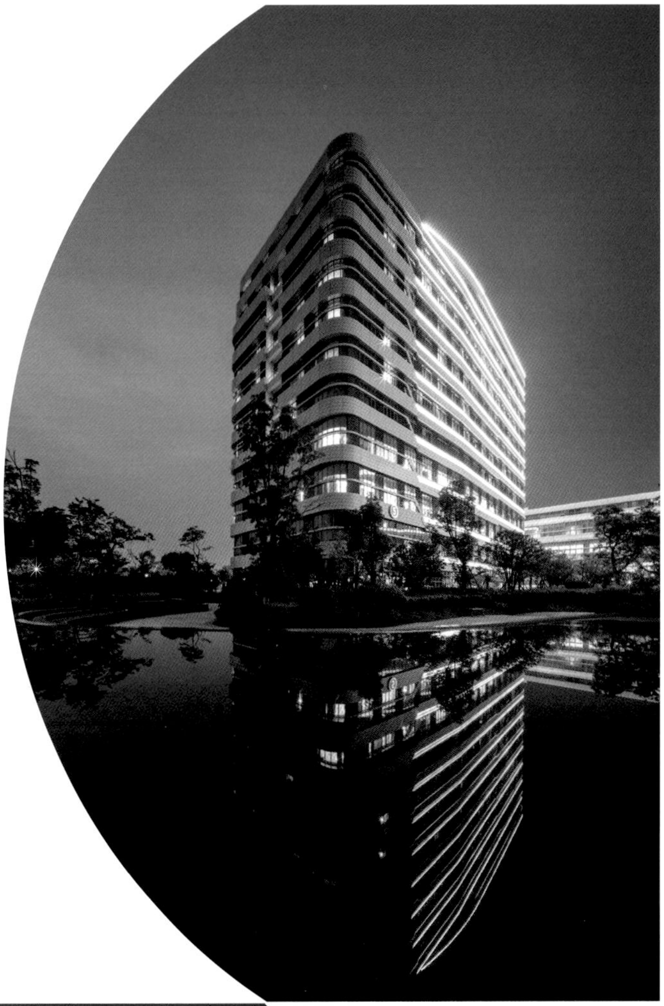

深蓝与明黄的交汇

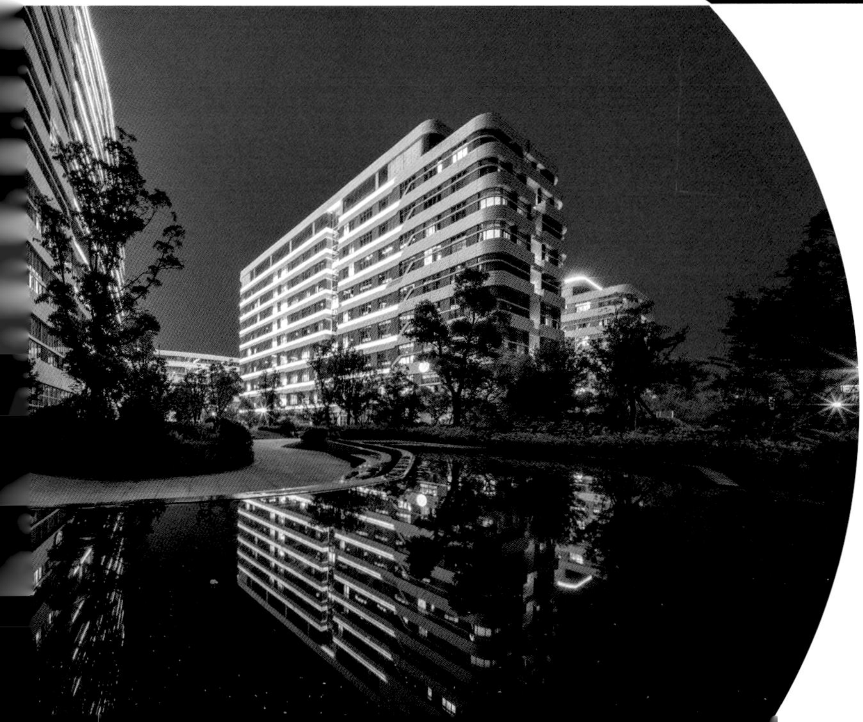

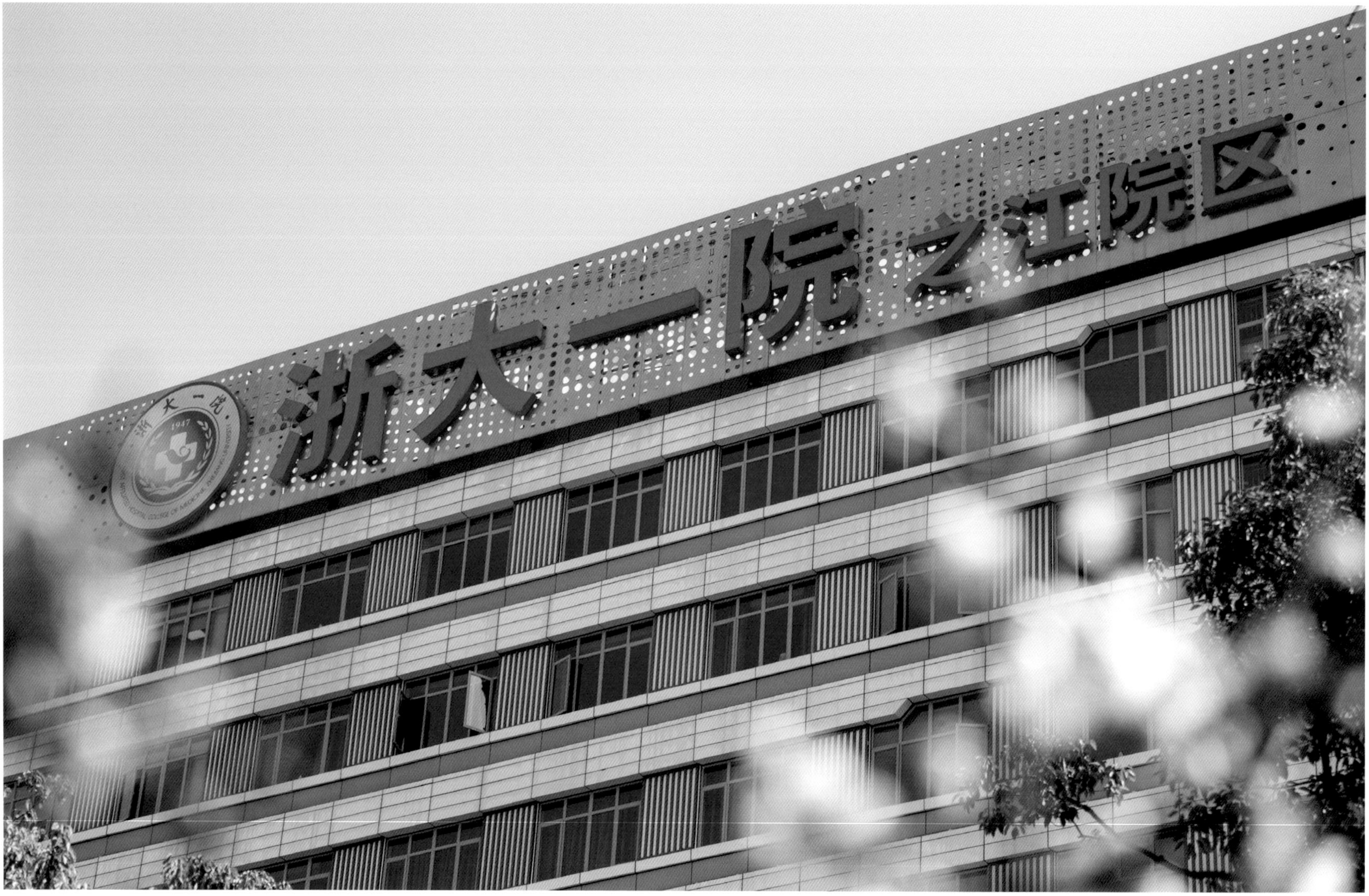
浙大一院之江院区

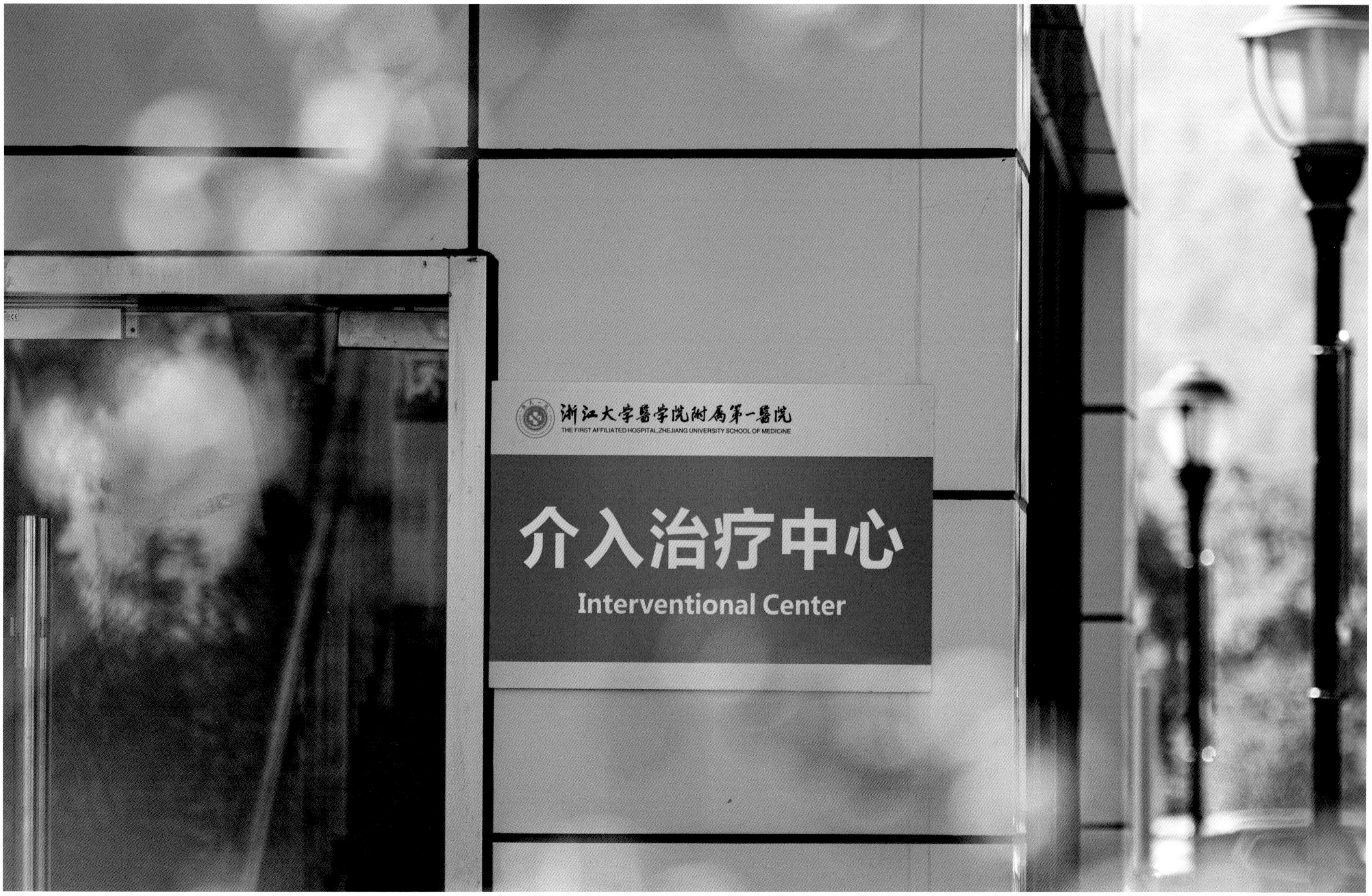
浙江大学医学院附属第一医院
THE FIRST AFFILIATED HOSPITAL,ZHEJIANG UNIVERSITY SCHOOL OF MEDICINE
介入治疗中心
Interventional Center

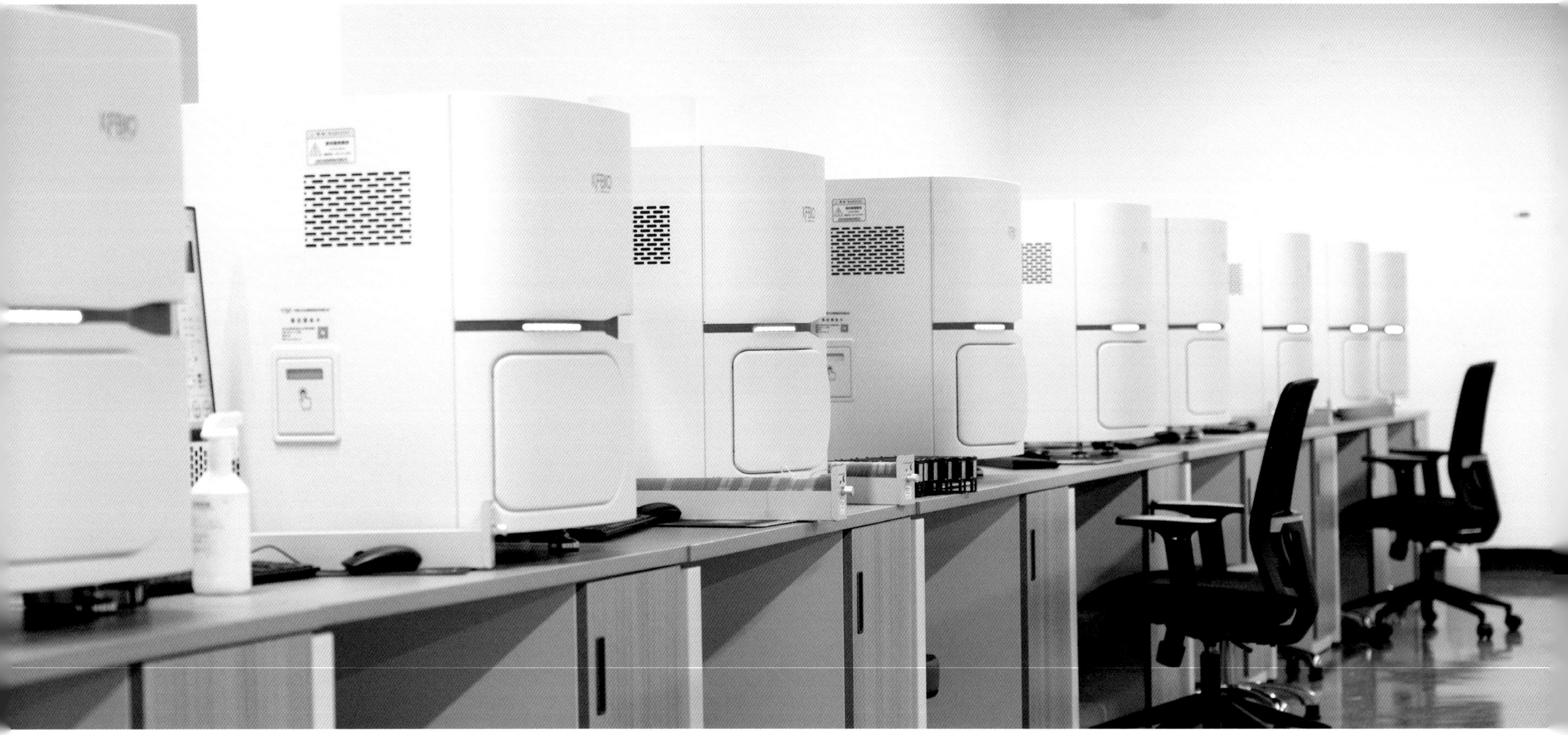

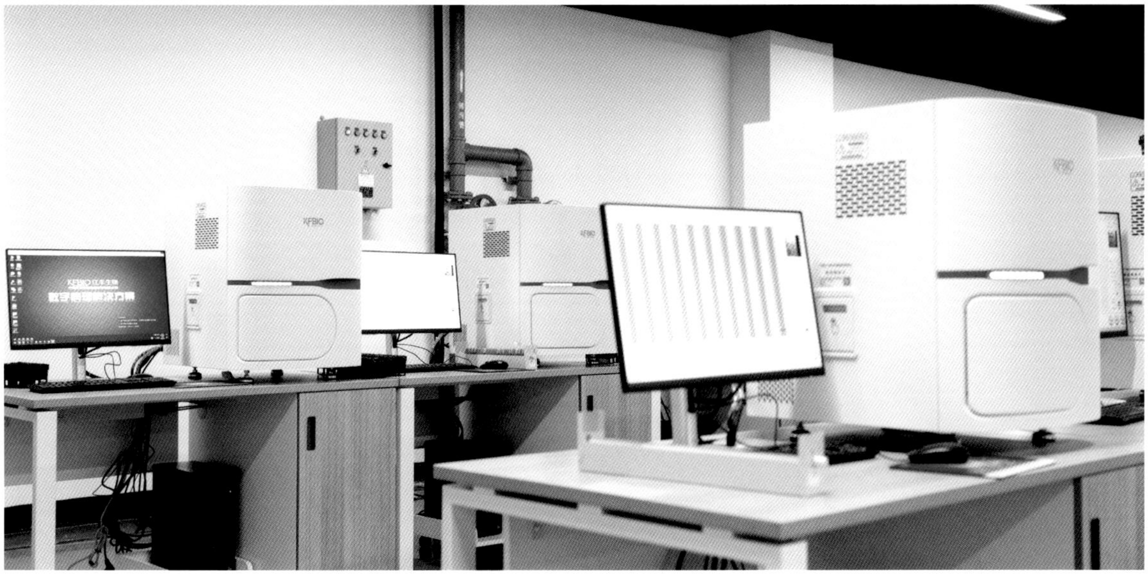

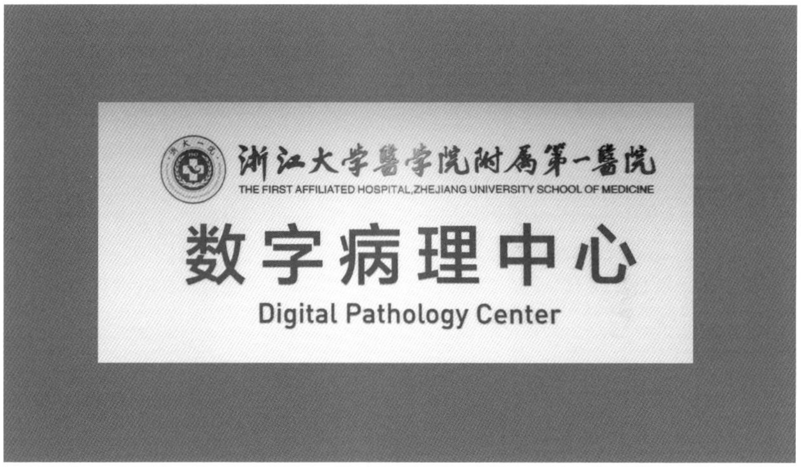
浙江大学医学院附属第一医院
THE FIRST AFFILIATED HOSPITAL,ZHEJIANG UNIVERSITY SCHOOL OF MEDICINE
数字病理中心
Digital Pathology Center

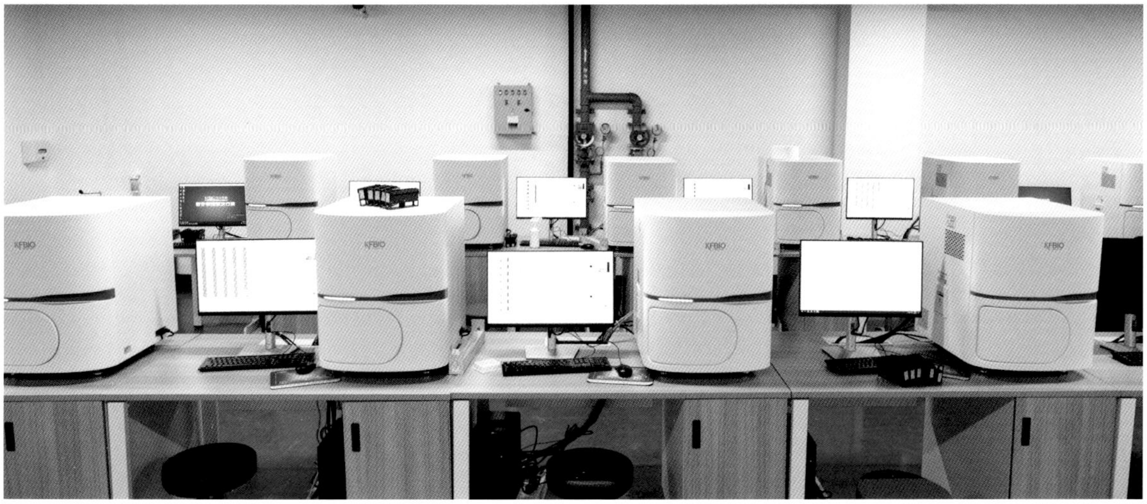

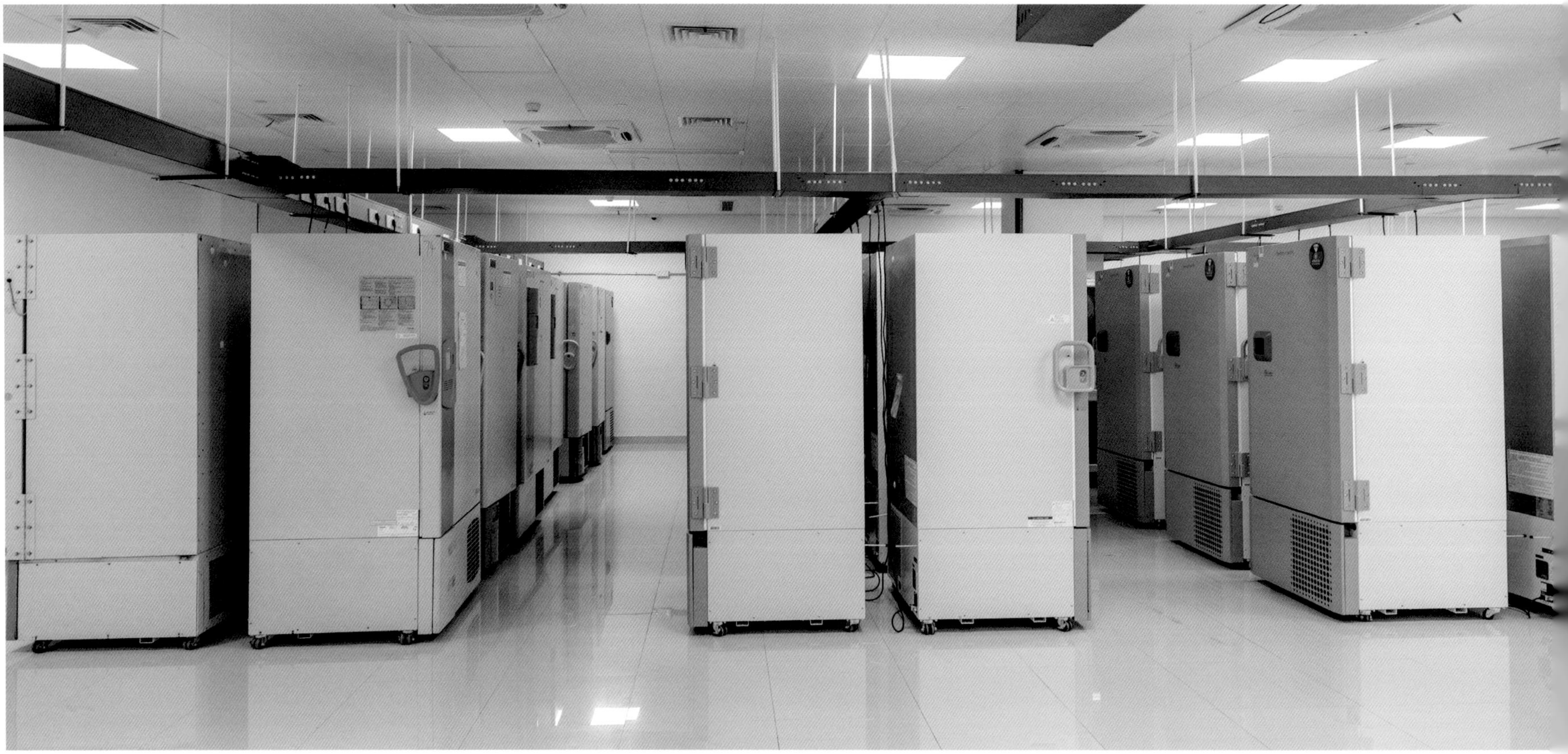

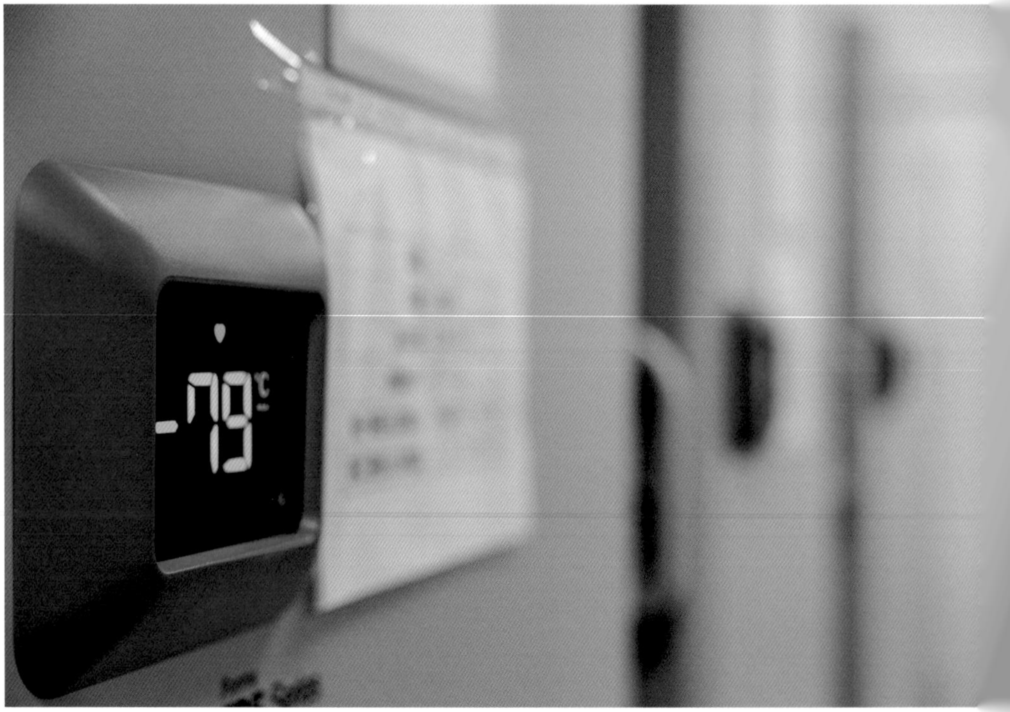
-79°C

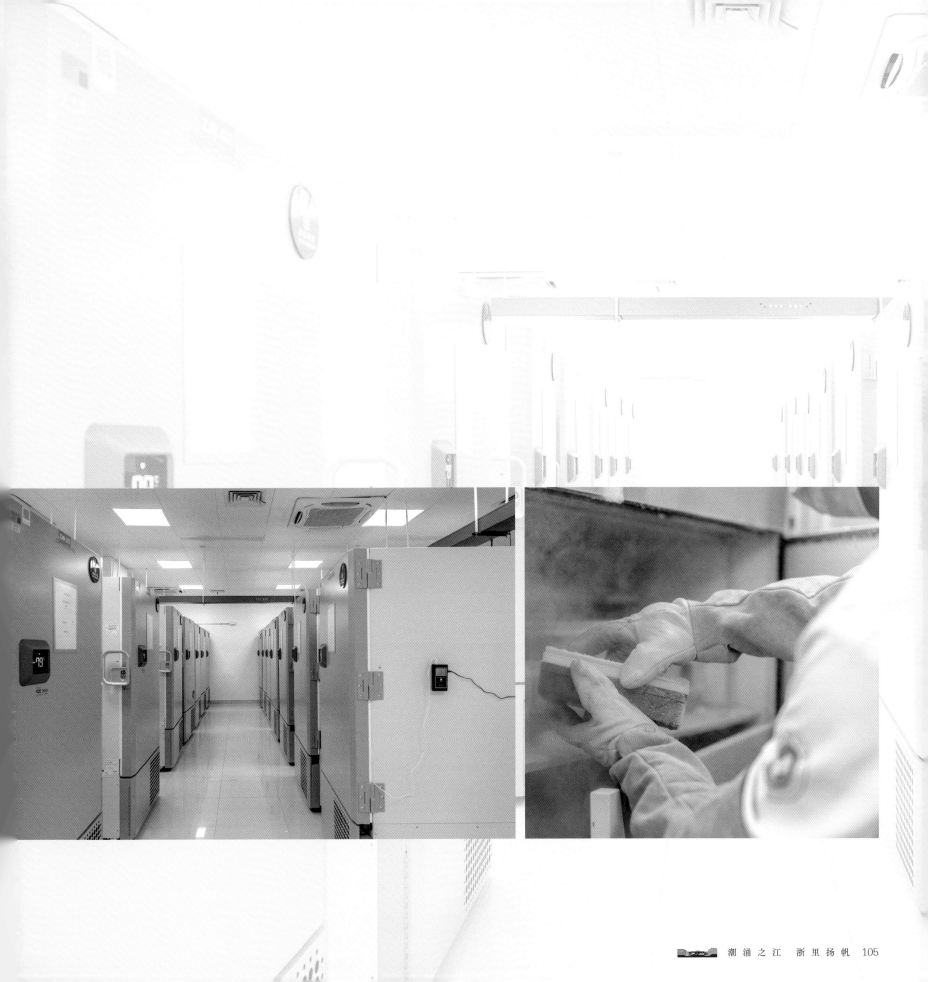

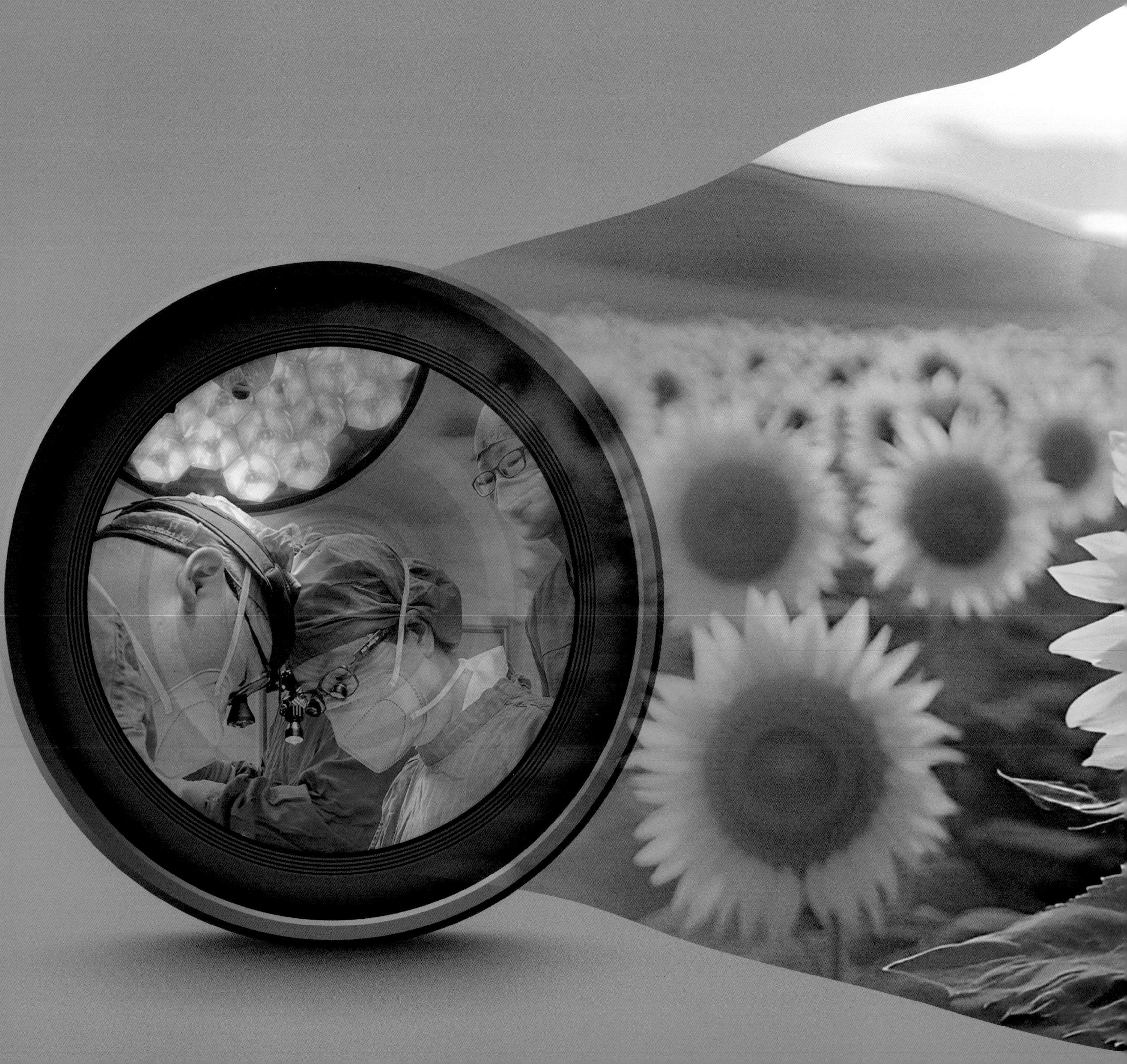

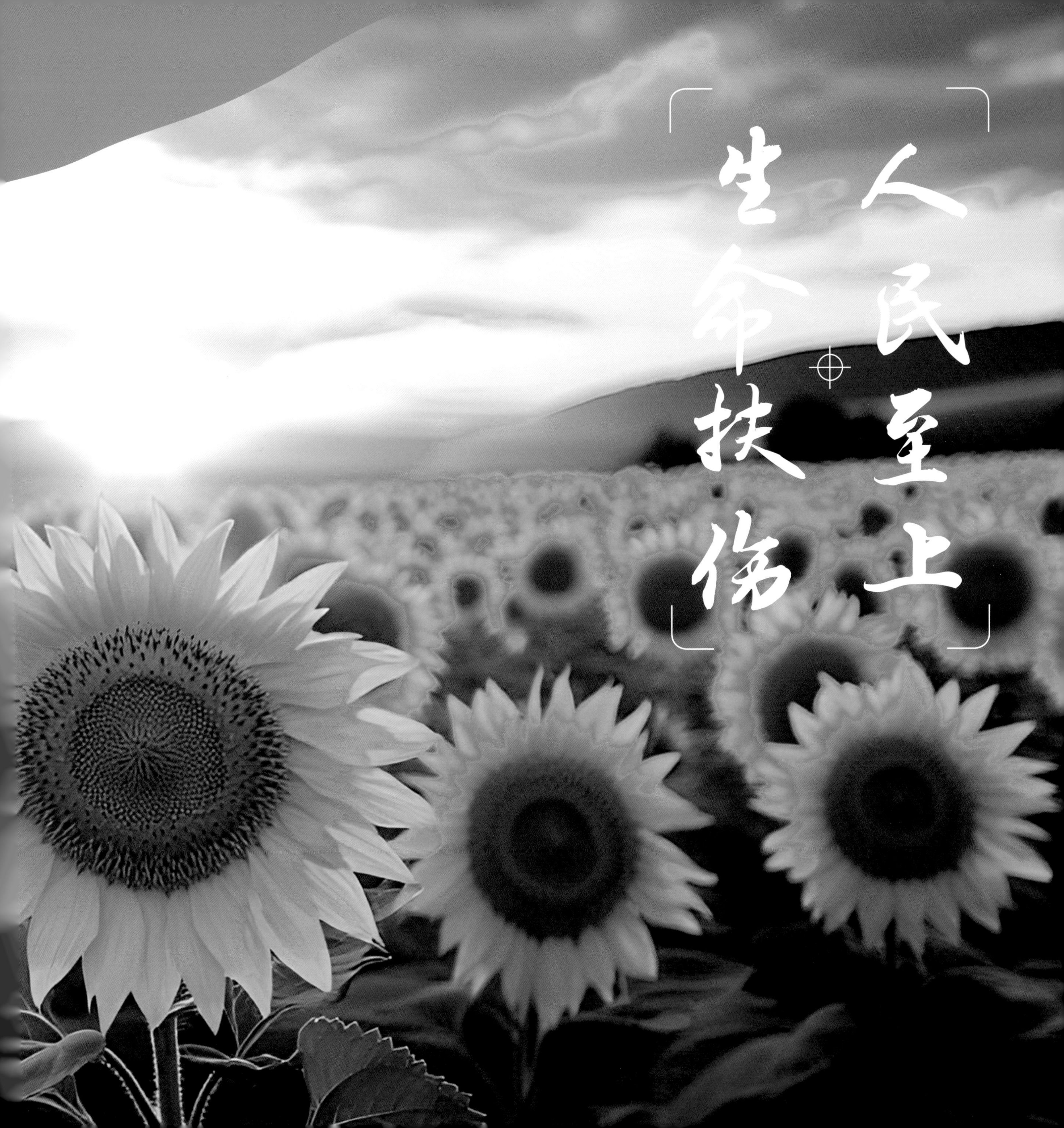
人民至上
生命扶伤

信

仰

Belief

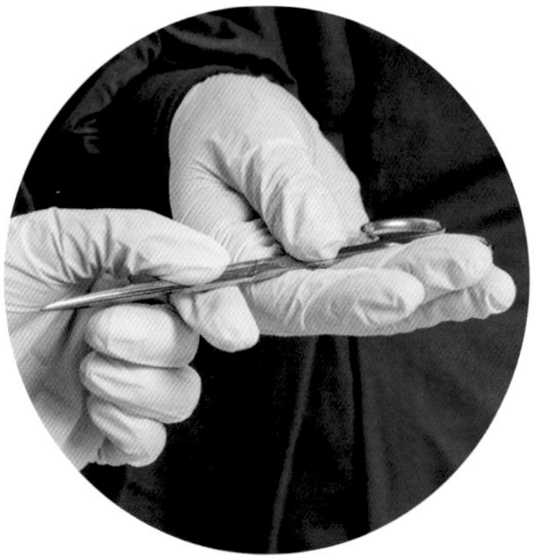

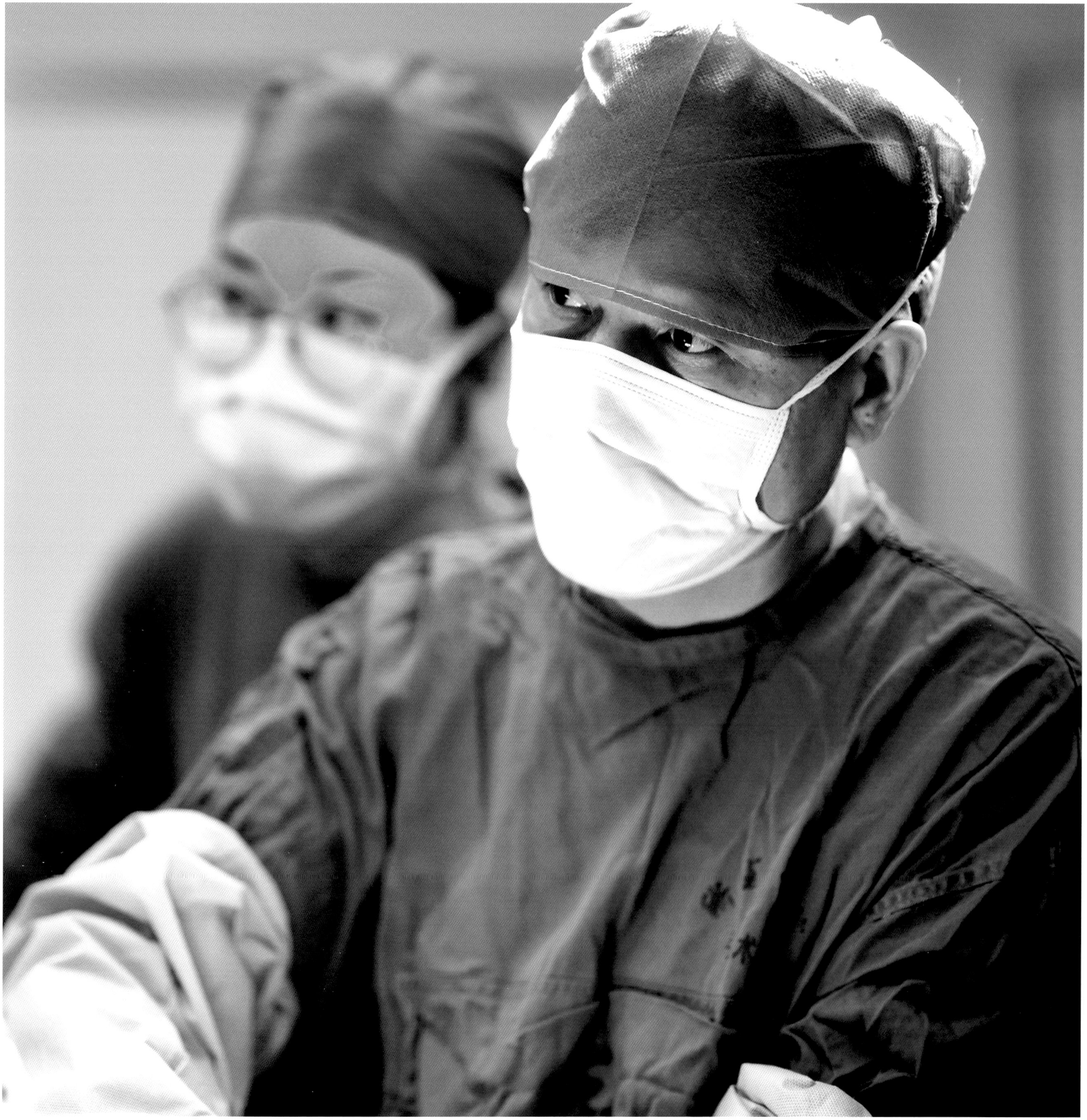

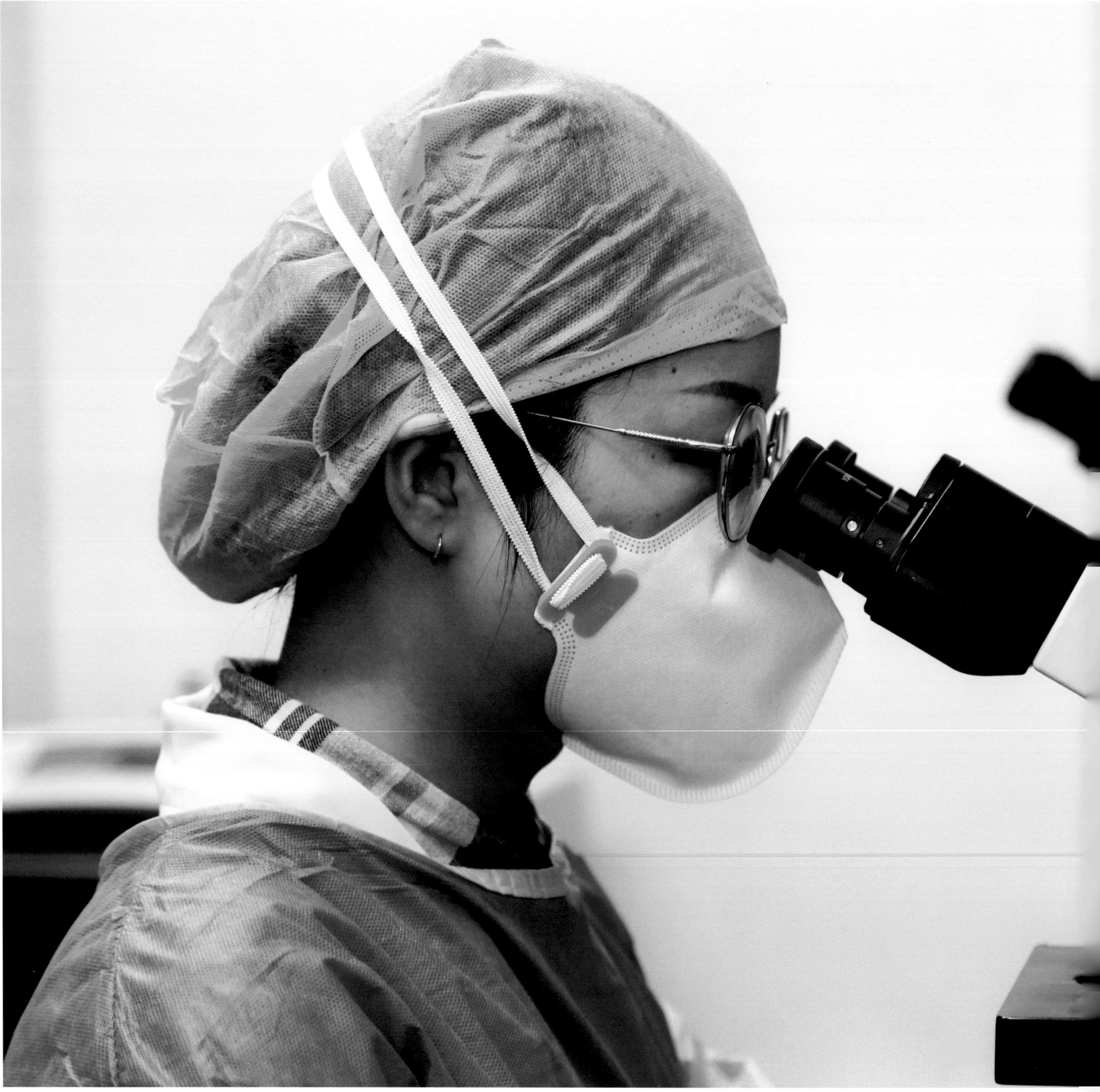

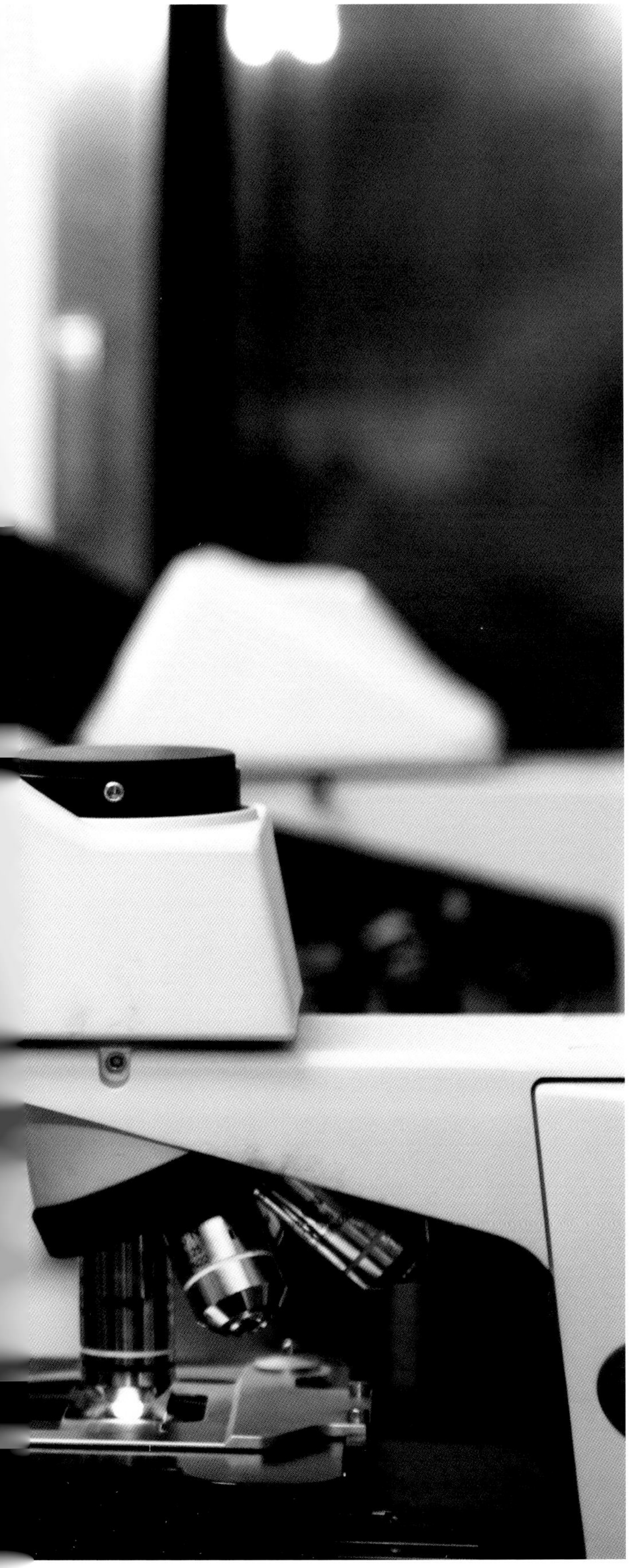

坚

守

Stick to

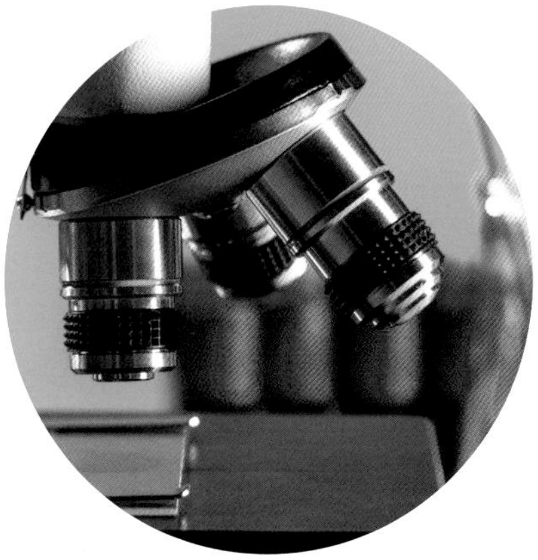

守护

Guard

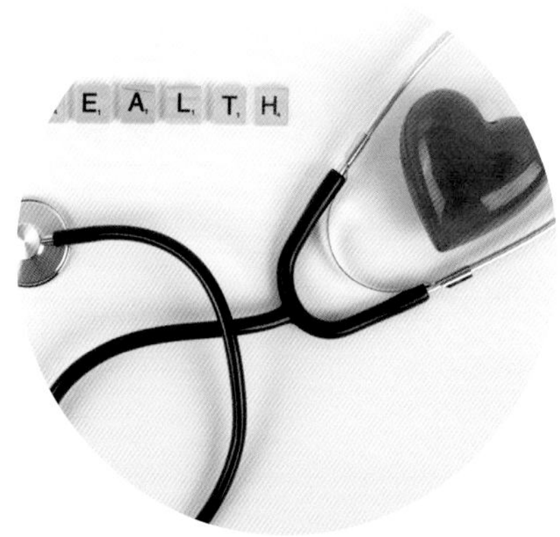

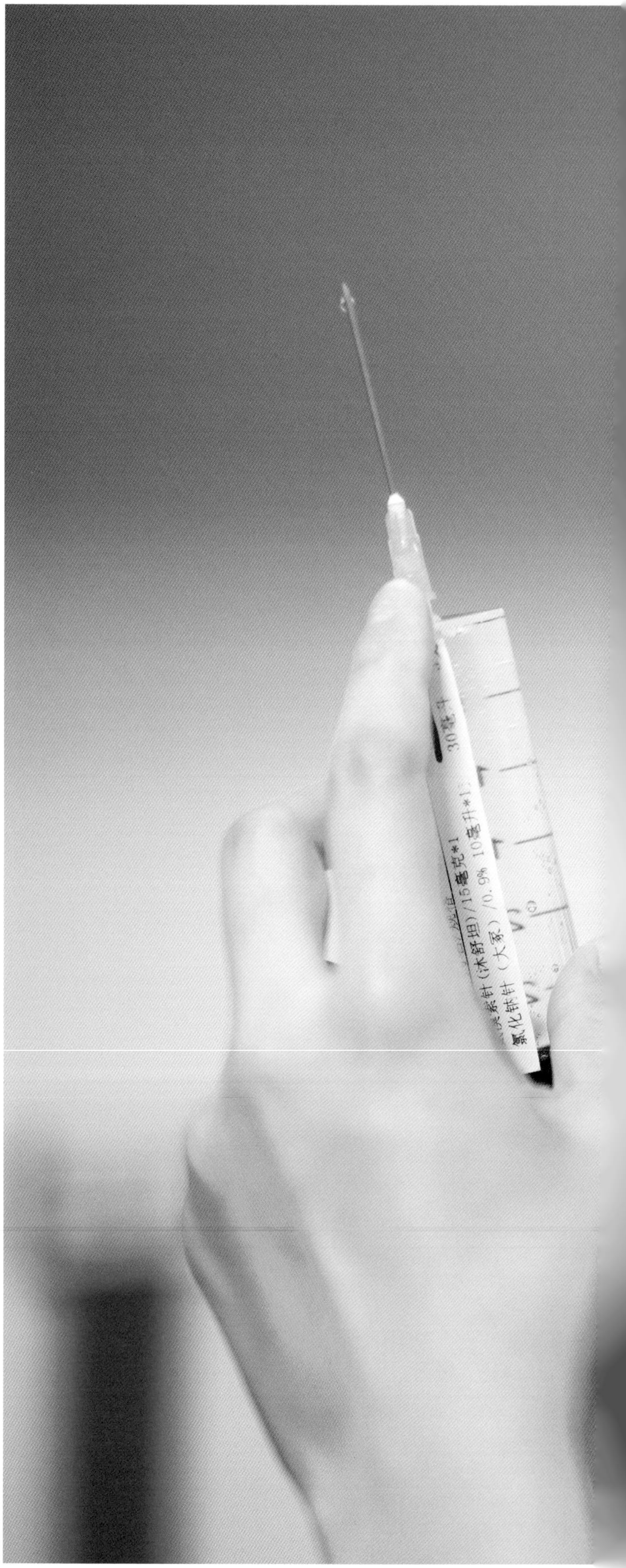

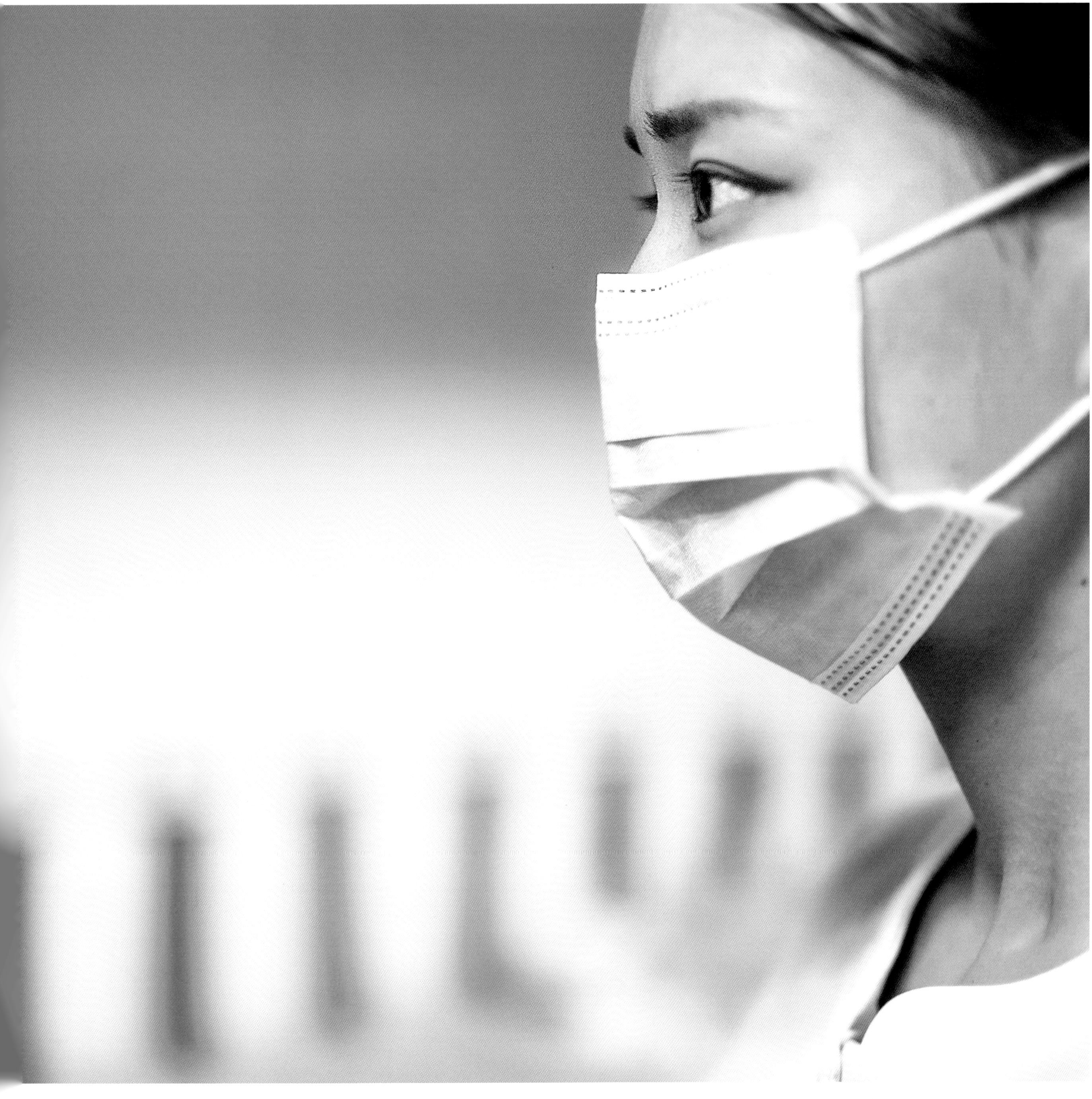

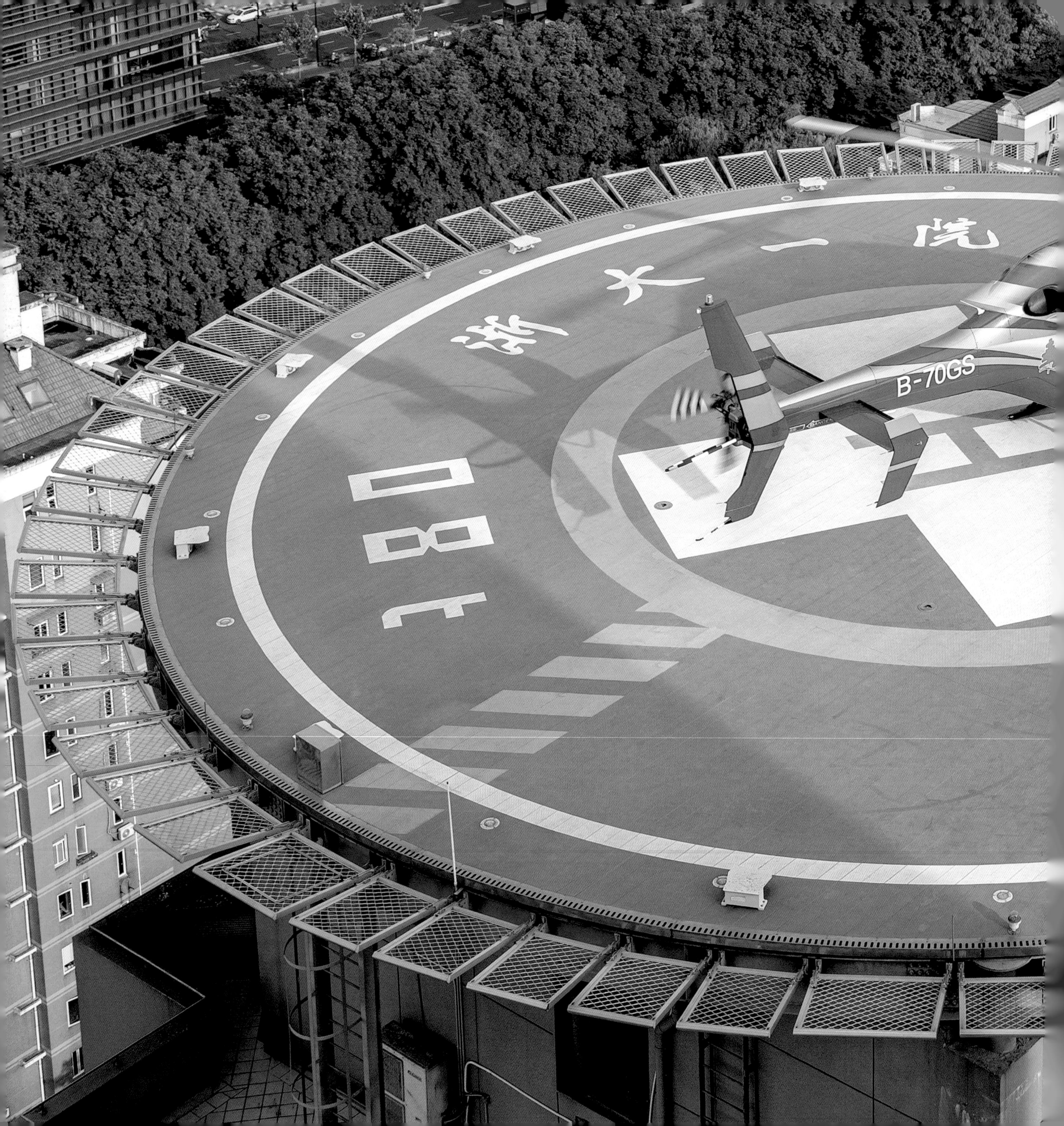
浙大一院
B-70GS

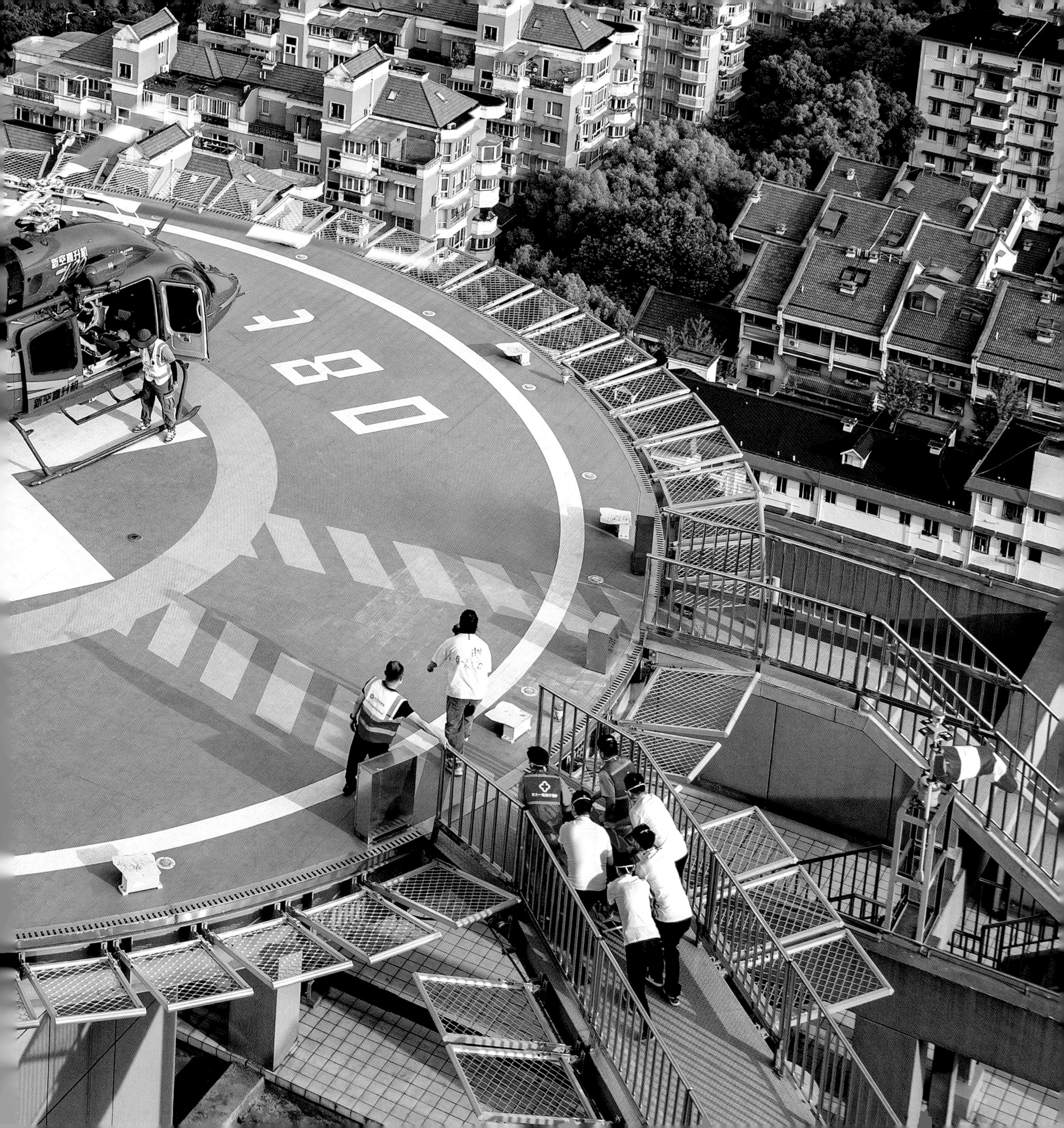
新空直升机
新空直升机

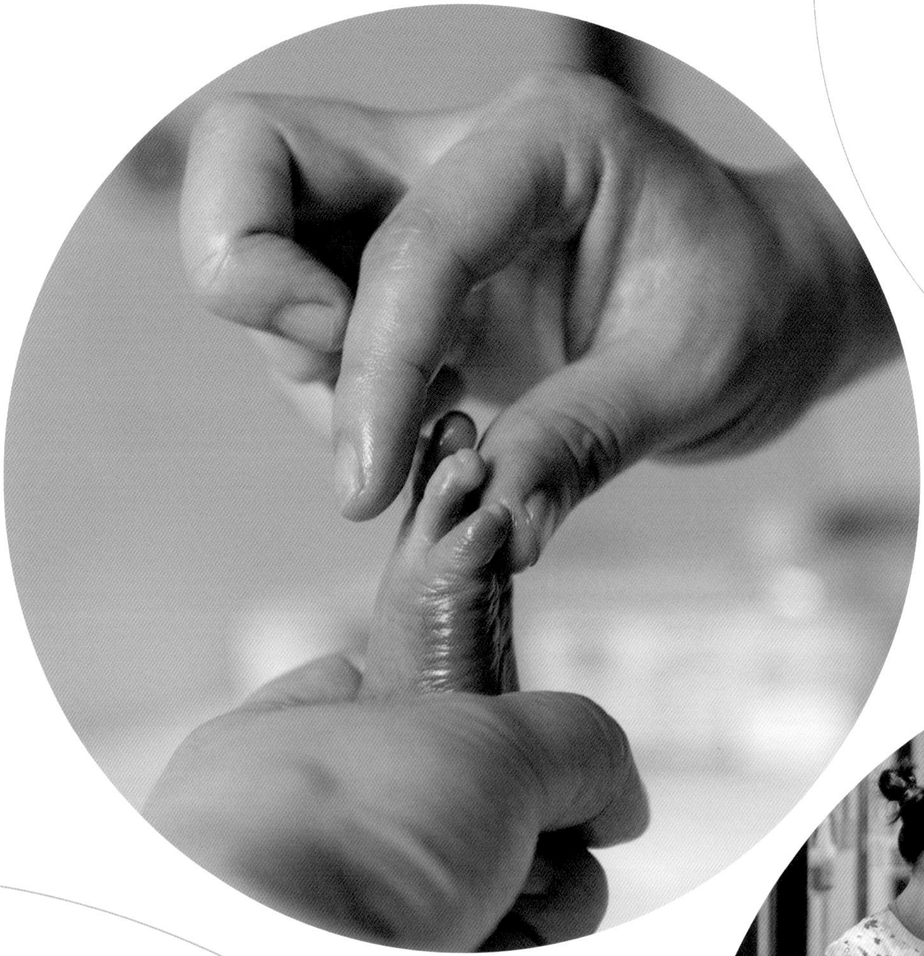

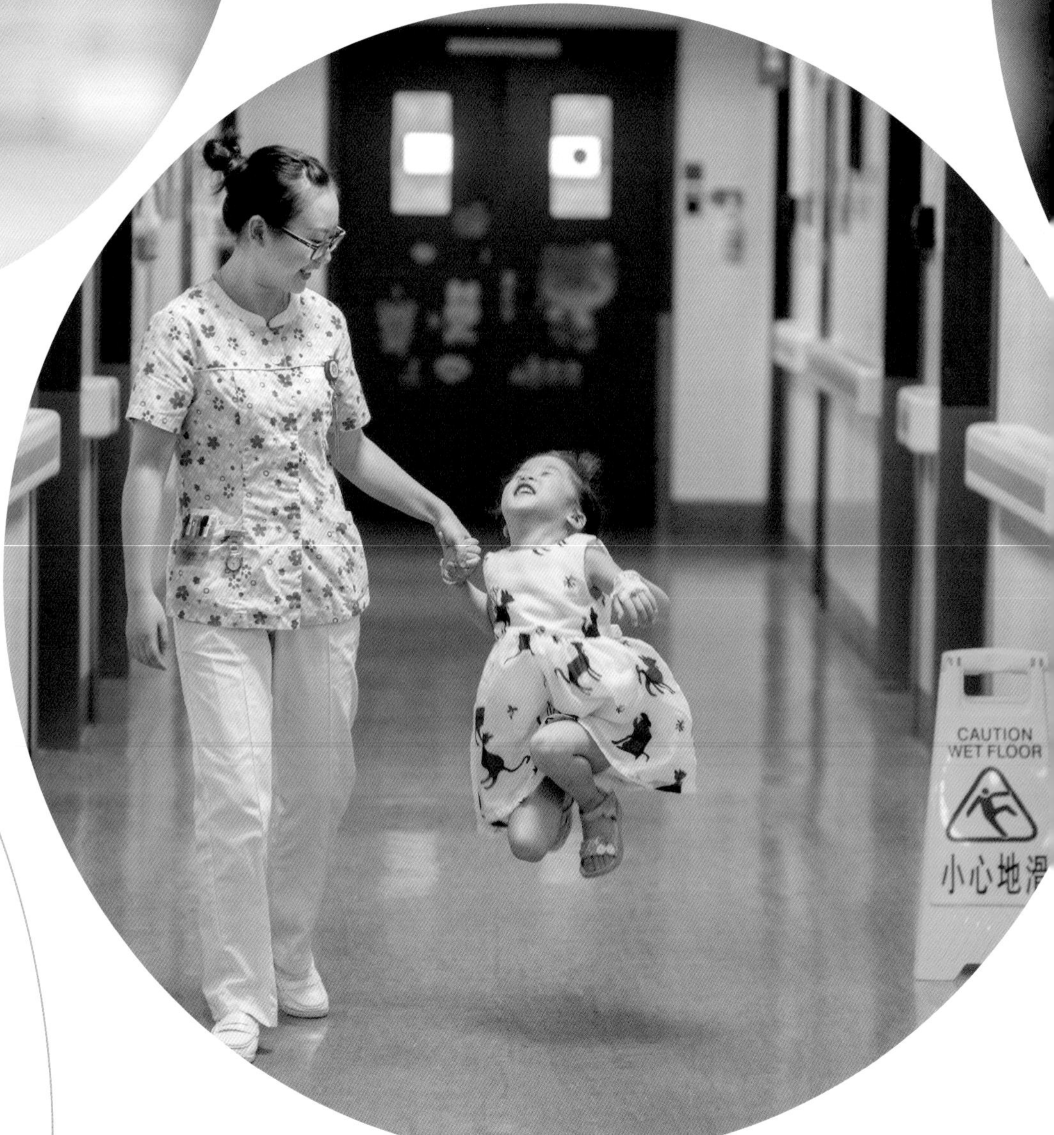
CAUTION
WET FLOOR
小心地滑

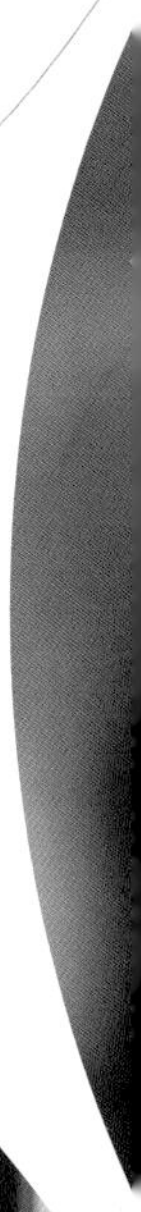

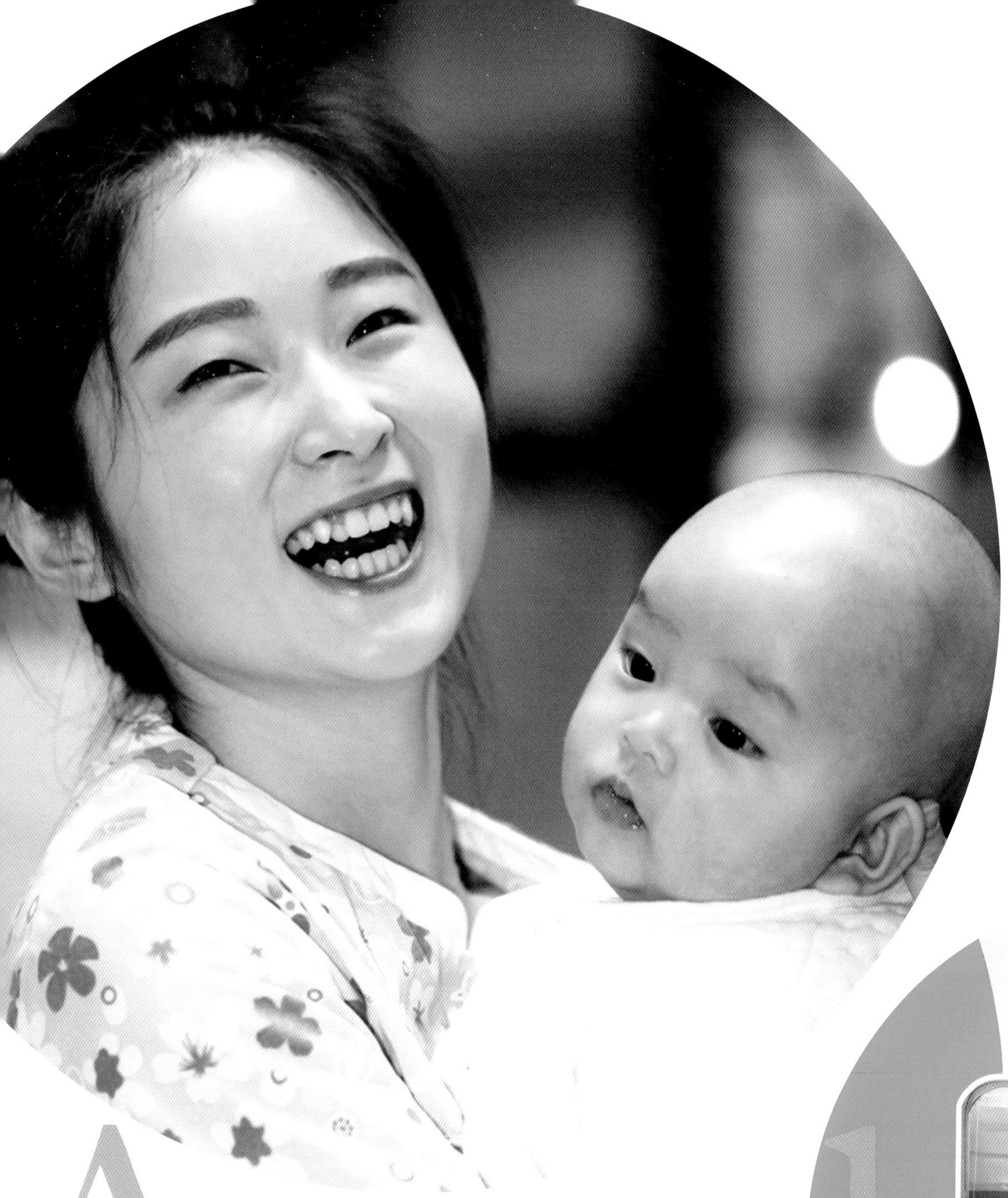

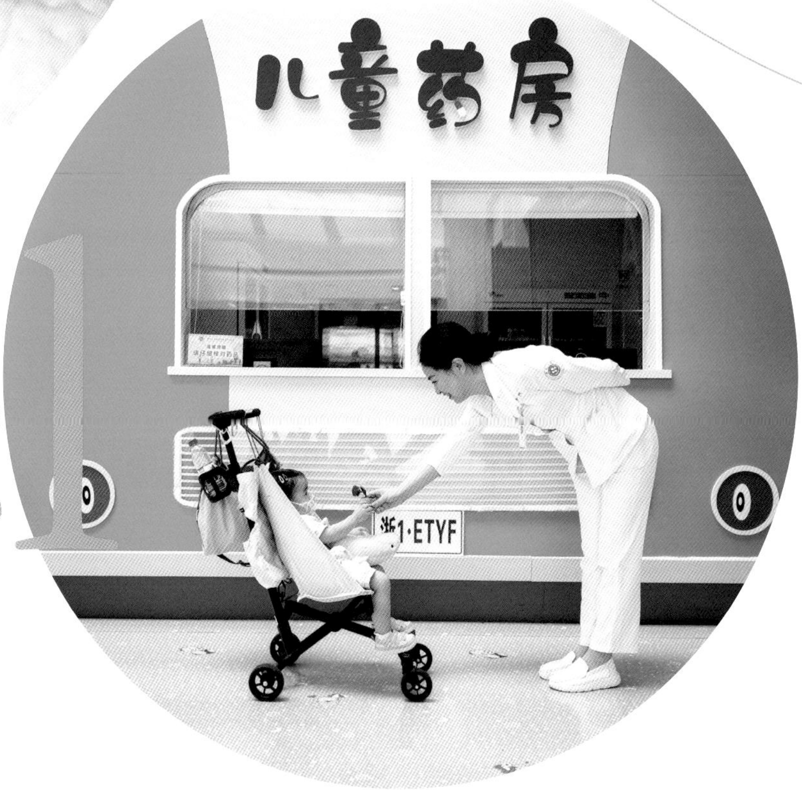

Angel

你是天使，我也是

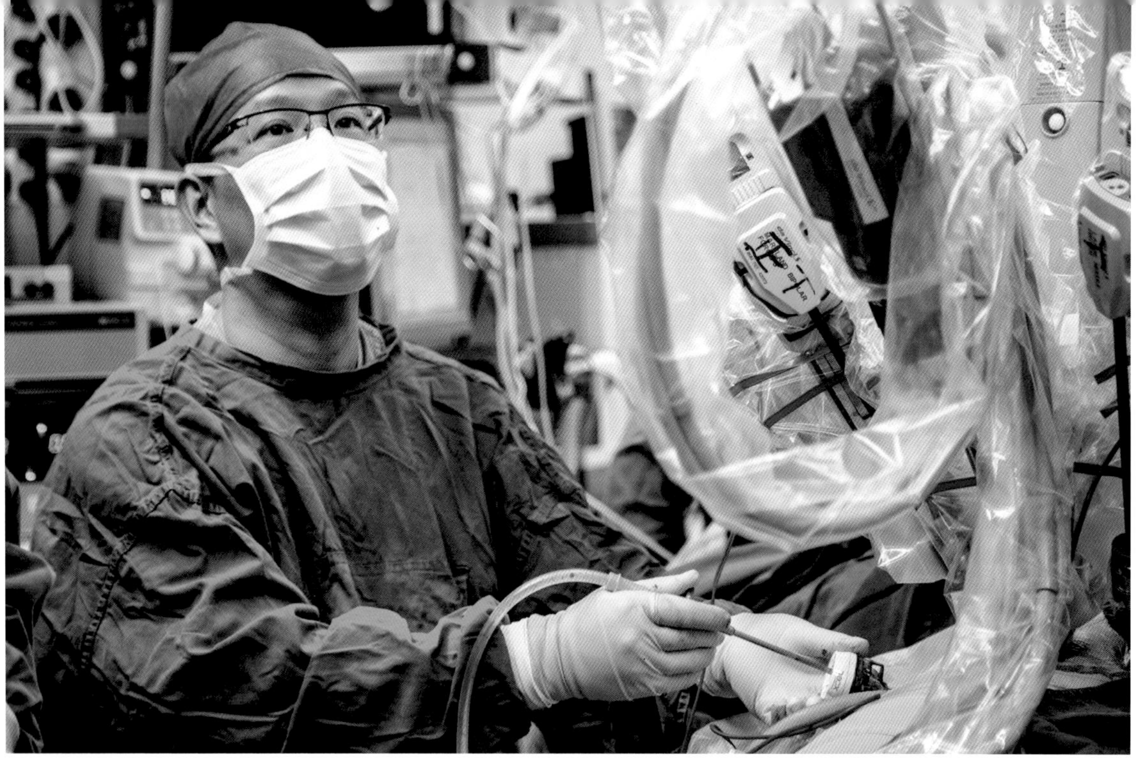

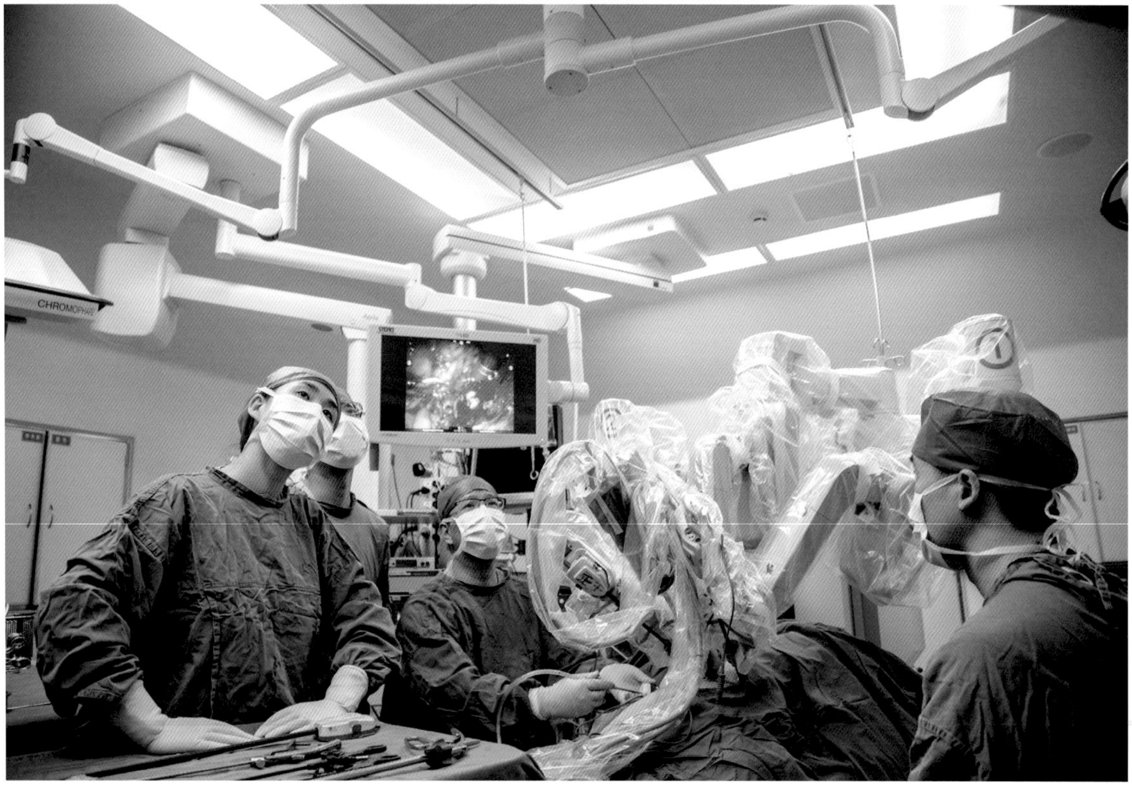

My focus is only on you

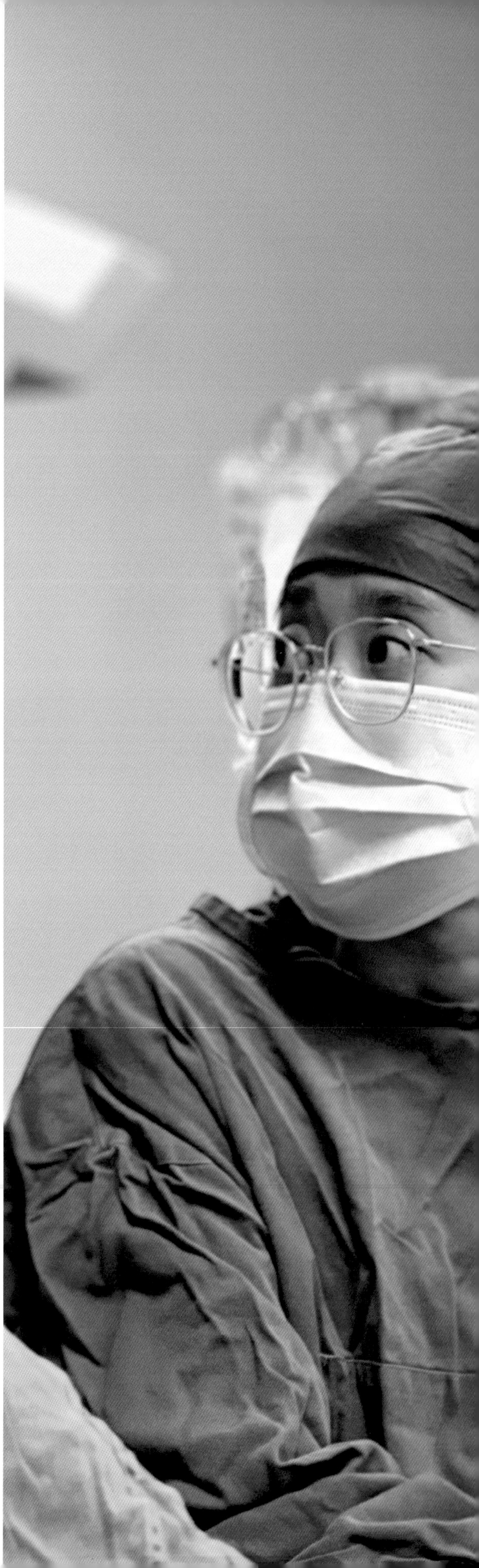

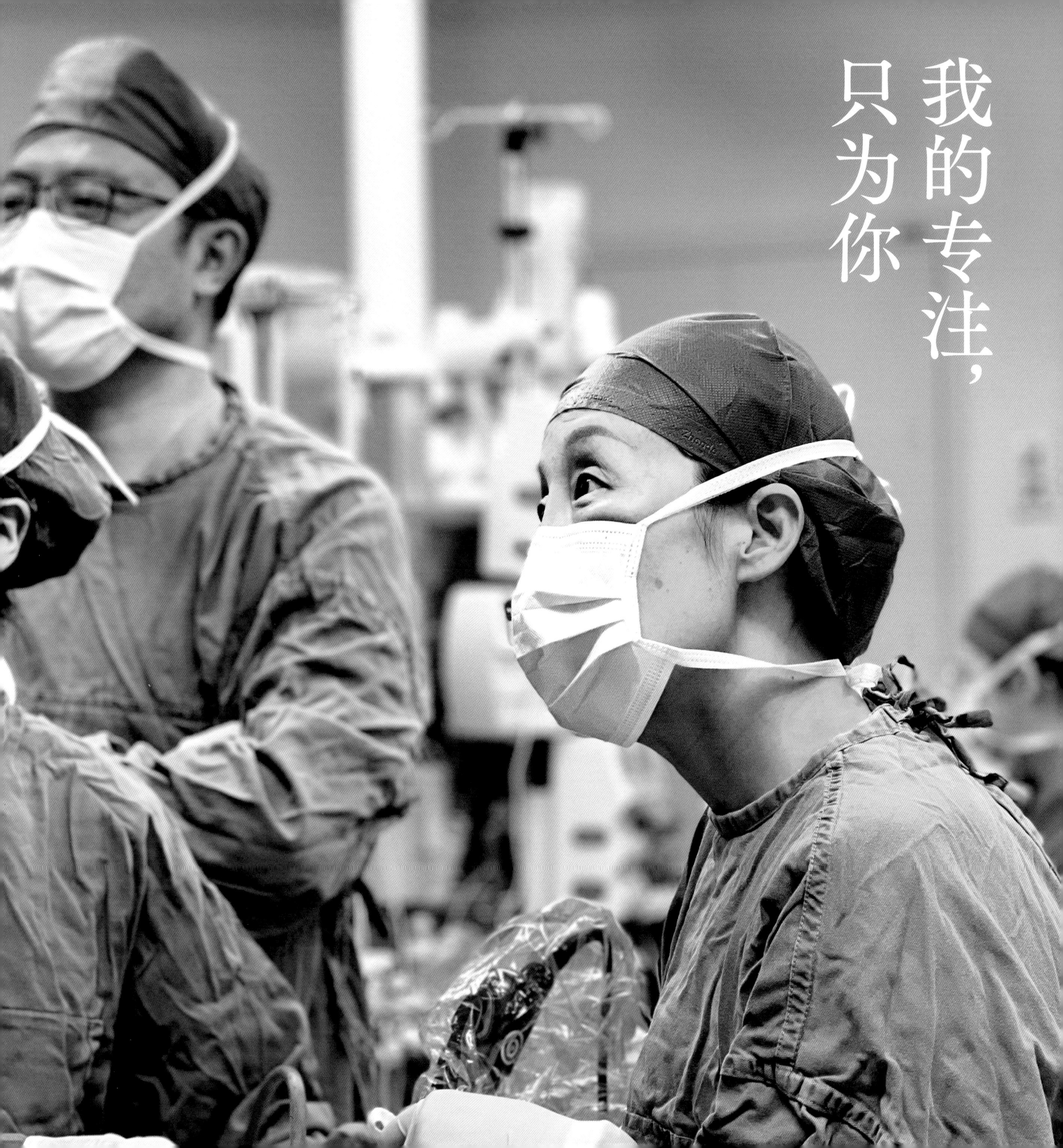
我的专注，
只为你

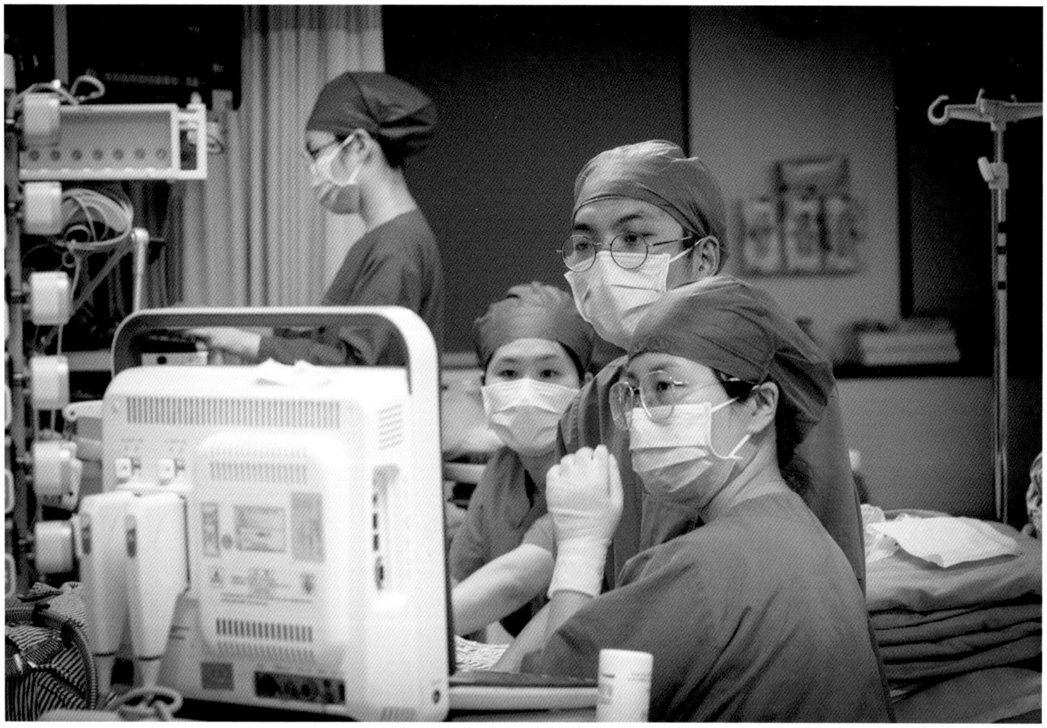

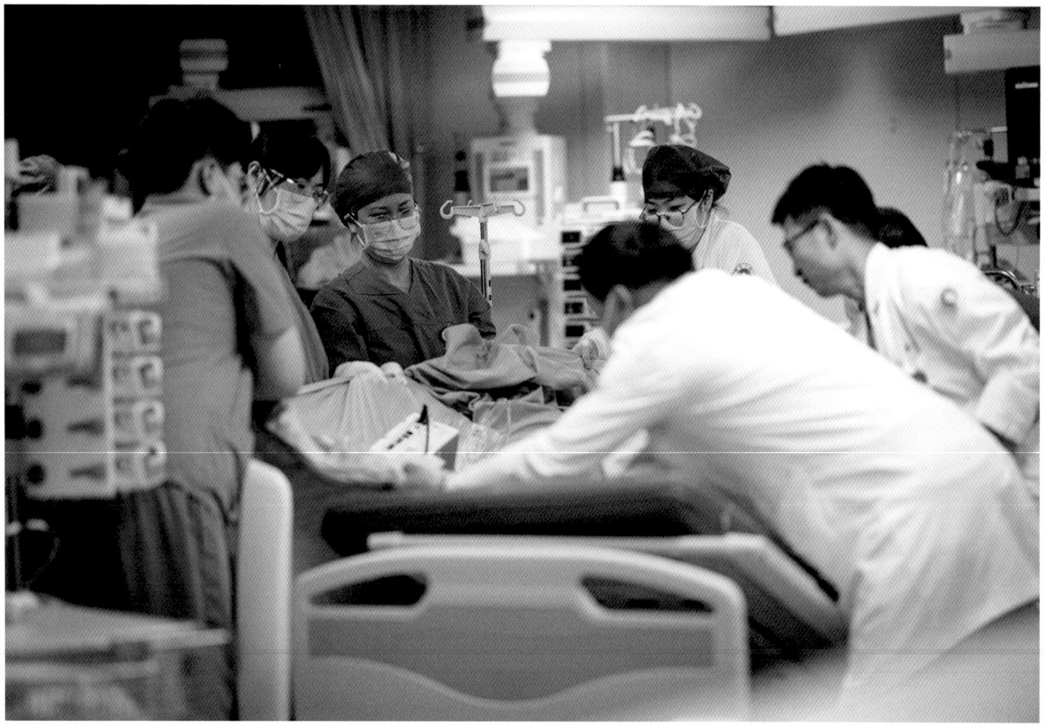

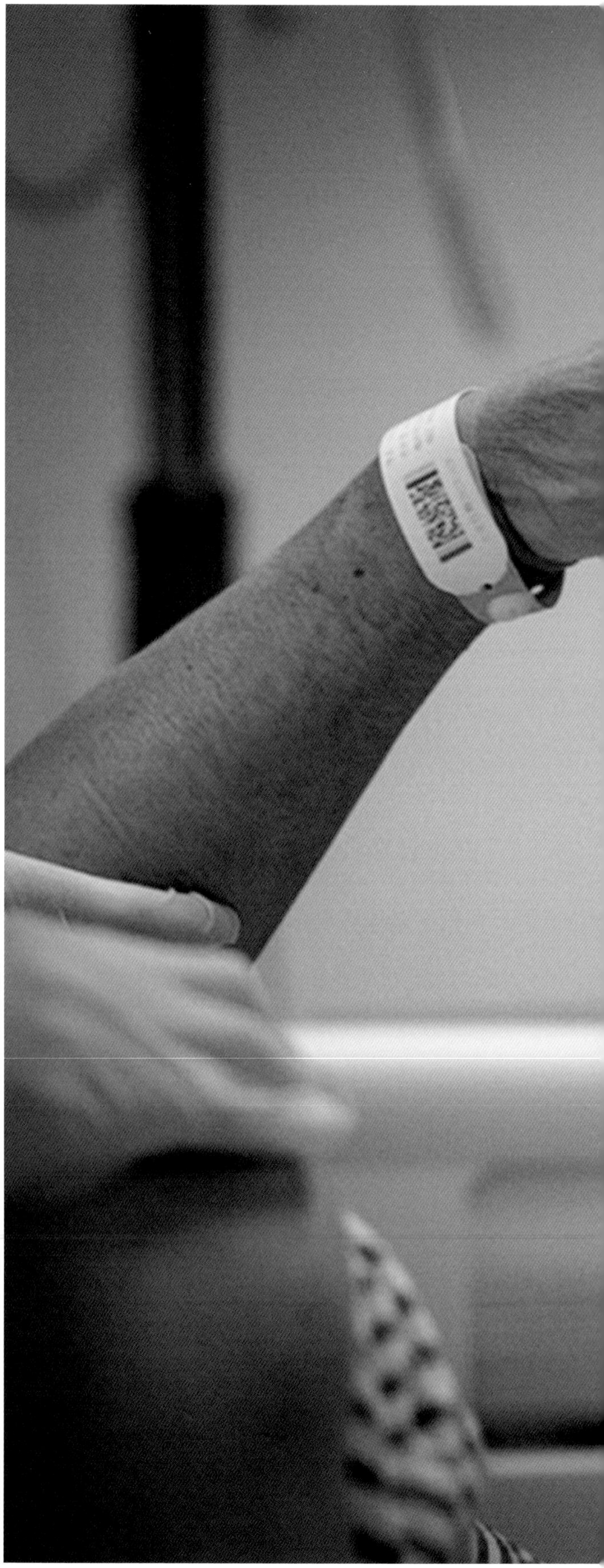

生命所系，性命相托

Life entrusted

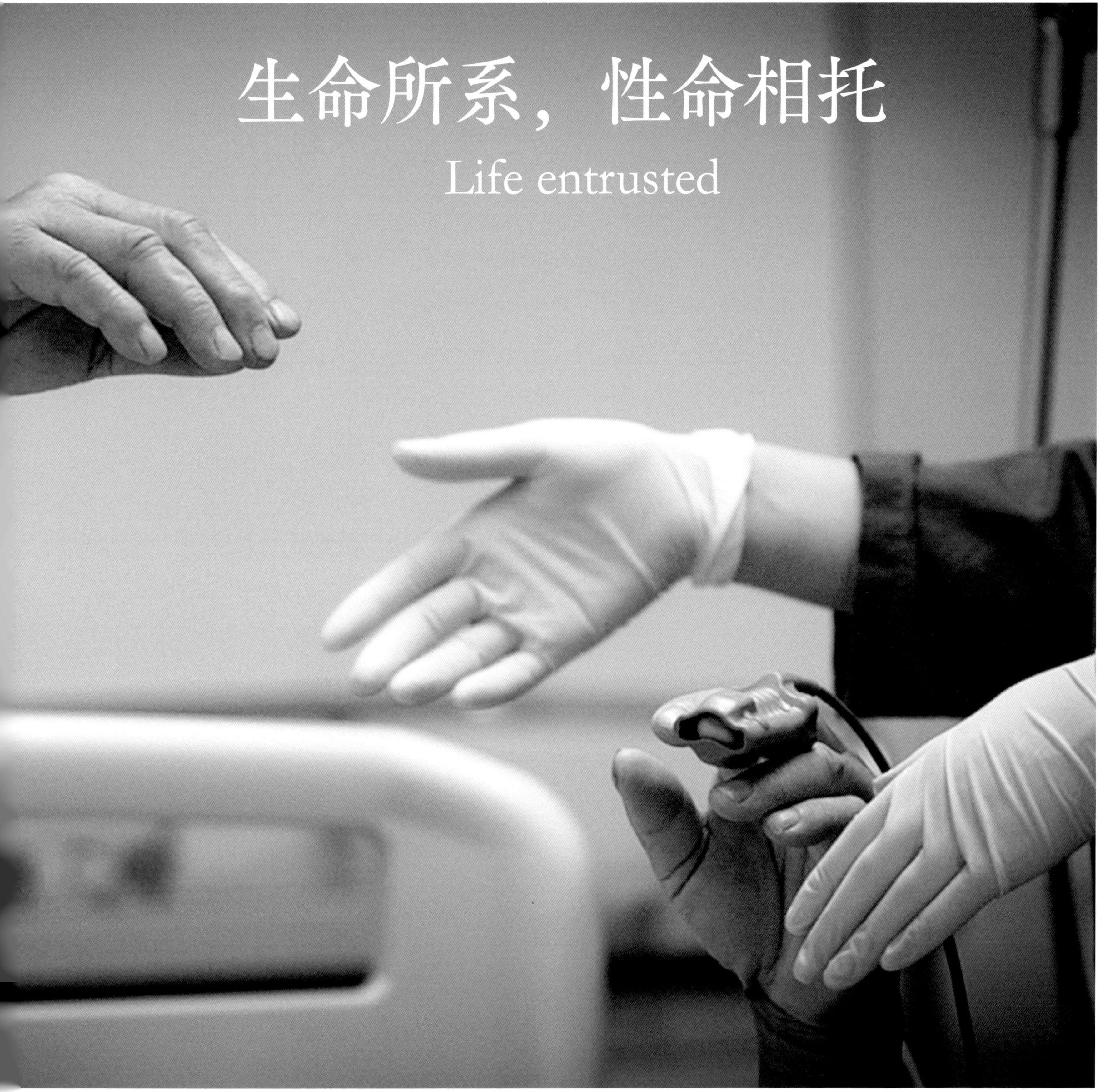

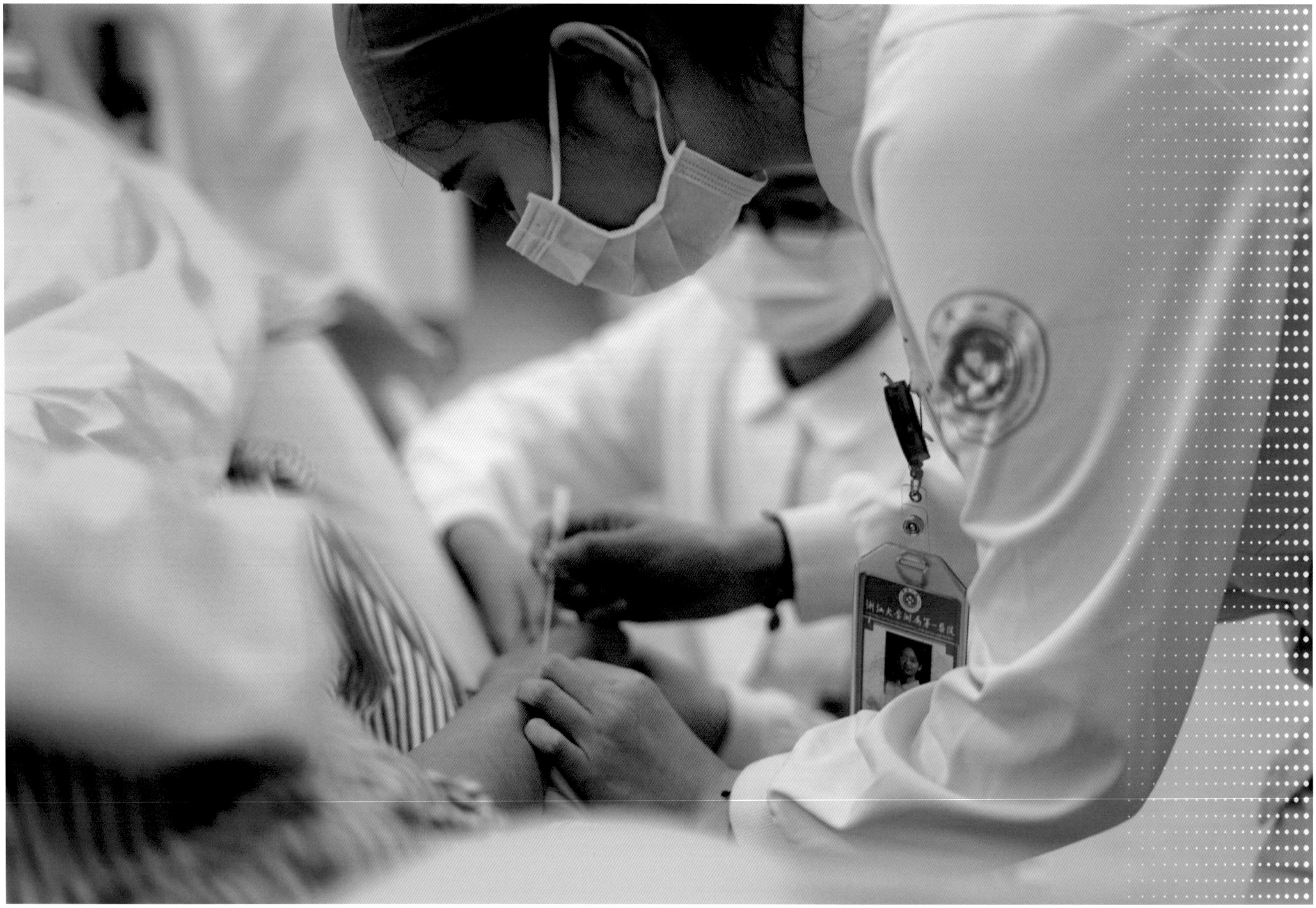

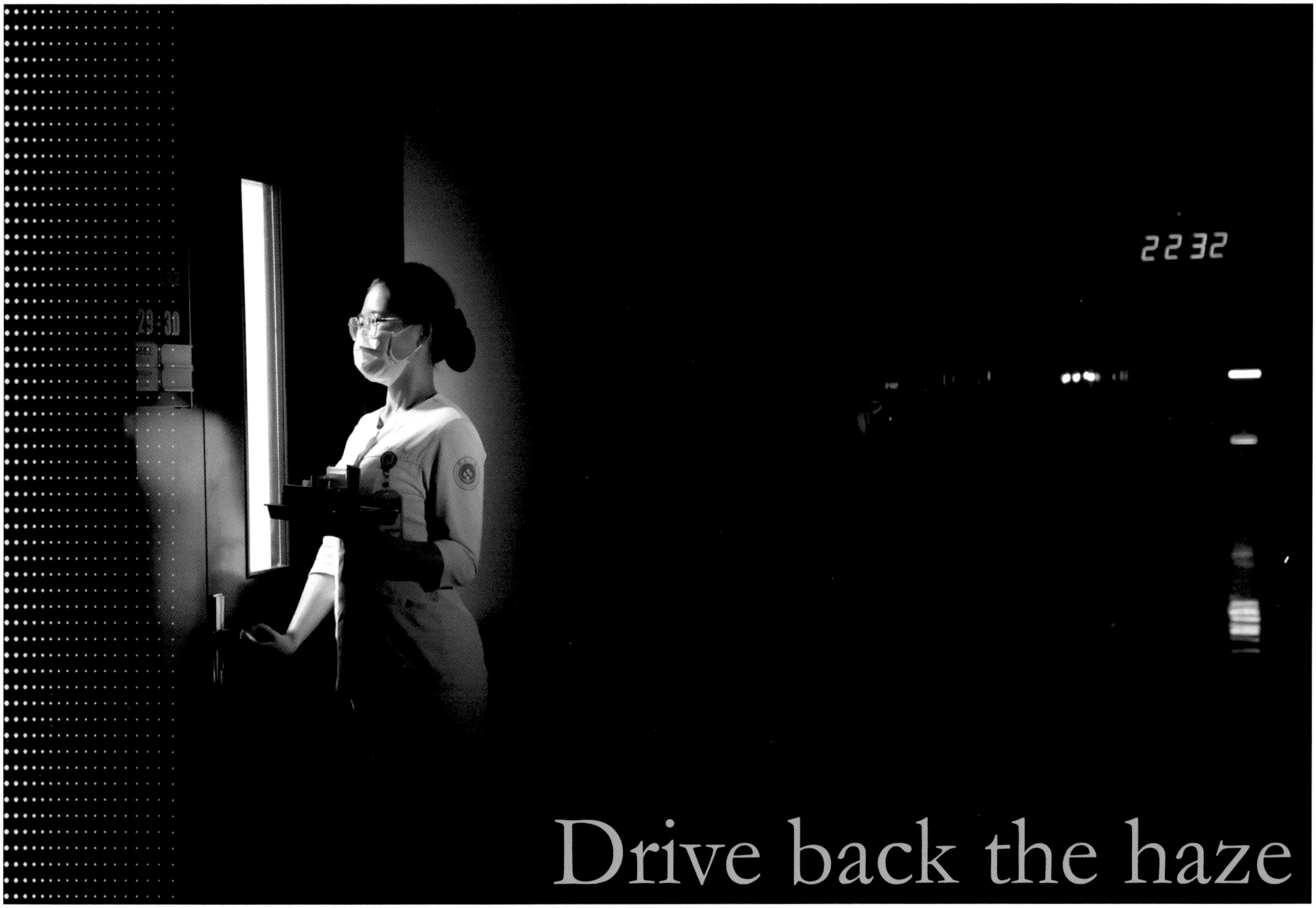
29:30
2232
Drive back the haze

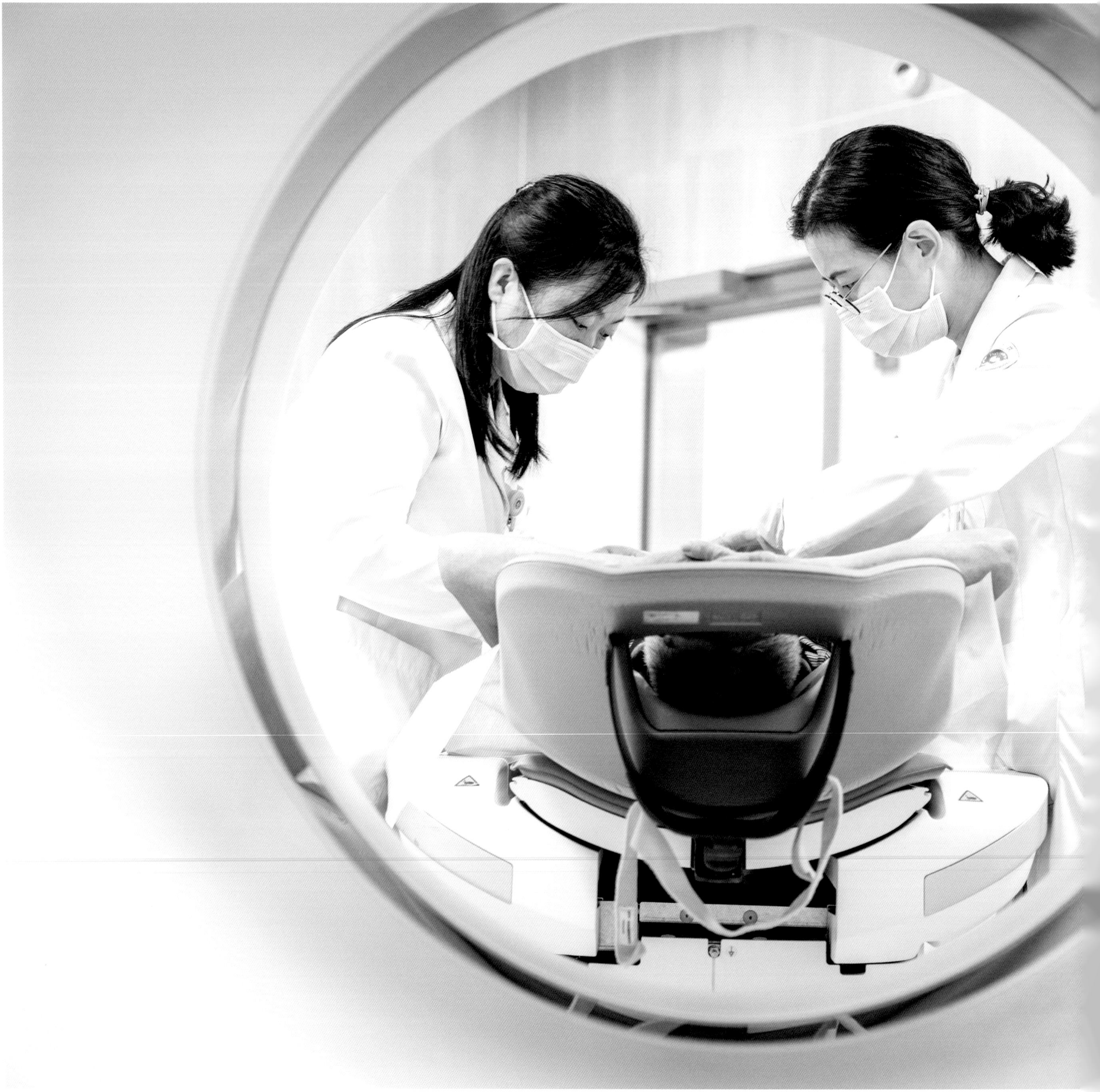

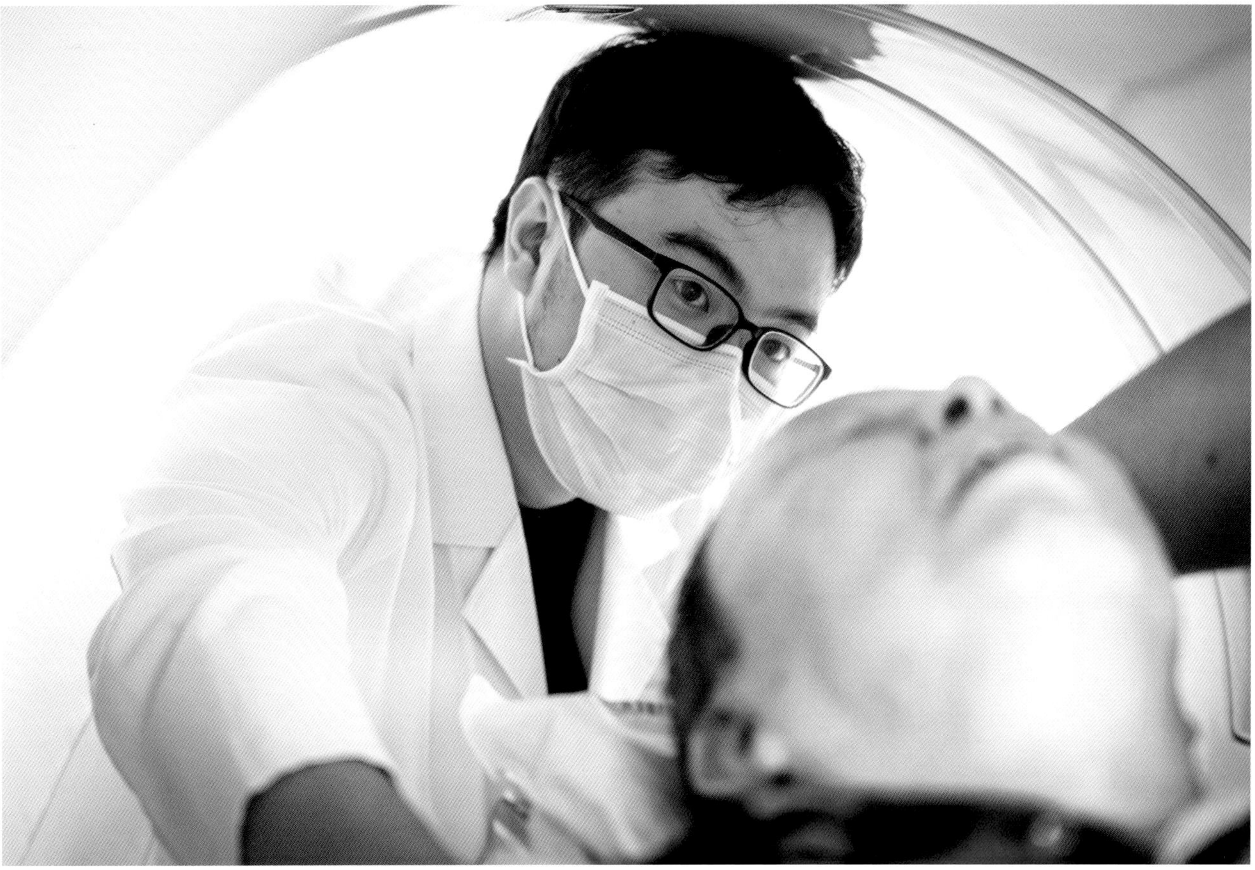
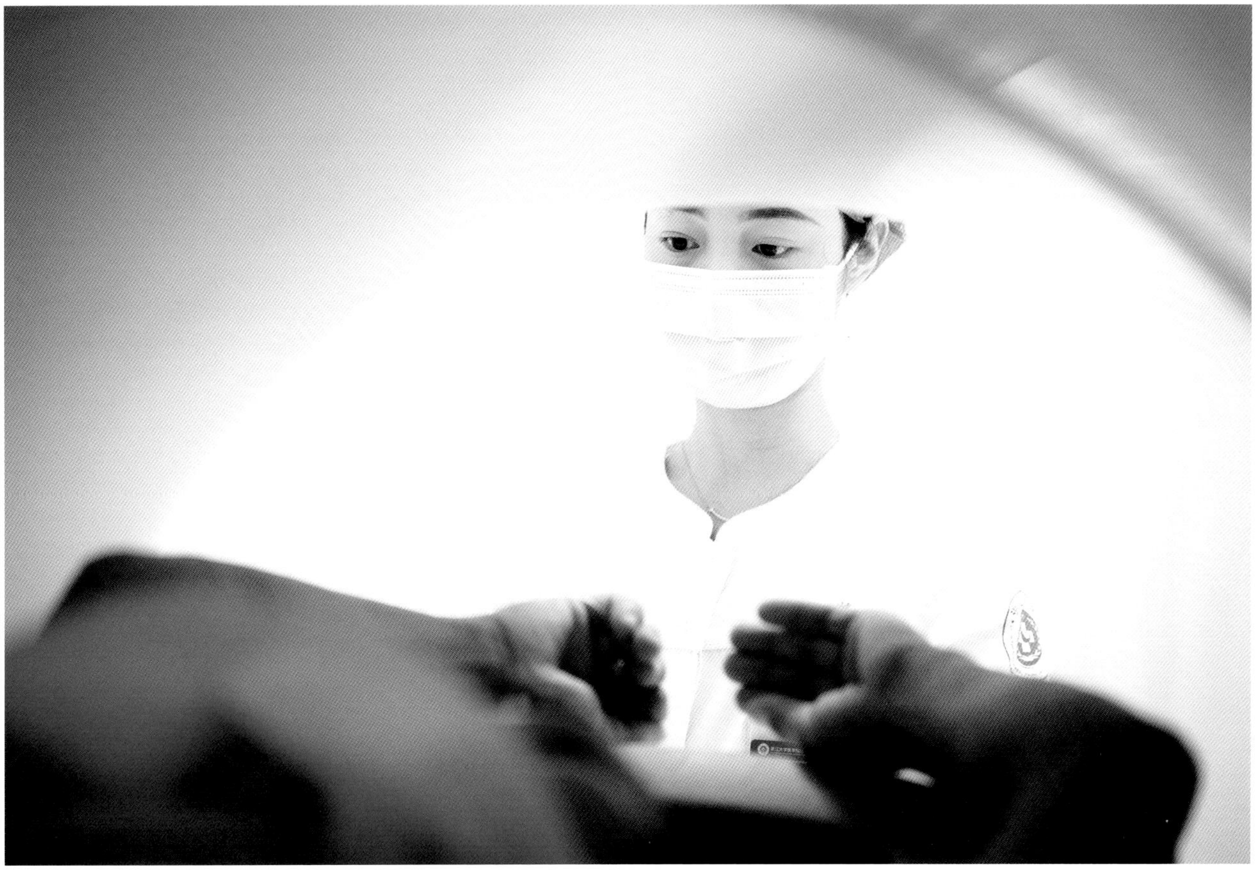

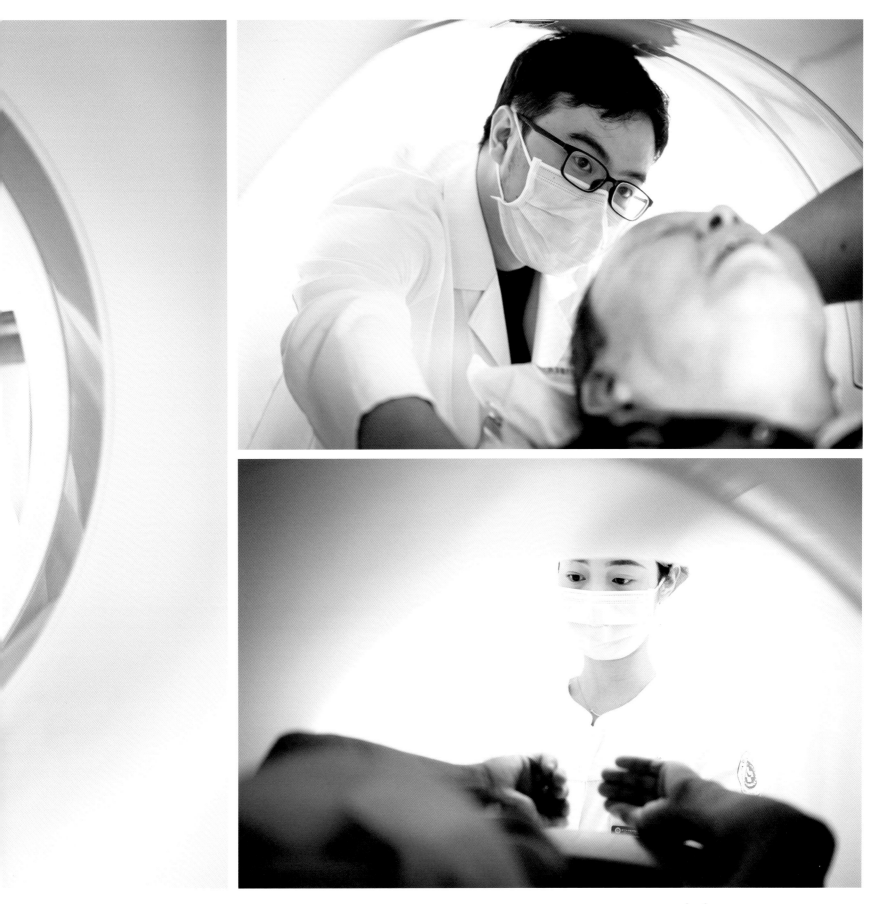

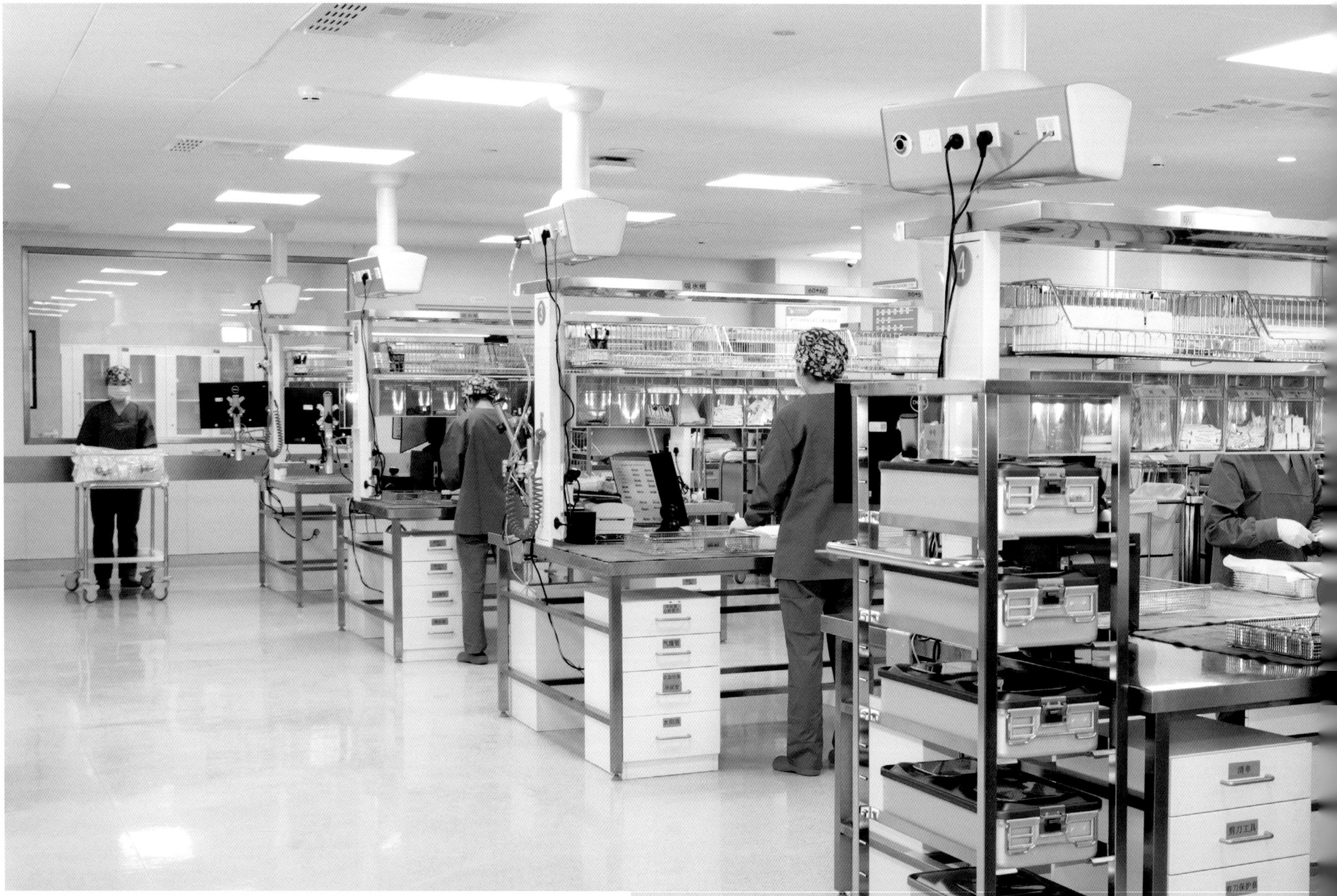

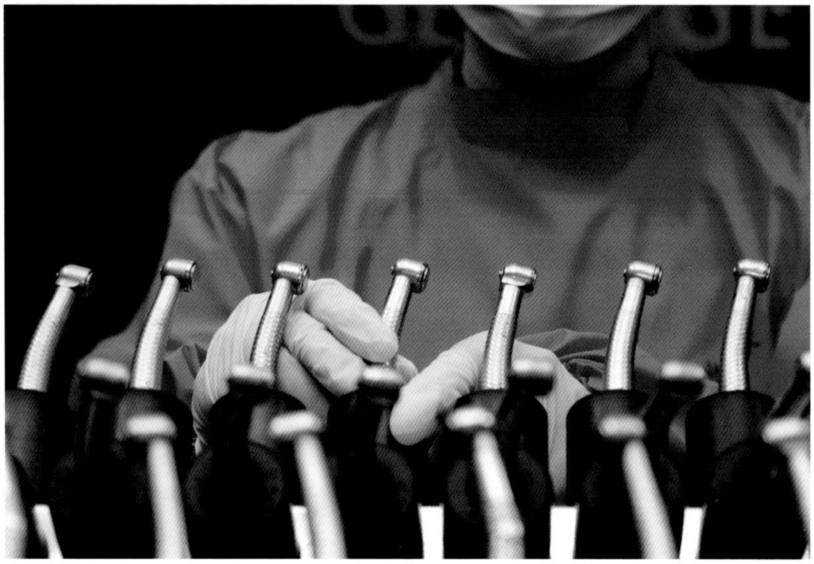

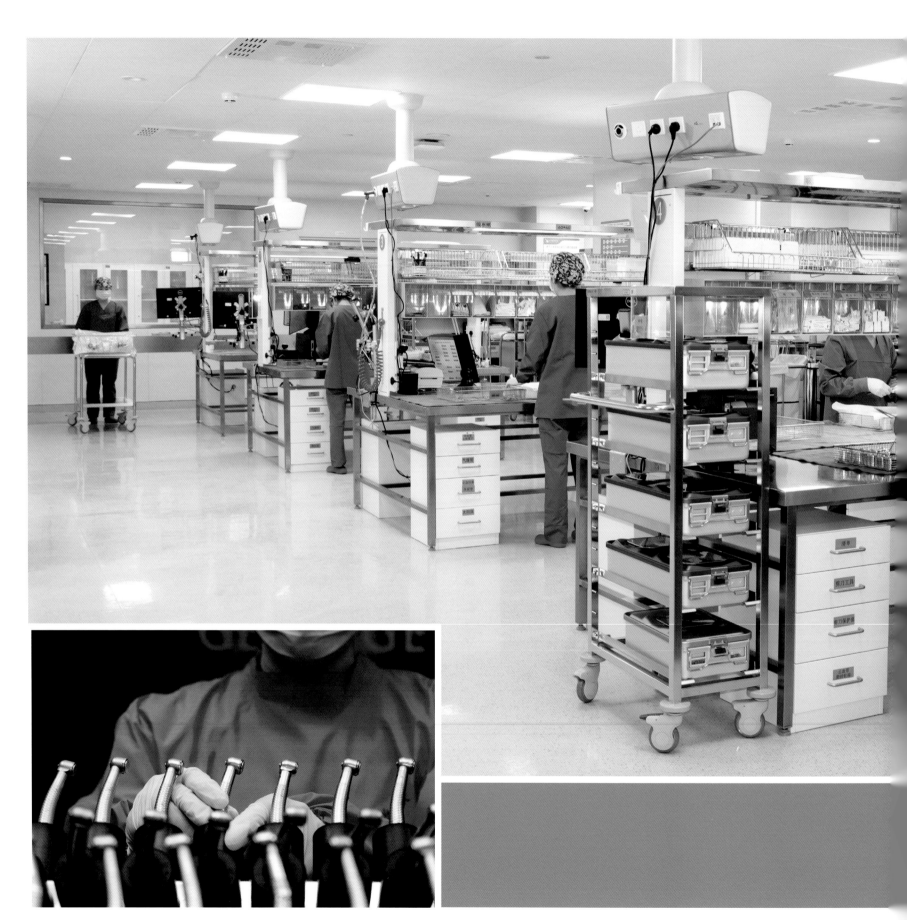

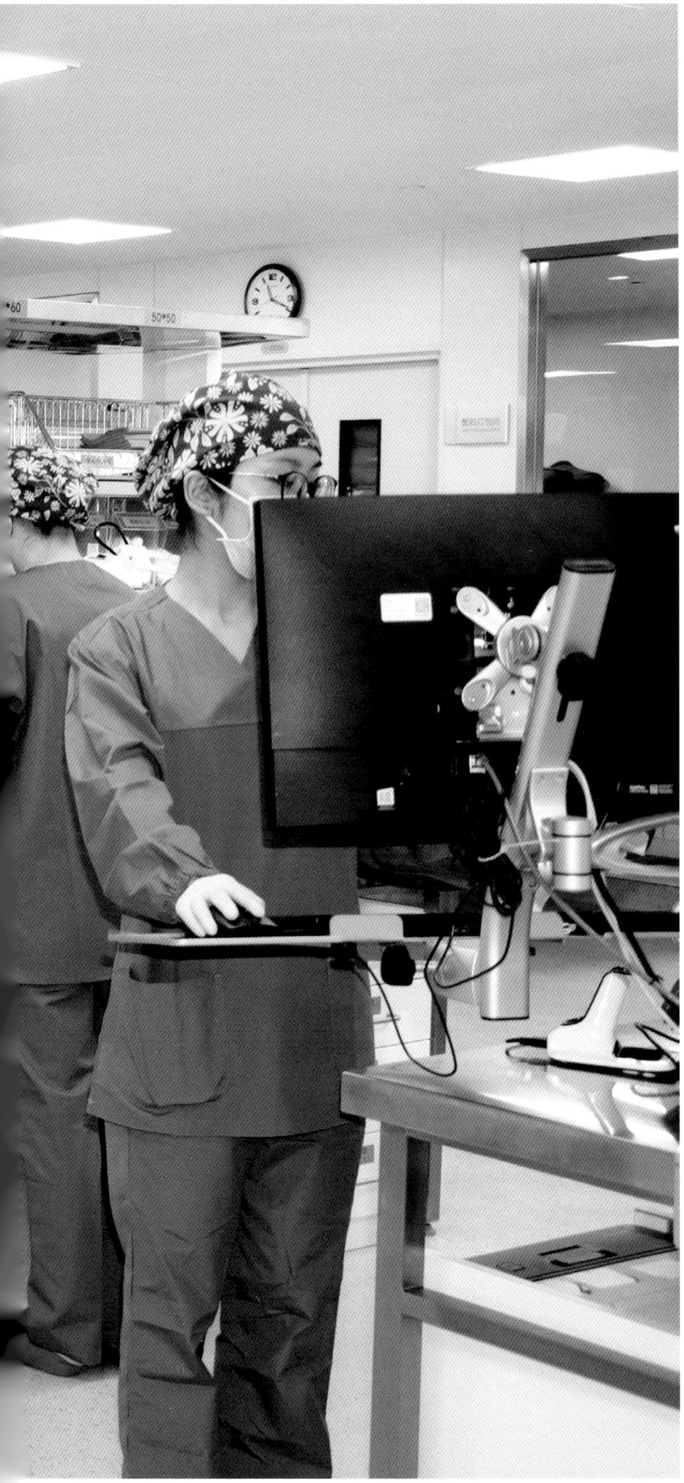

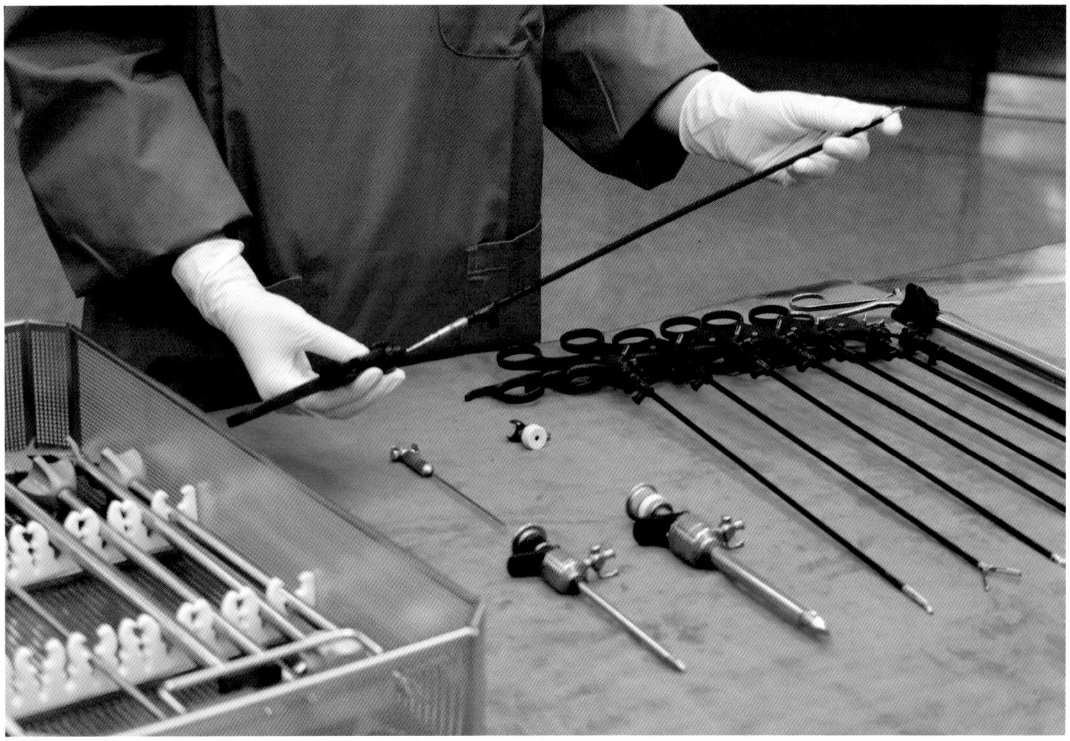

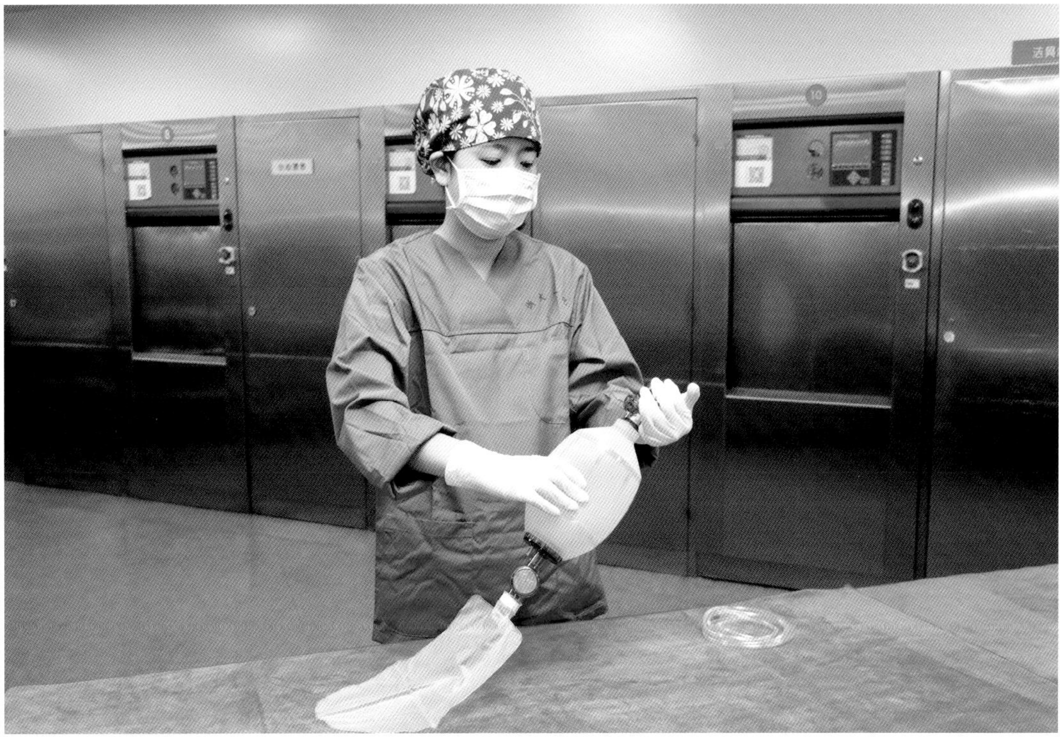

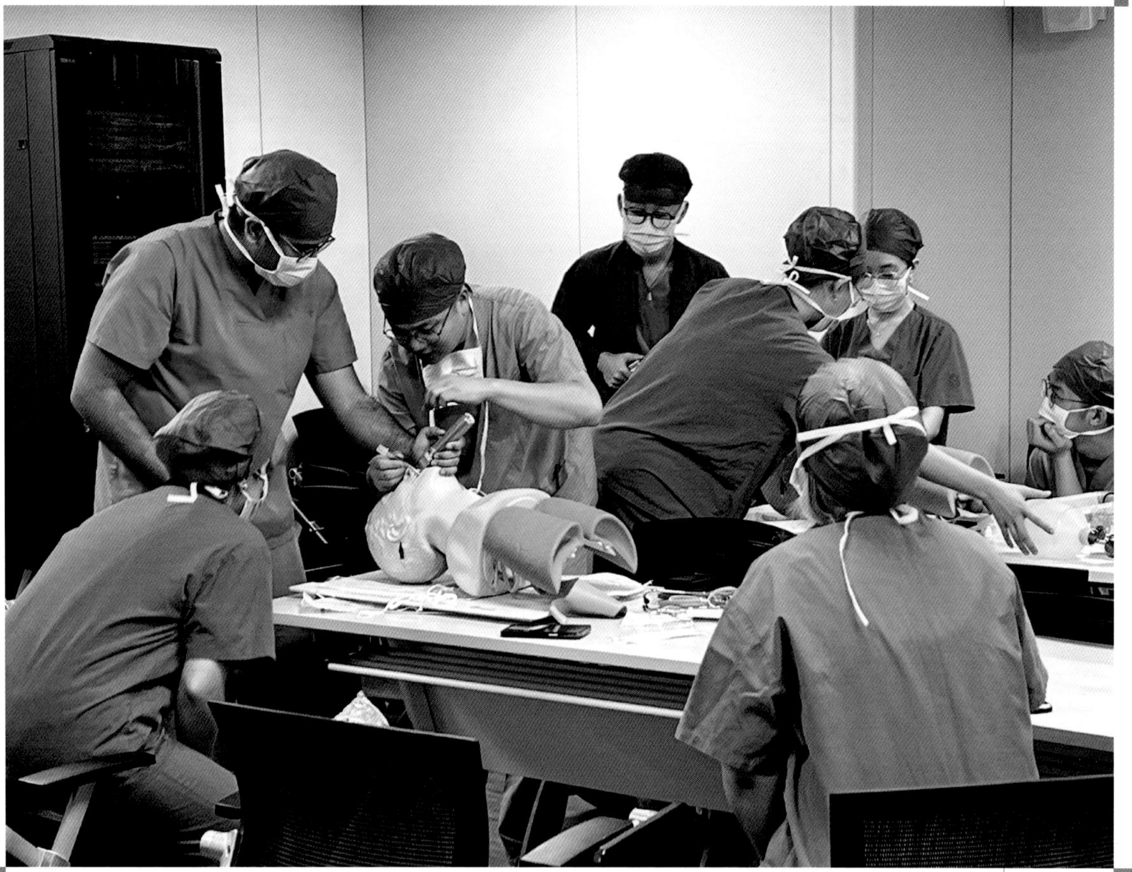

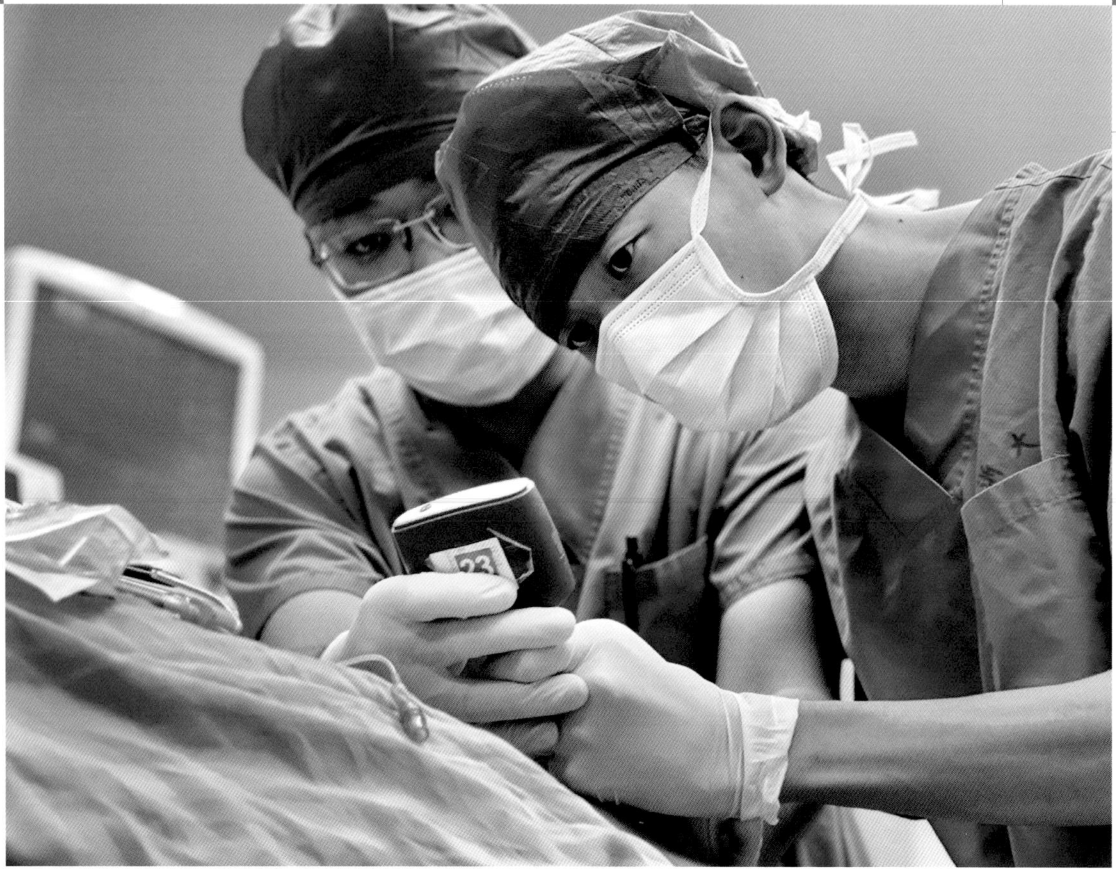

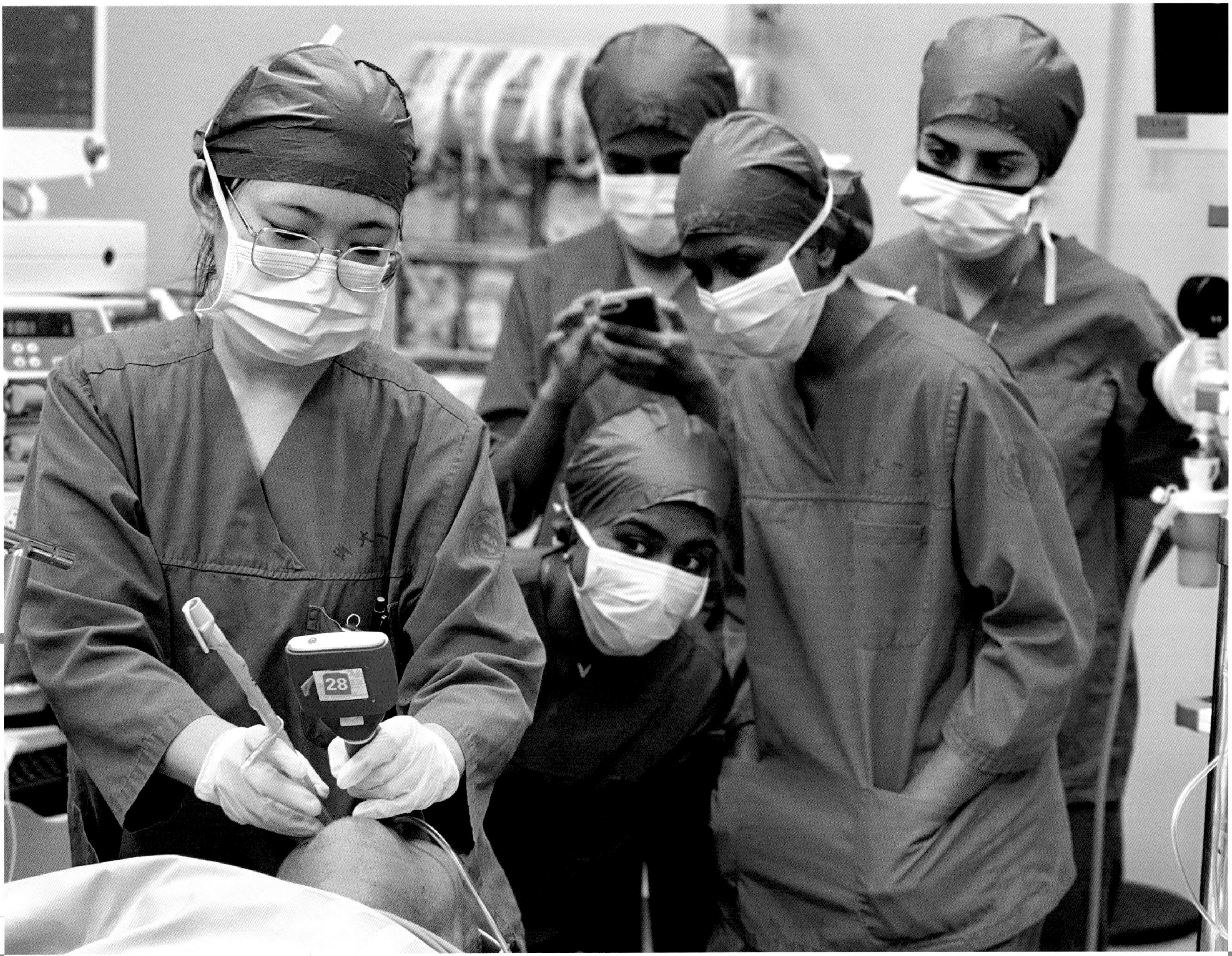

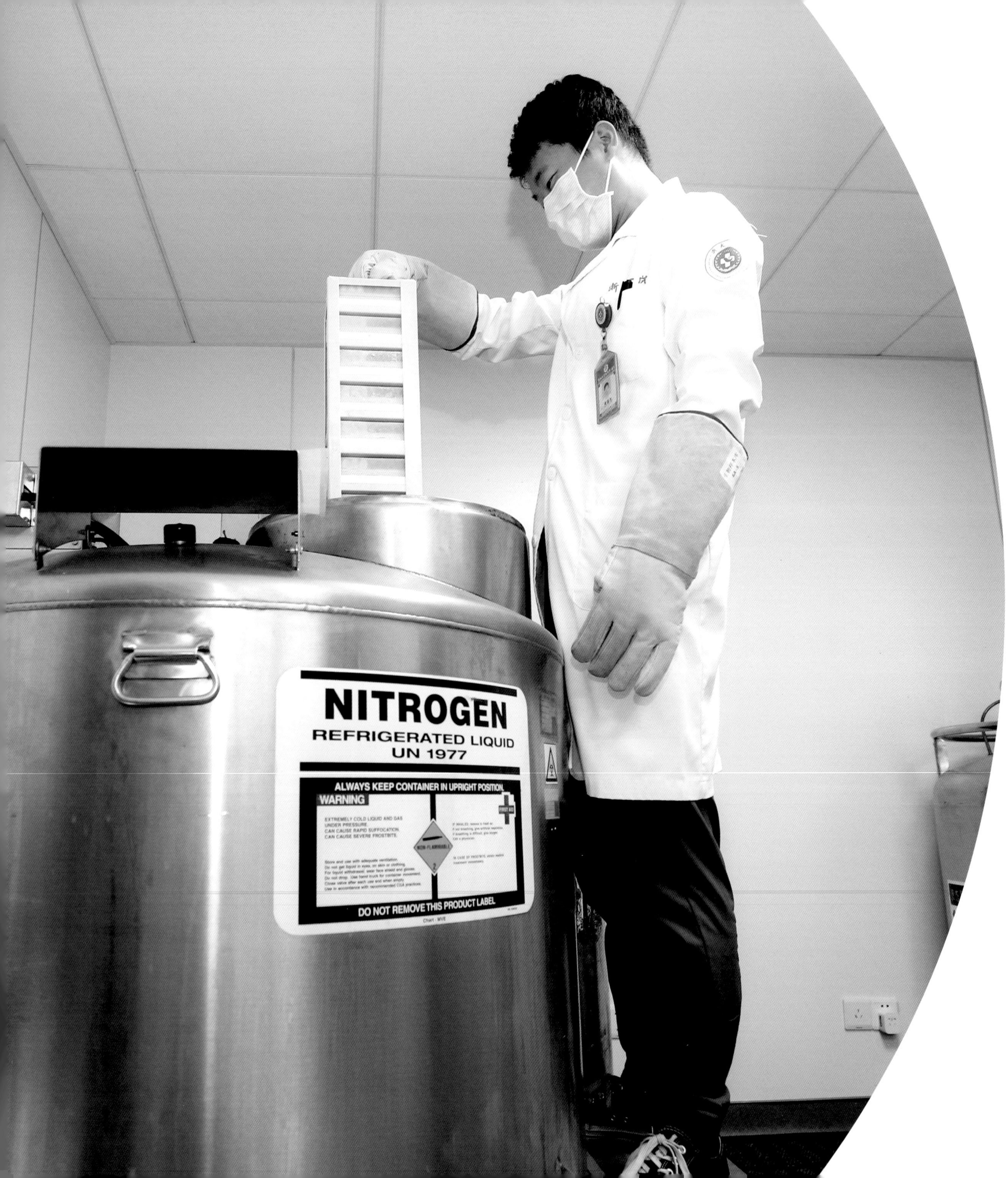
NITROGEN
REFRIGERATED LIQUID
UN 1977
ALWAYS KEEP CONTAINER IN UPRIGHT POSITION.
WARNING
EXTREMELY COLD LIQUID AND GAS
UNDER PRESSURE.
CAN CAUSE RAPID SUFFOCATION.
CAN CAUSE SEVERE FROSTBITE.
DO NOT REMOVE THIS PRODUCT LABEL

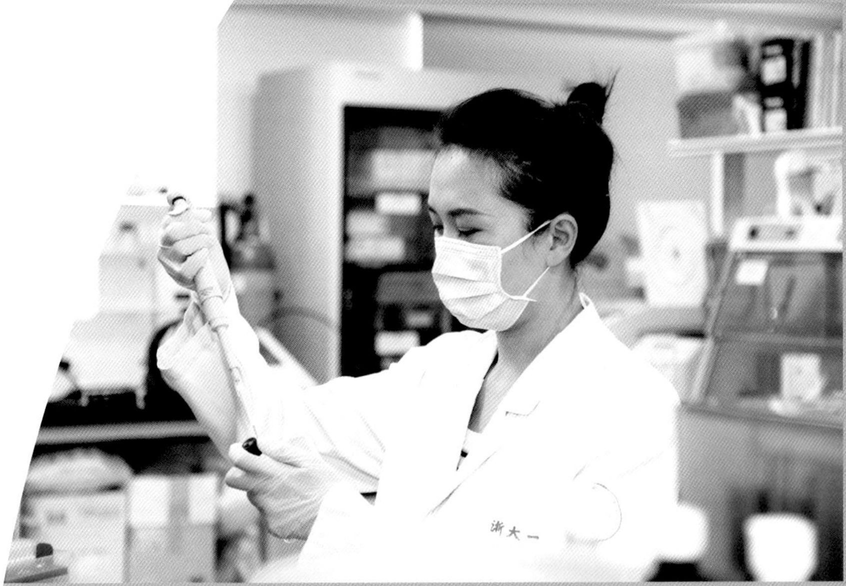
浙大一

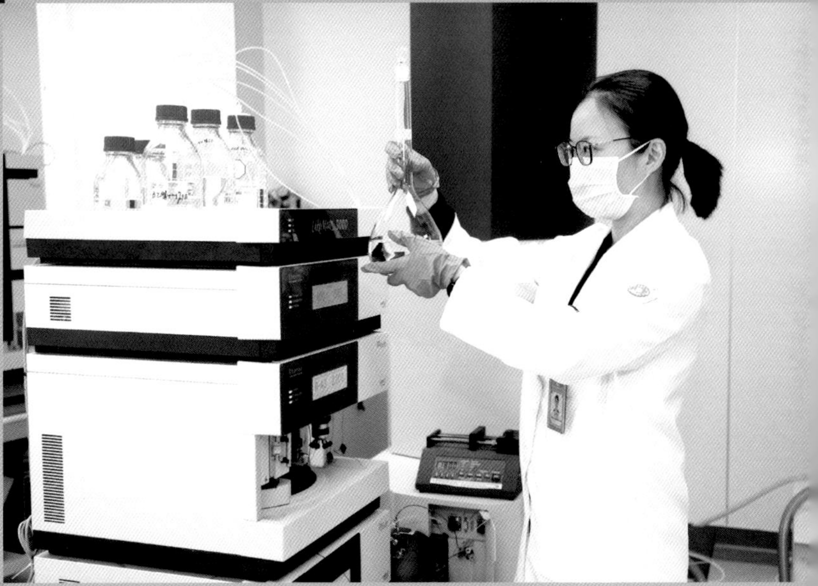

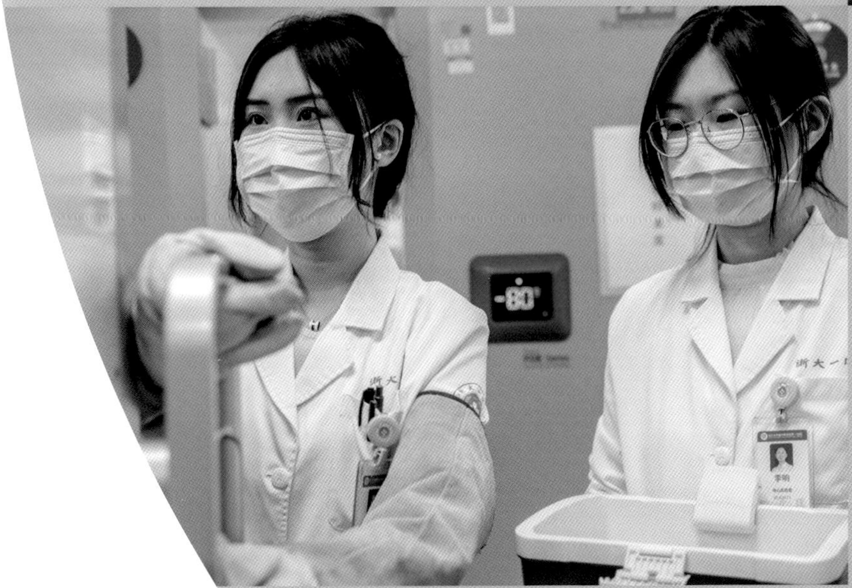
-80

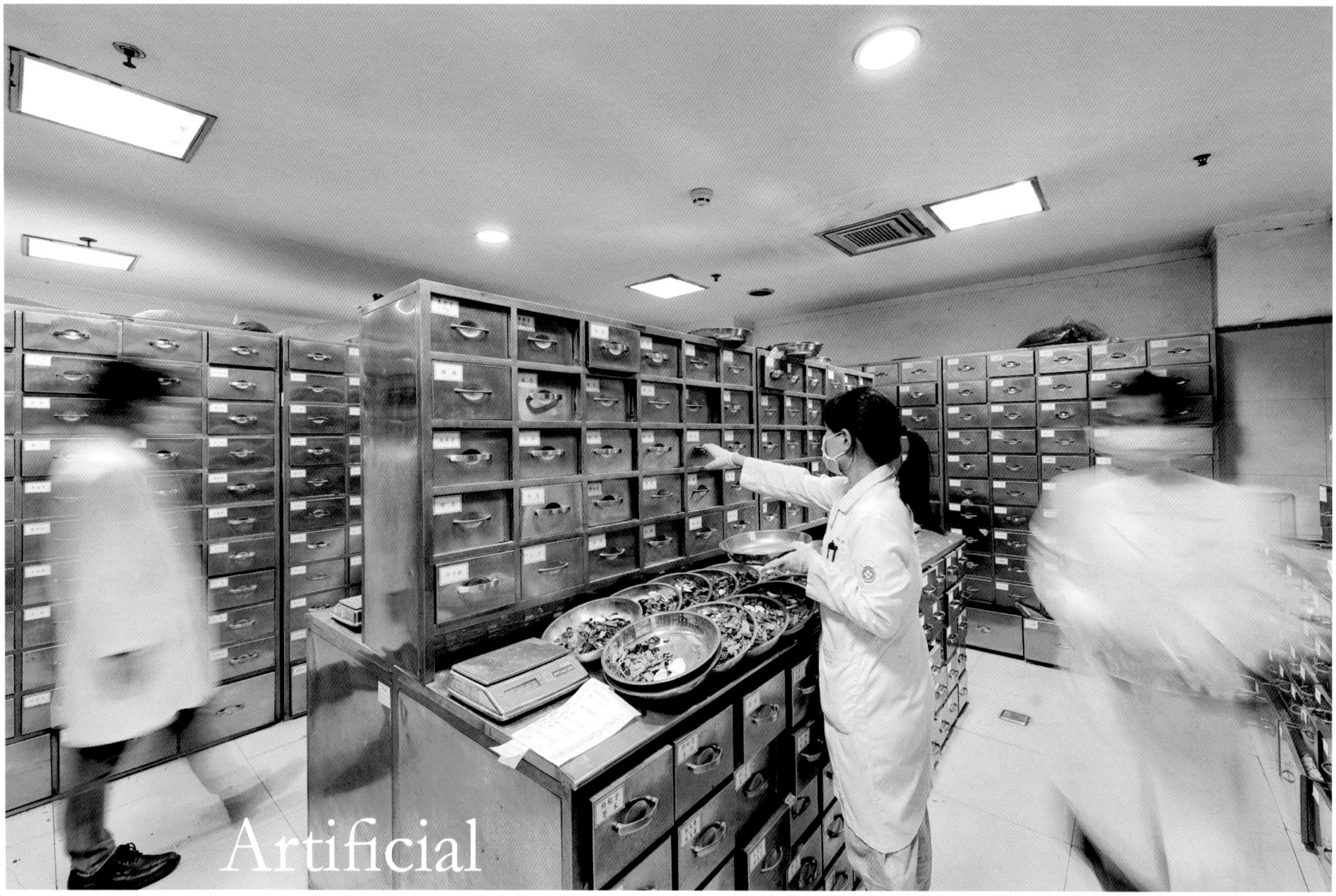
Artificial

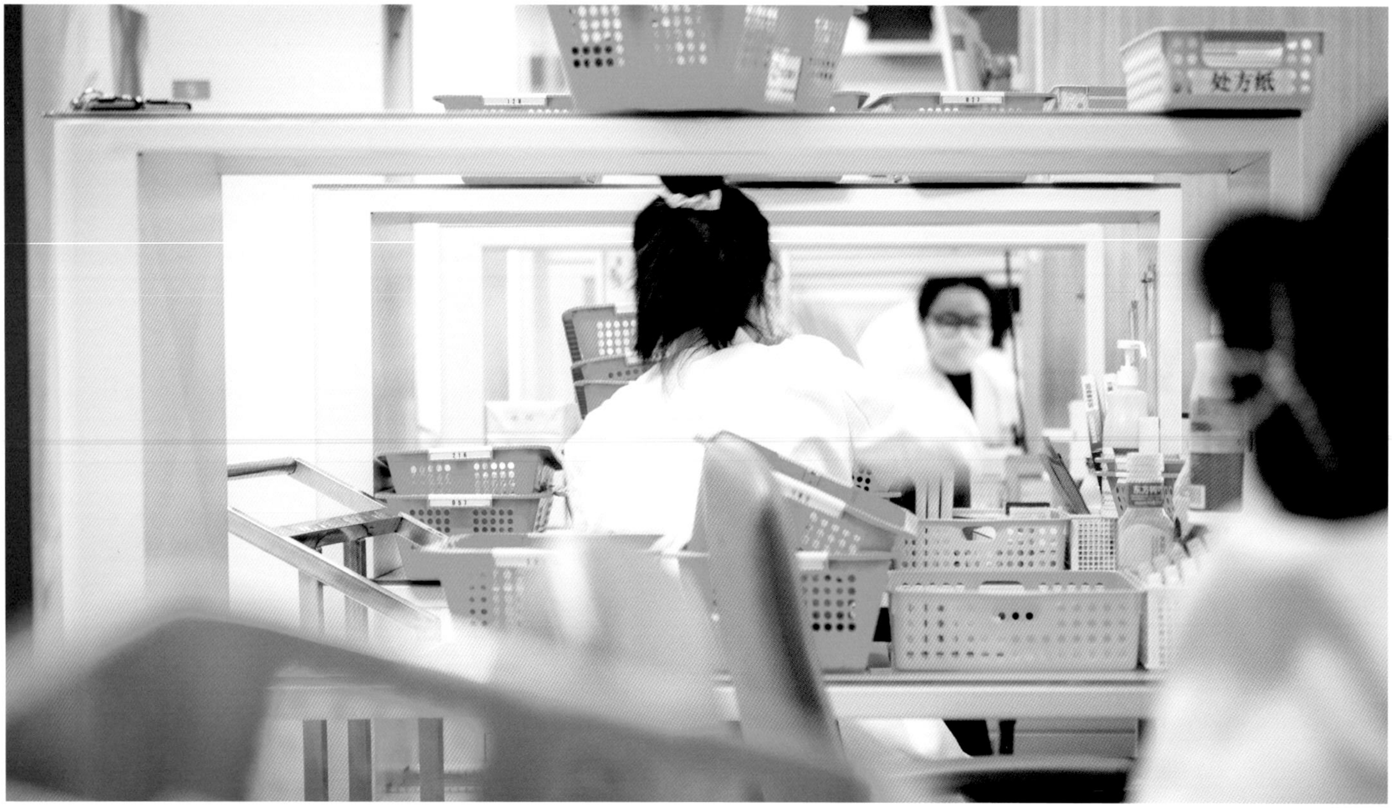
处方纸

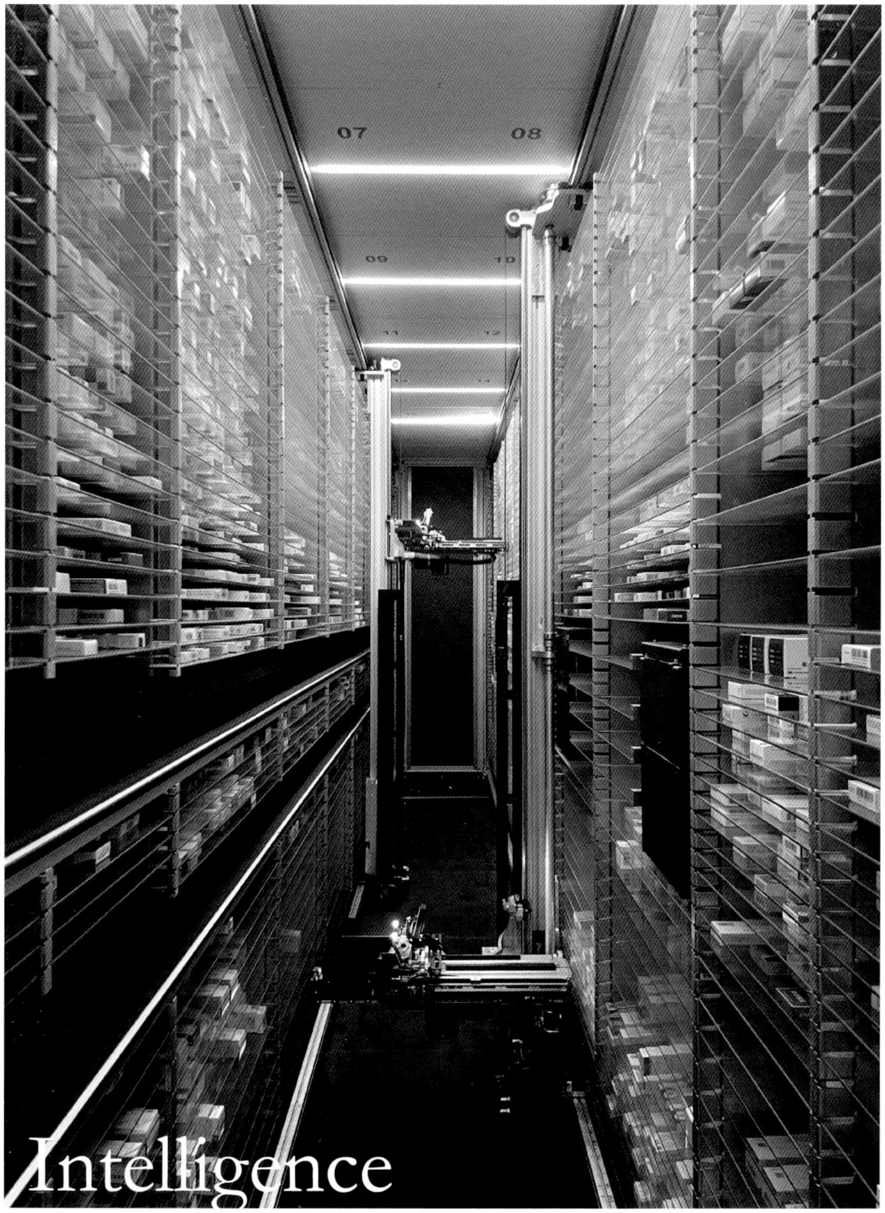
Intelligence

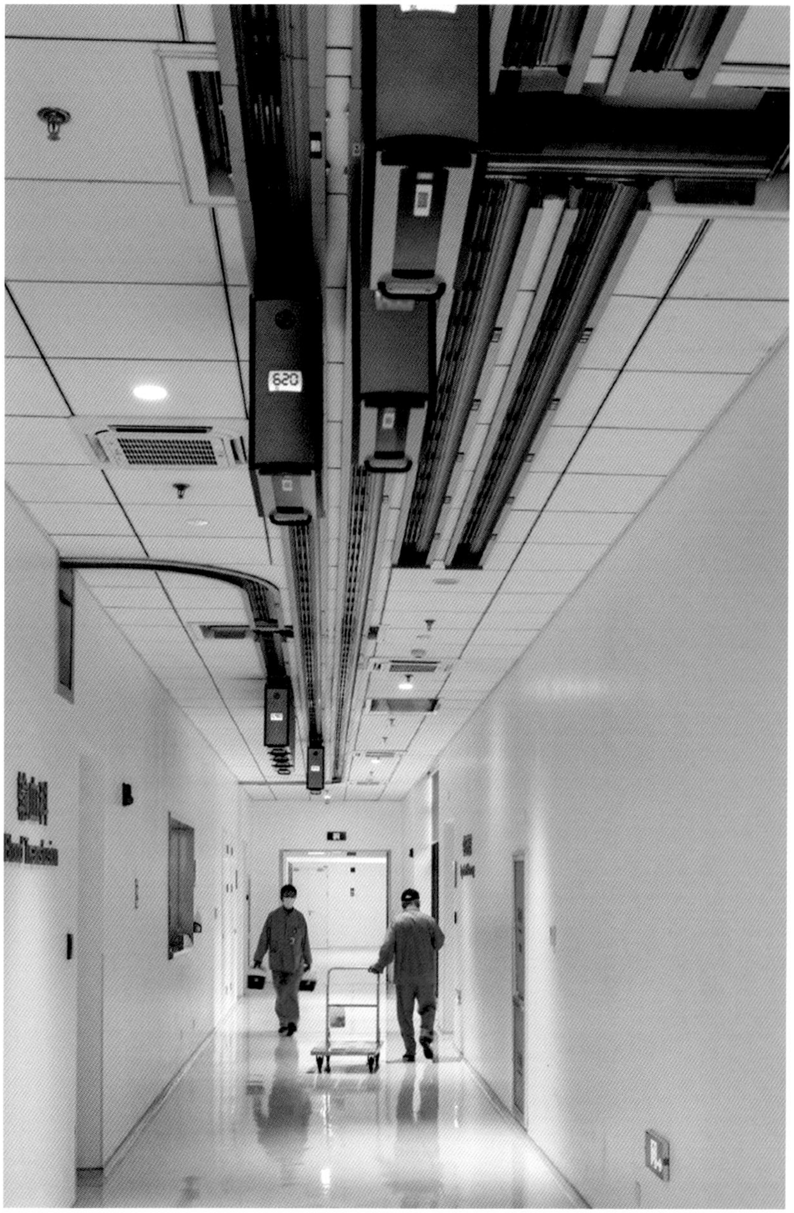

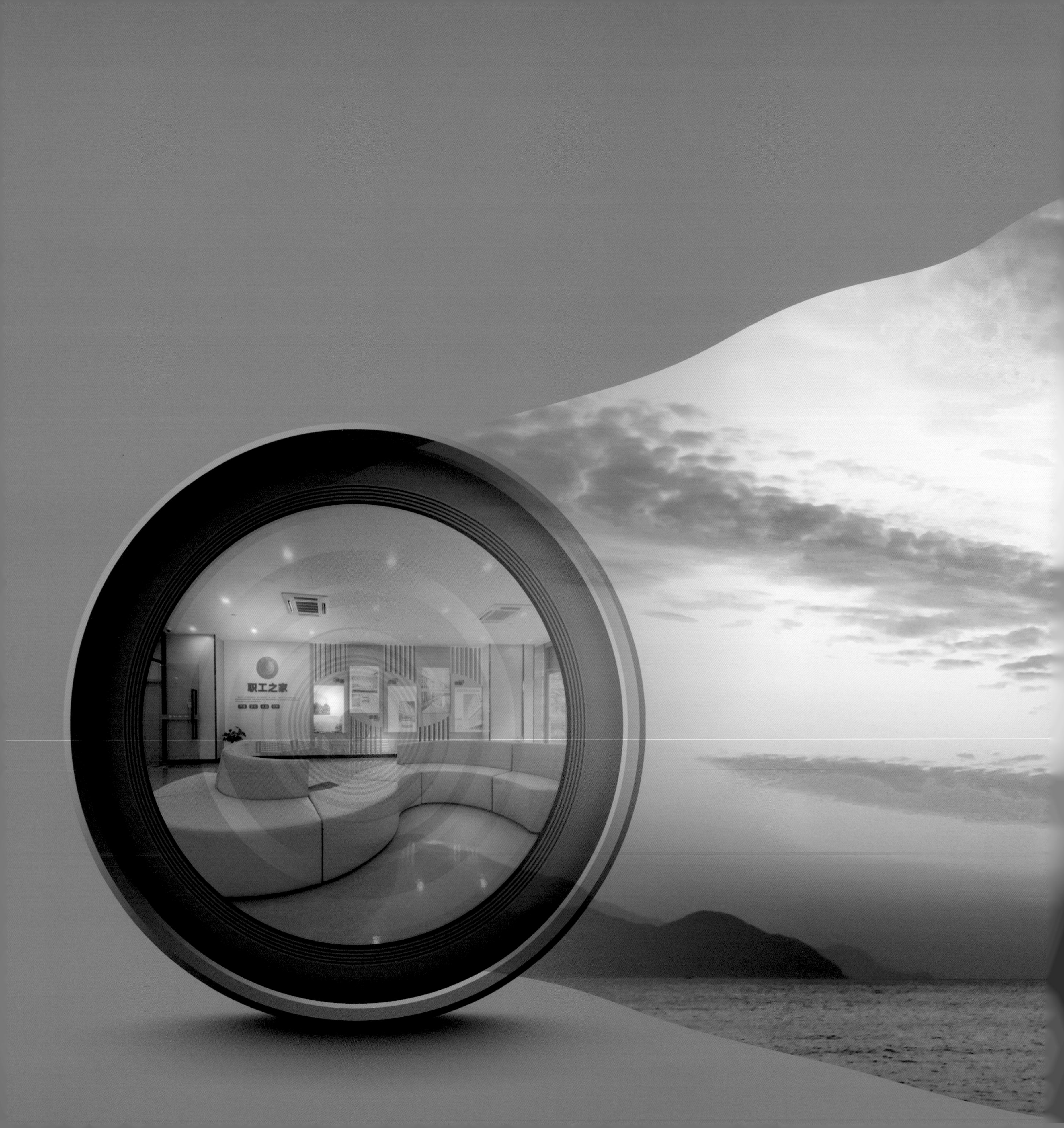
职工之家

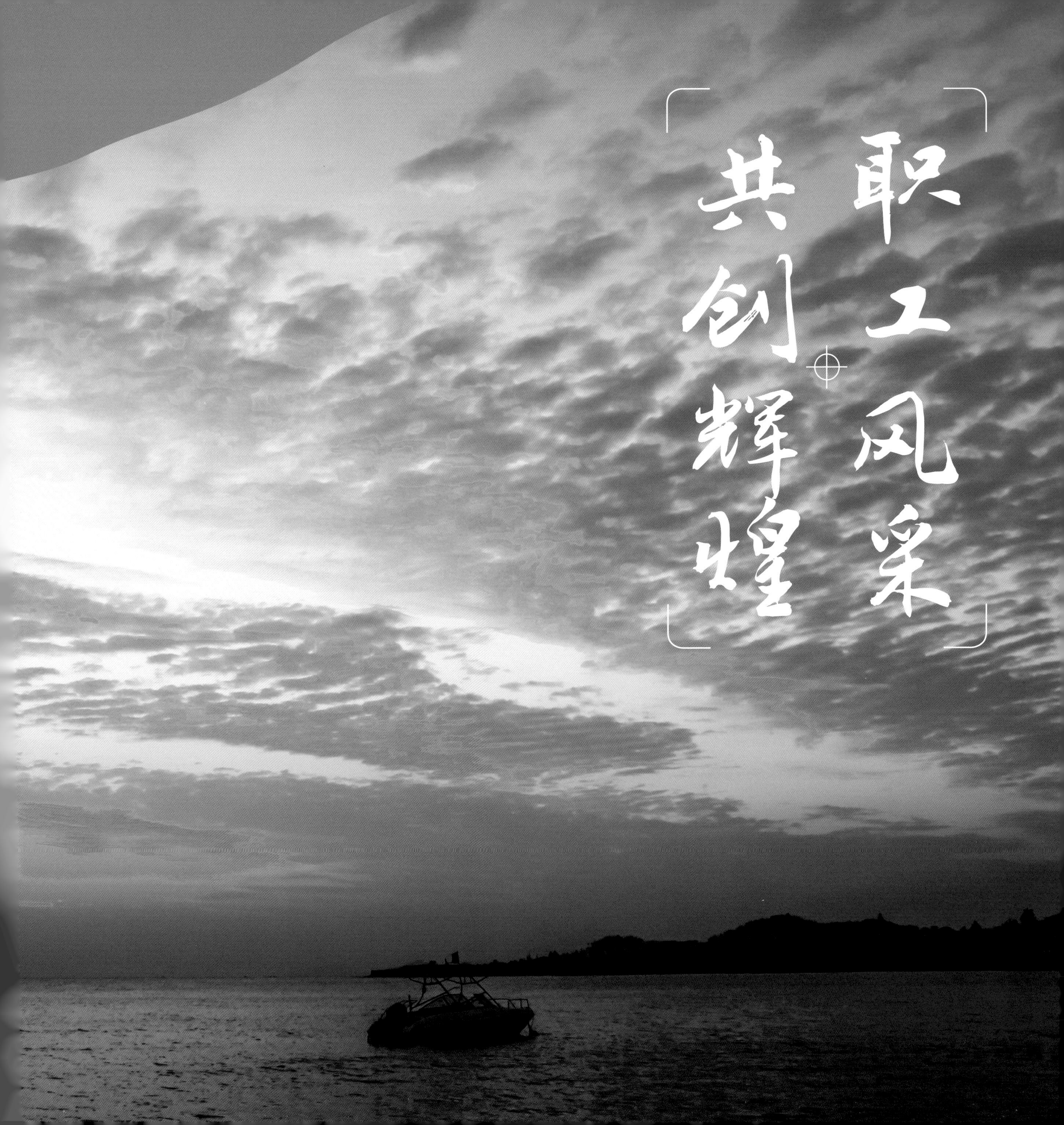
职工风采
共创辉煌

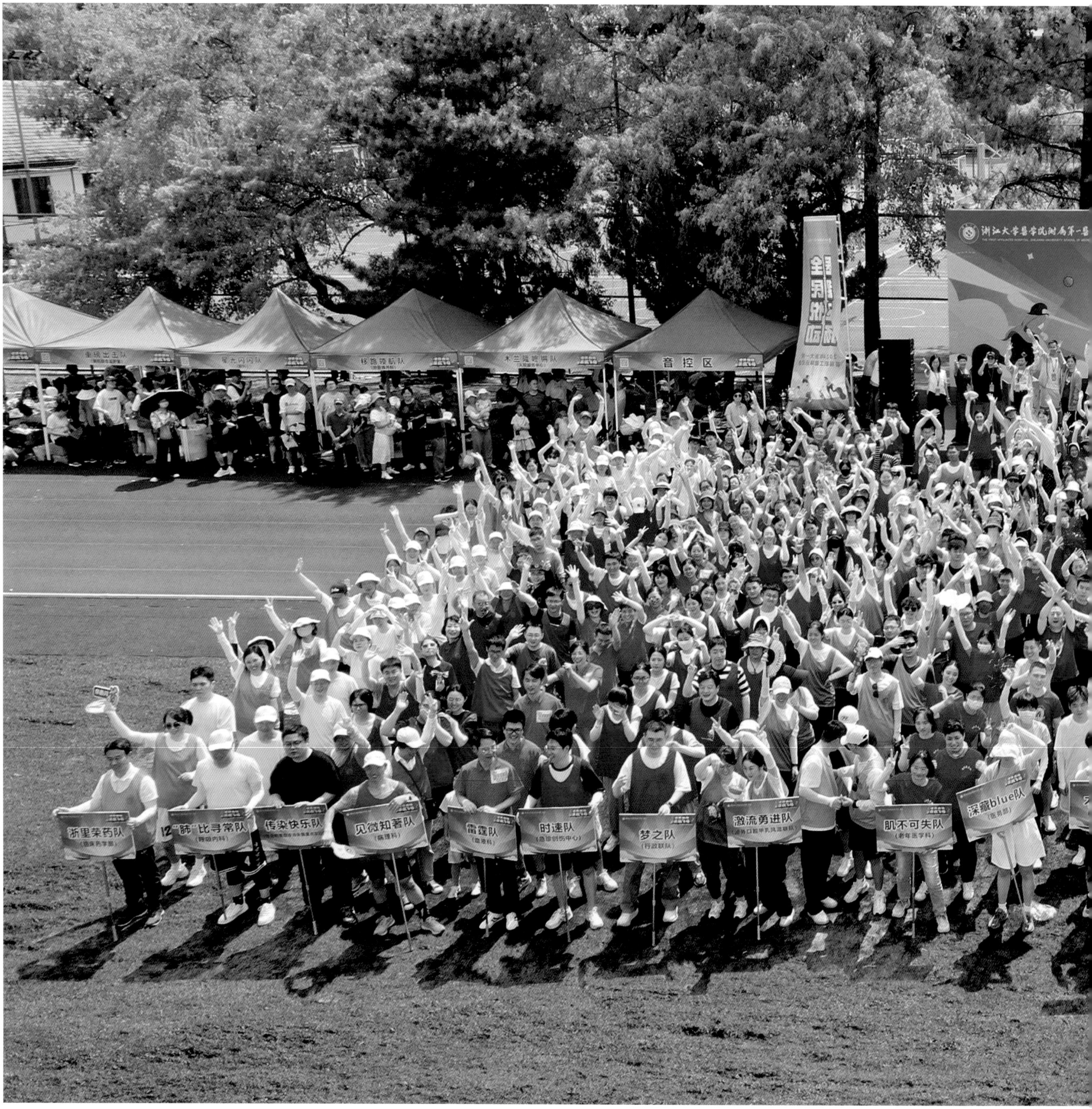
音控区
"肺"比寻常队
(呼吸内科)
传染快乐队
见微知著队
(病理科)
雷霆队
时速队
(急诊创伤中心)
梦之队
(行政联队)
激流勇进队
肌不可失队
(老年医学科)
深藏blue队
(服务部)

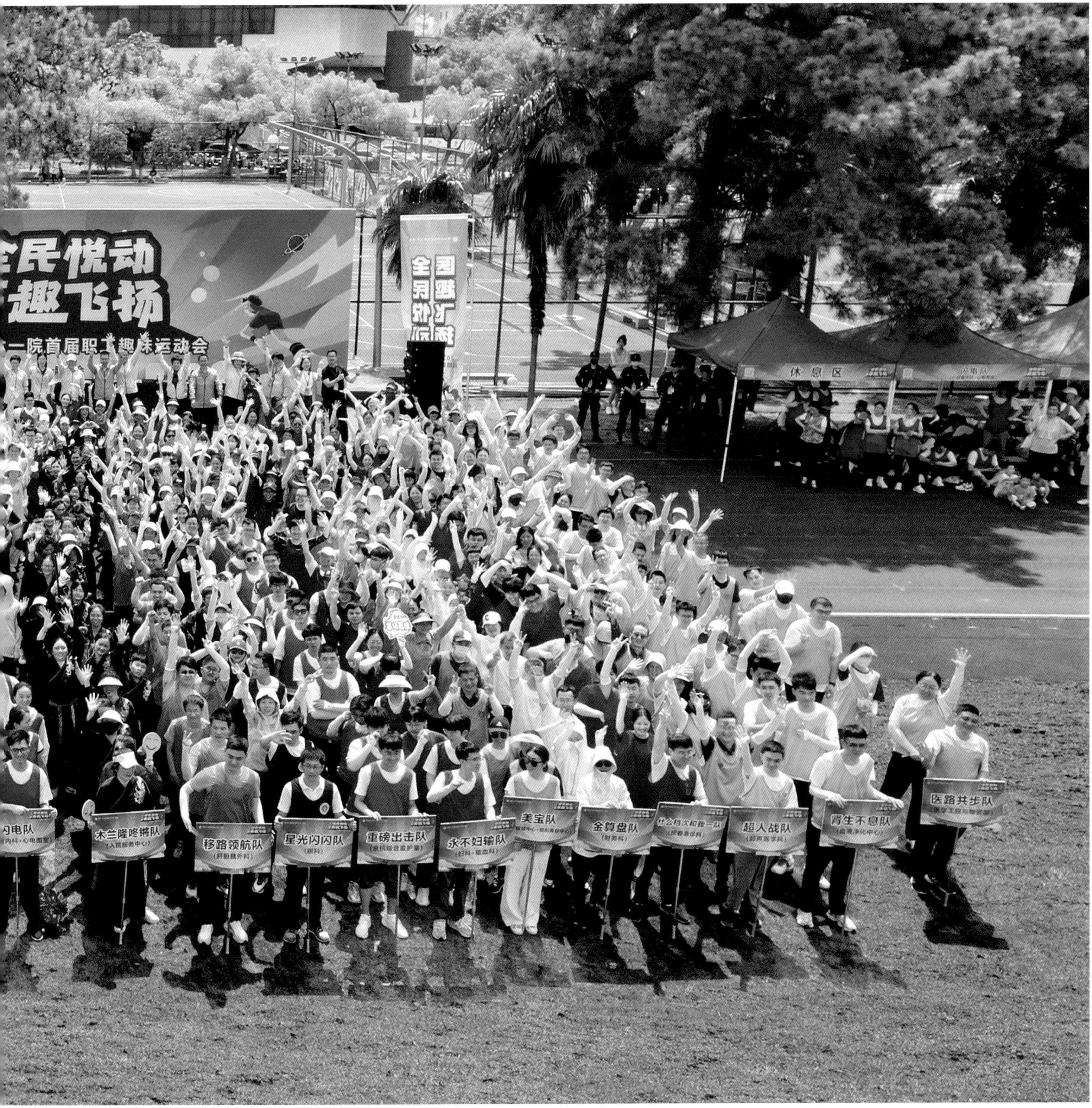
民悦动
趣飞扬
休息区
木兰隆咚锵队
移路领航队
星光闪闪队
重磅出击队
永不妇输队
美宝队
金算盘队
超人战队
肾生不息队
医路共步队

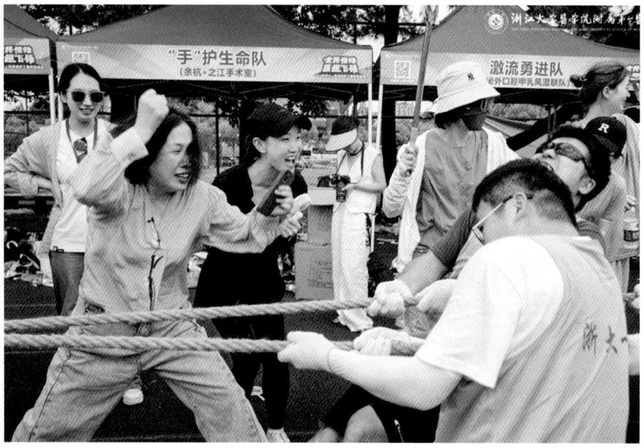
“手”护生命队
(余杭·之江手术室)
激流勇进队

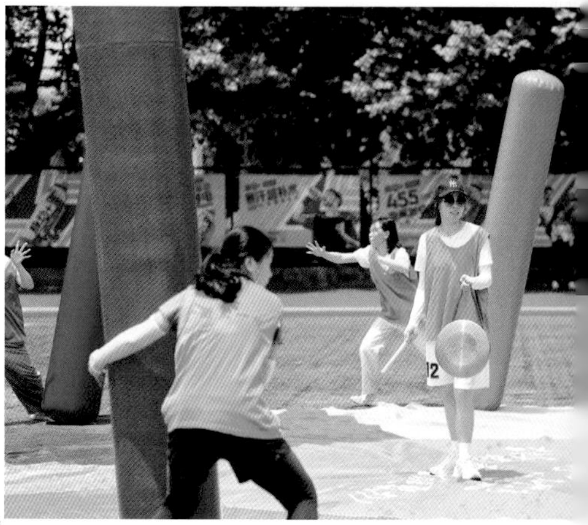

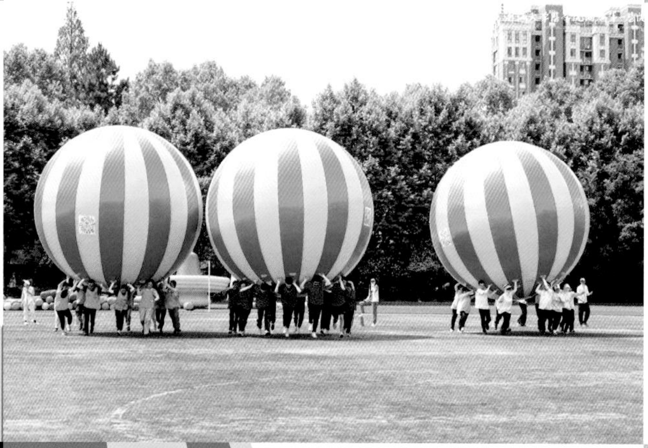

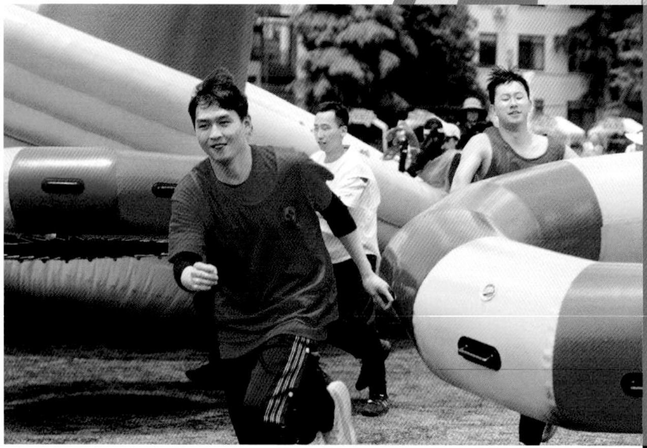

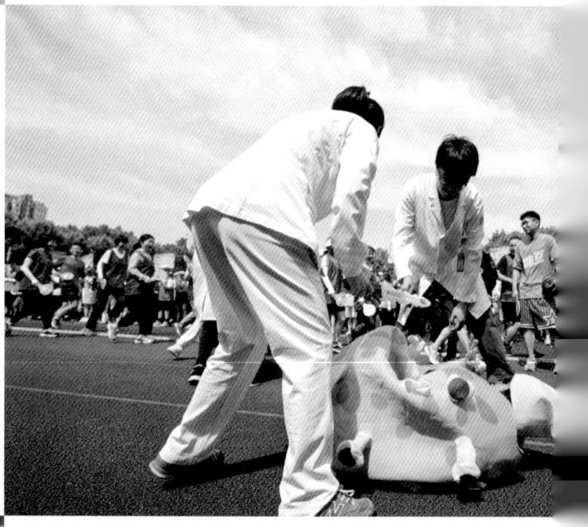

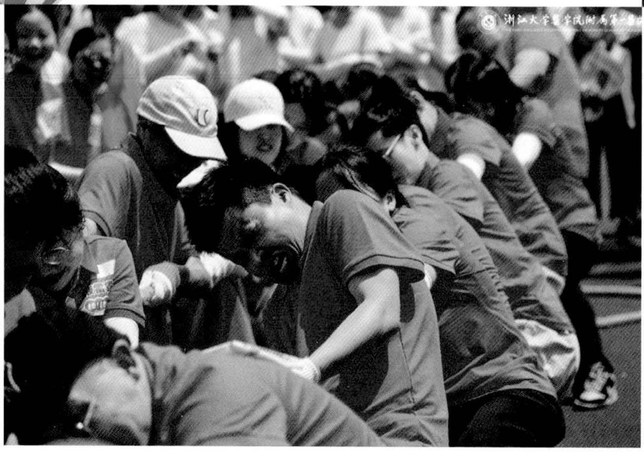

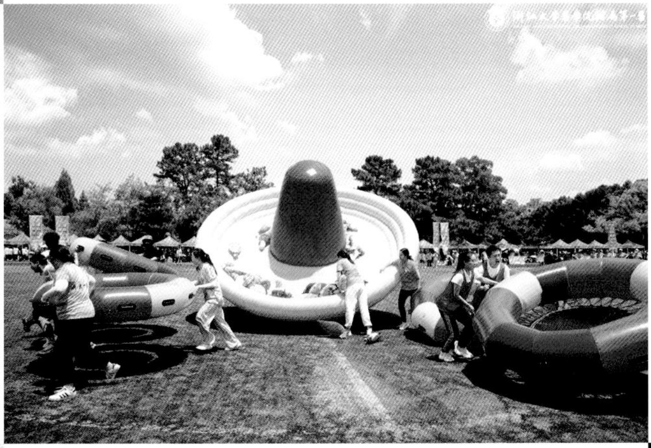

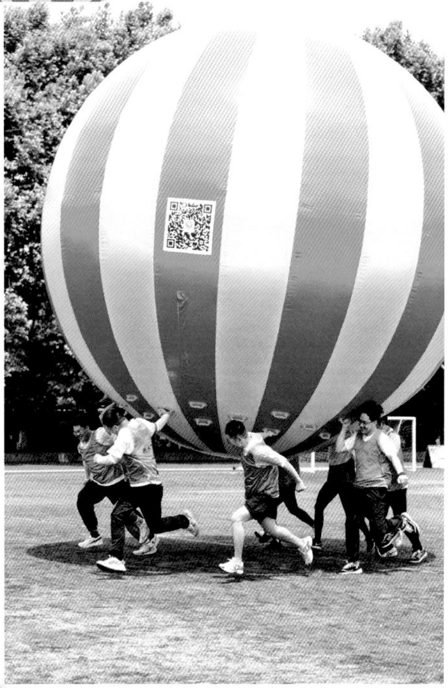

We are a team

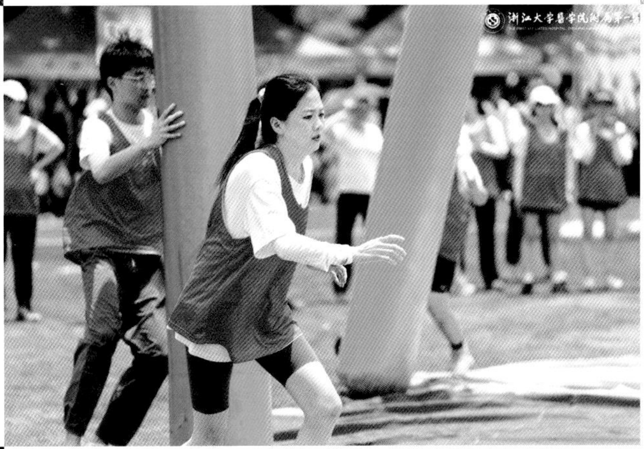

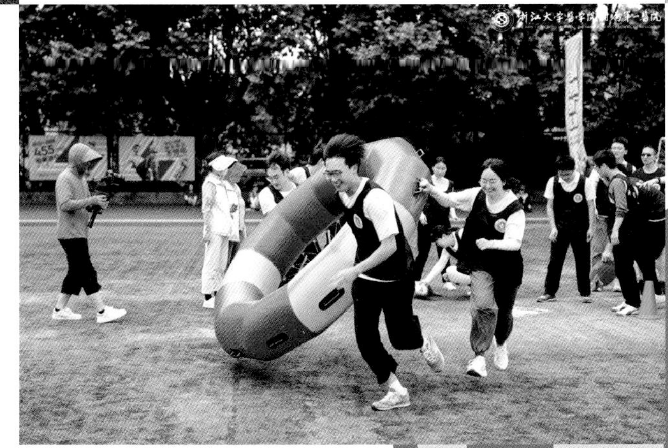

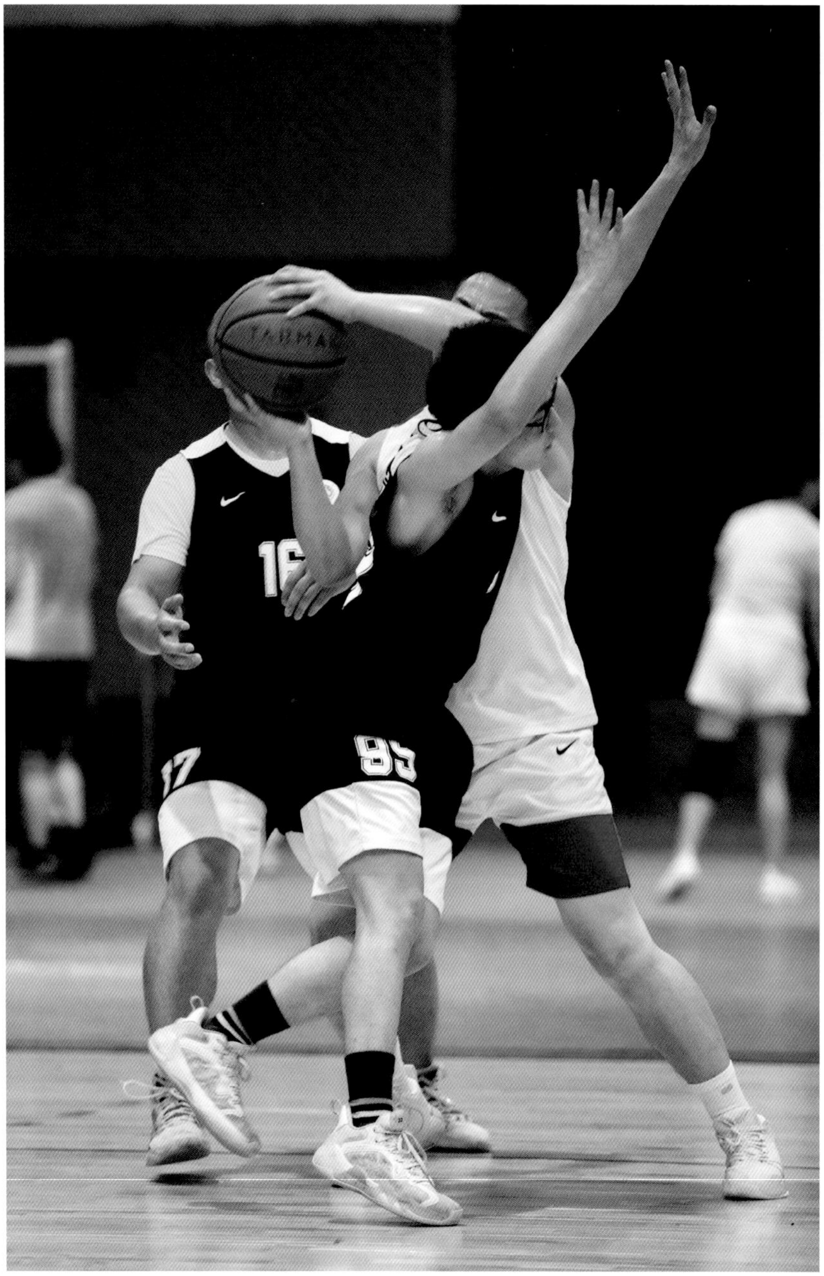

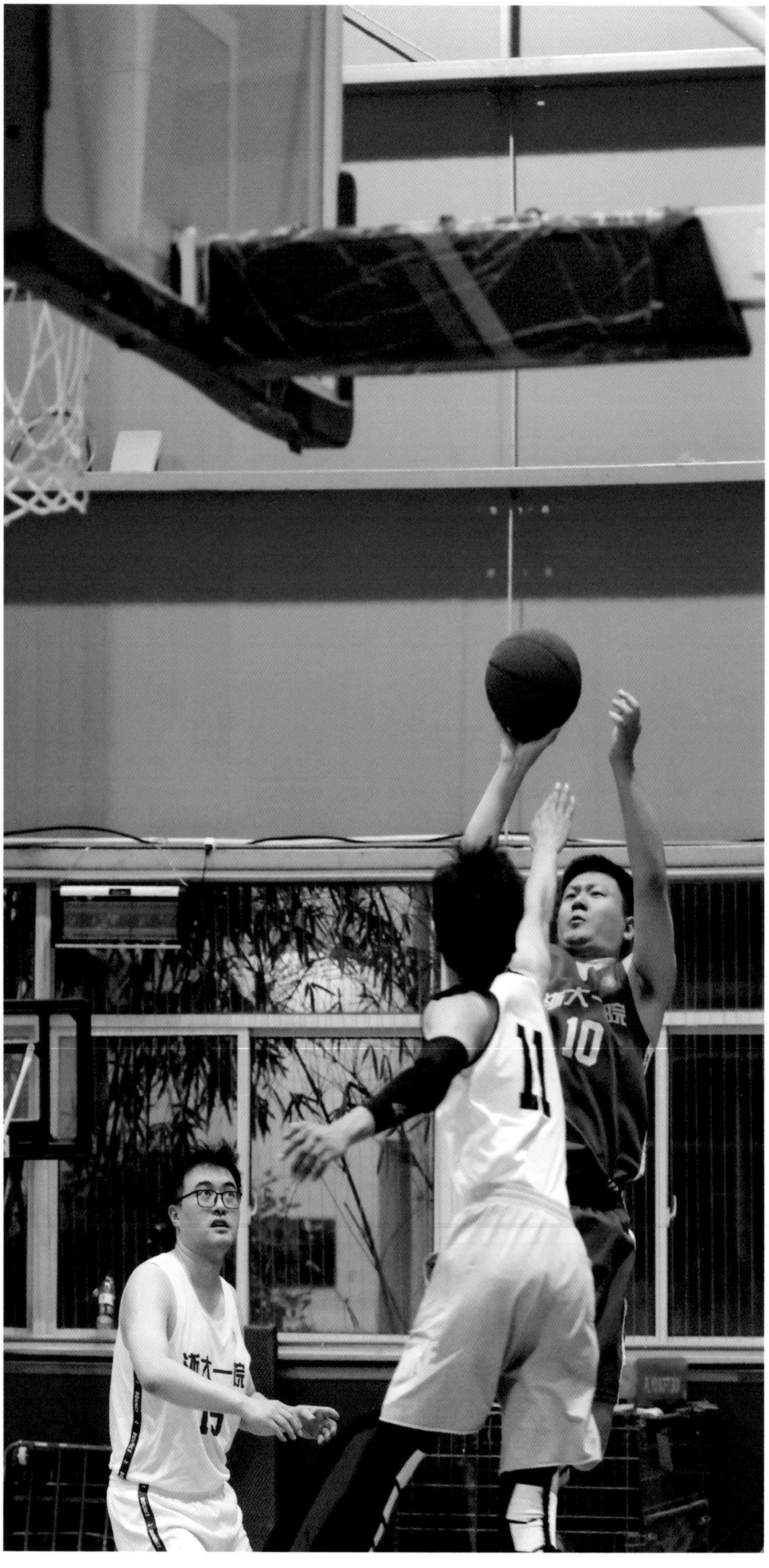

I am unparalleled

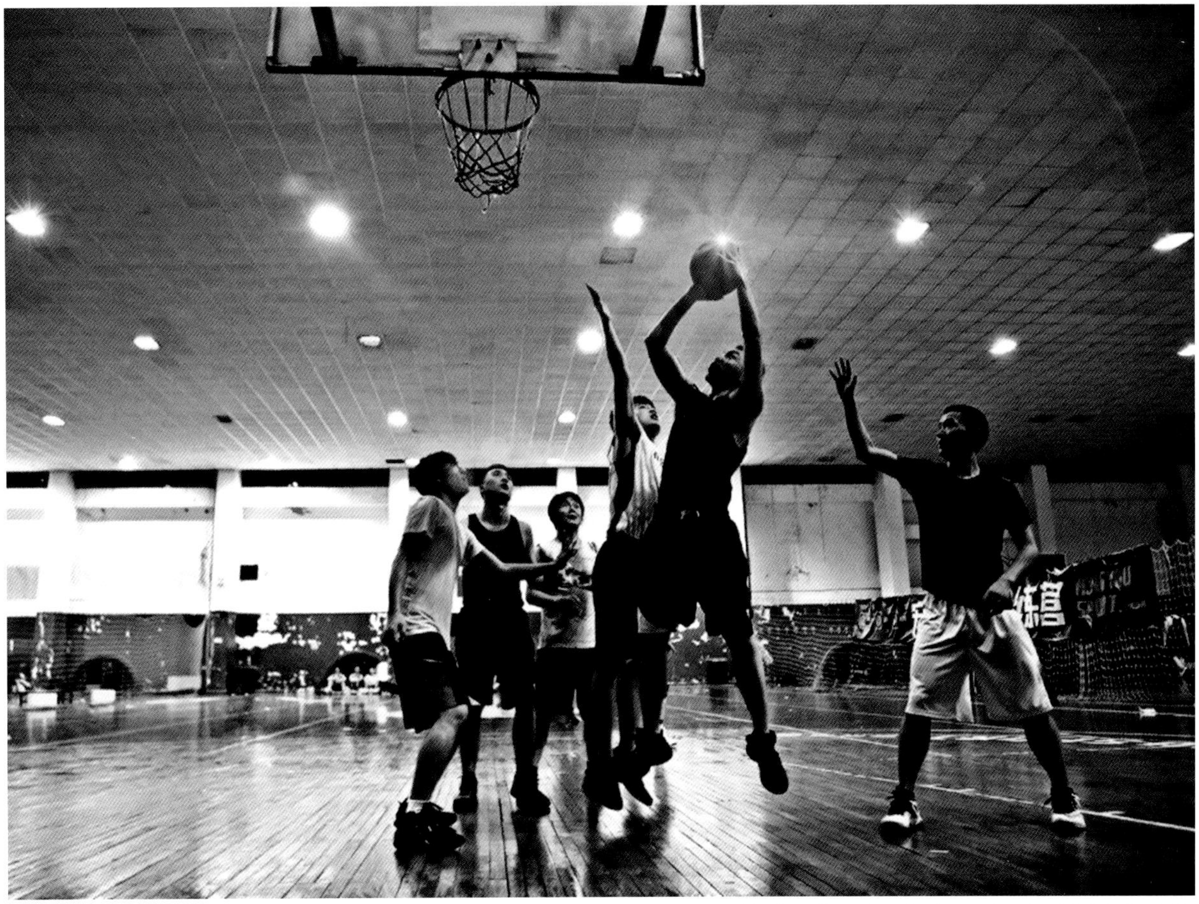

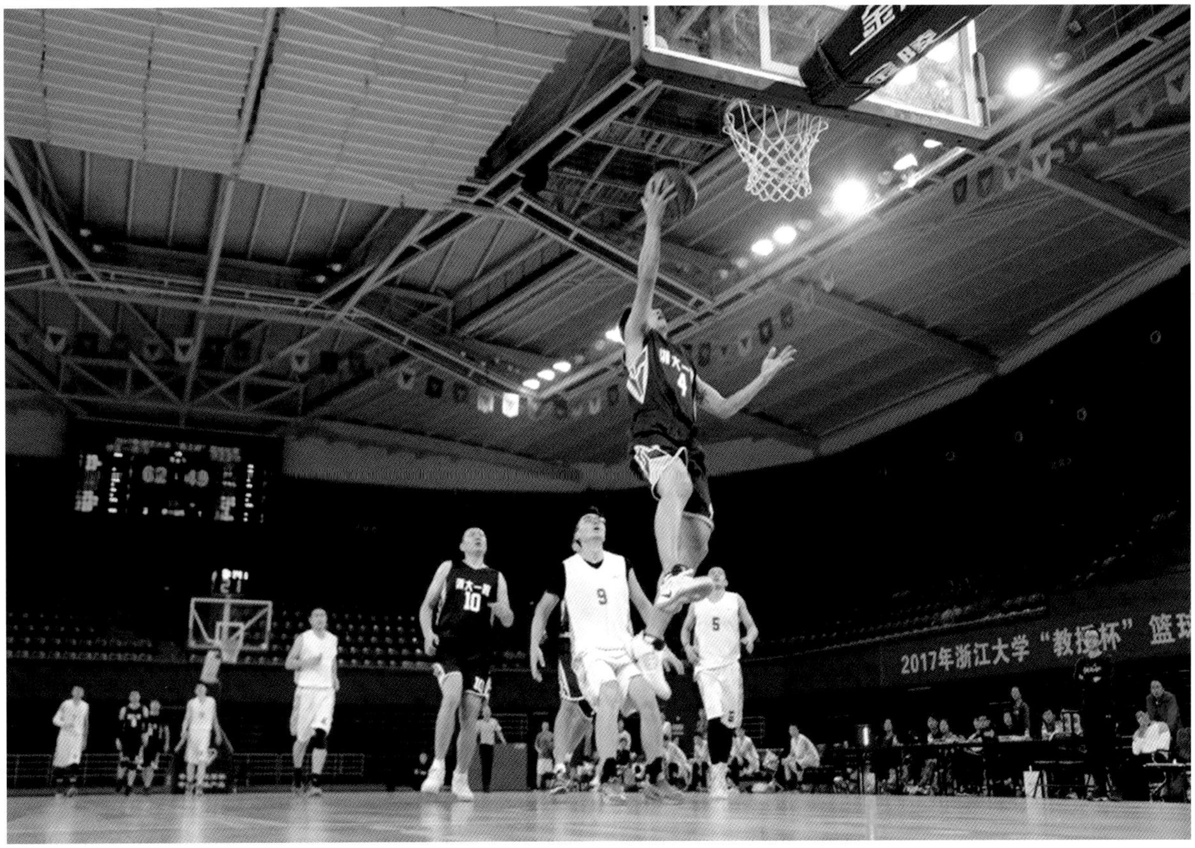
62 49
10
9
5
4
2017年浙江大学“教授杯”篮球

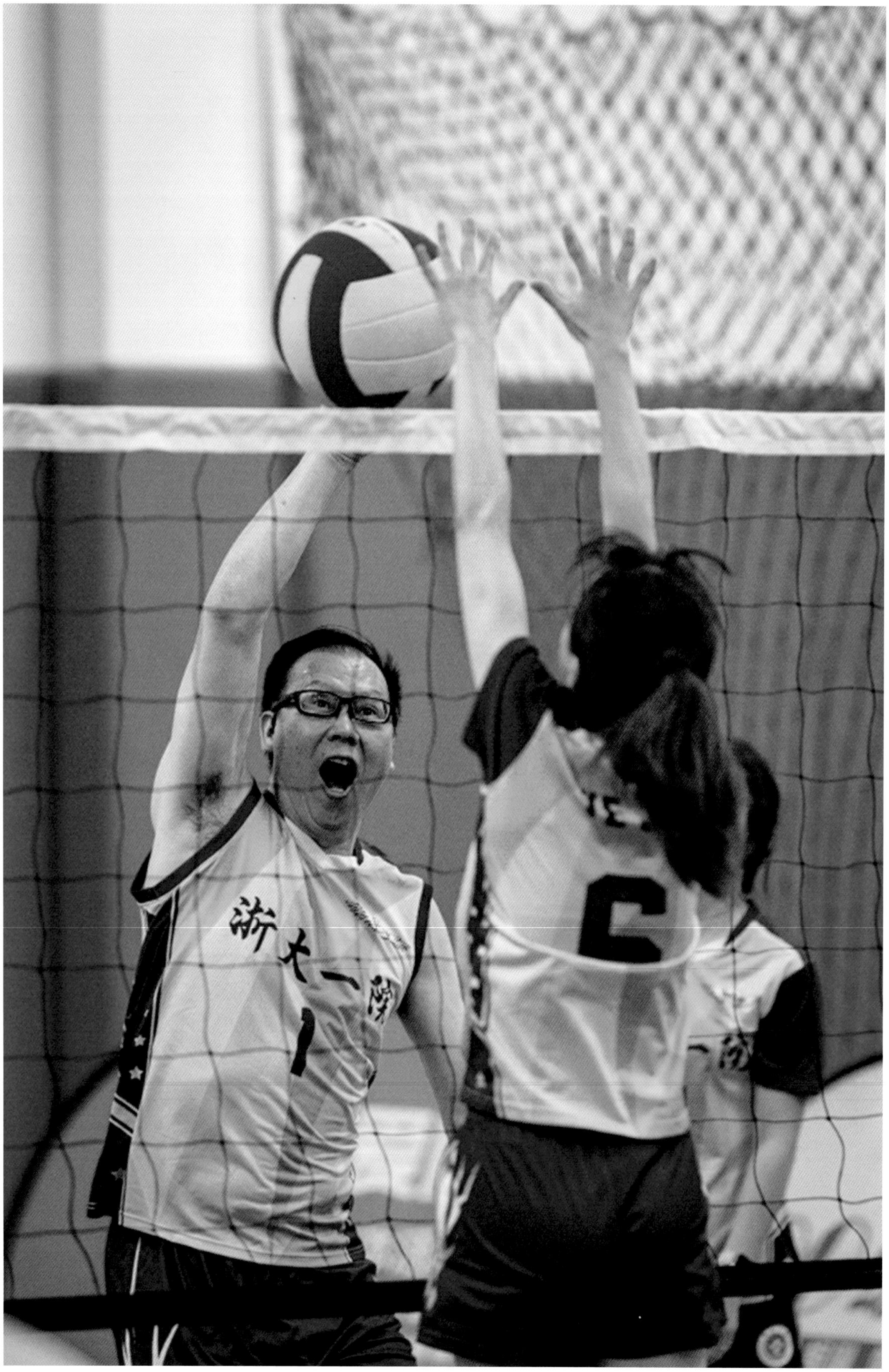

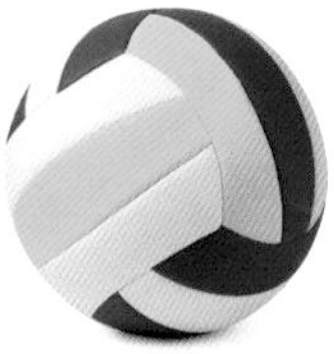

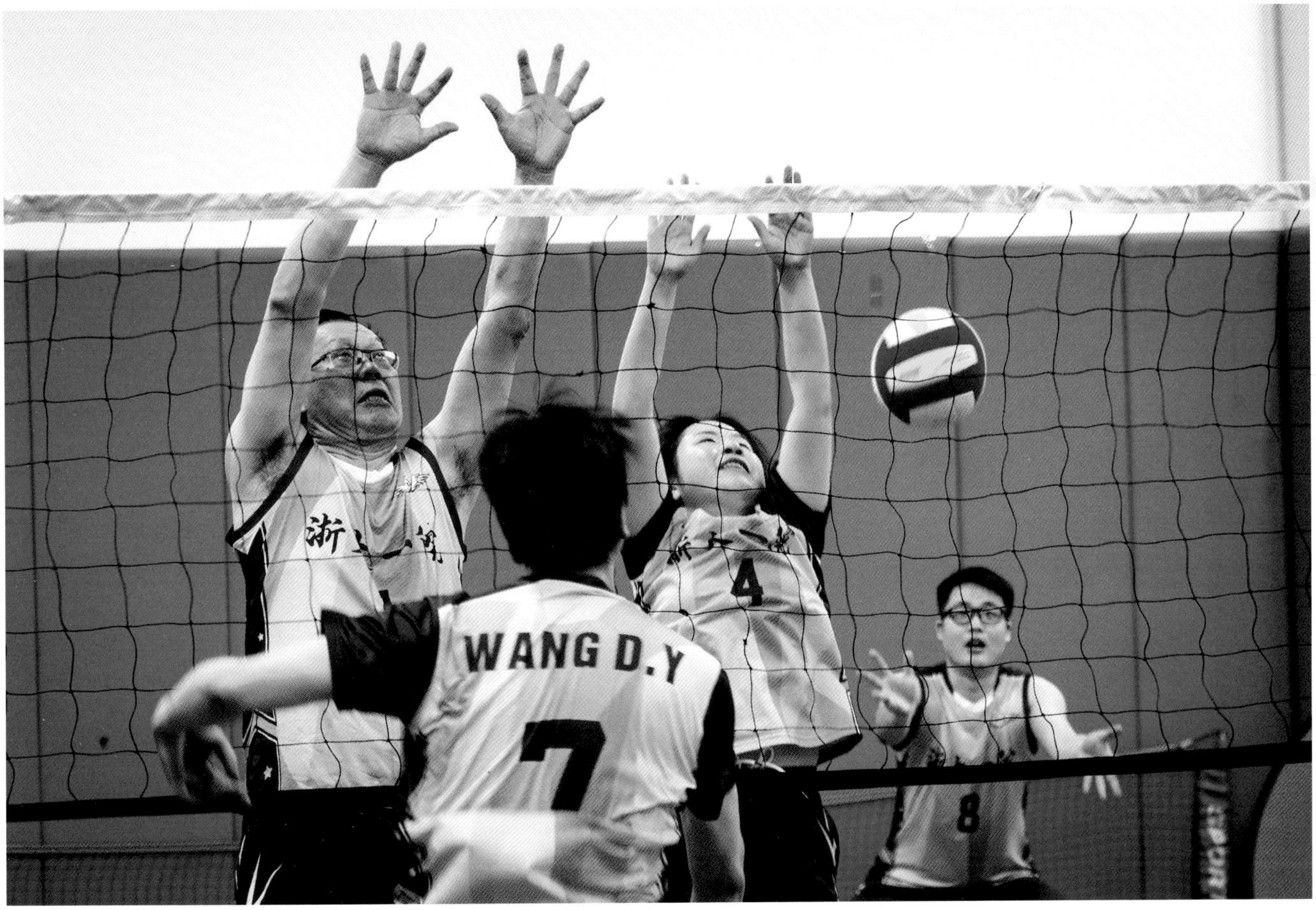
WANG D.Y
7

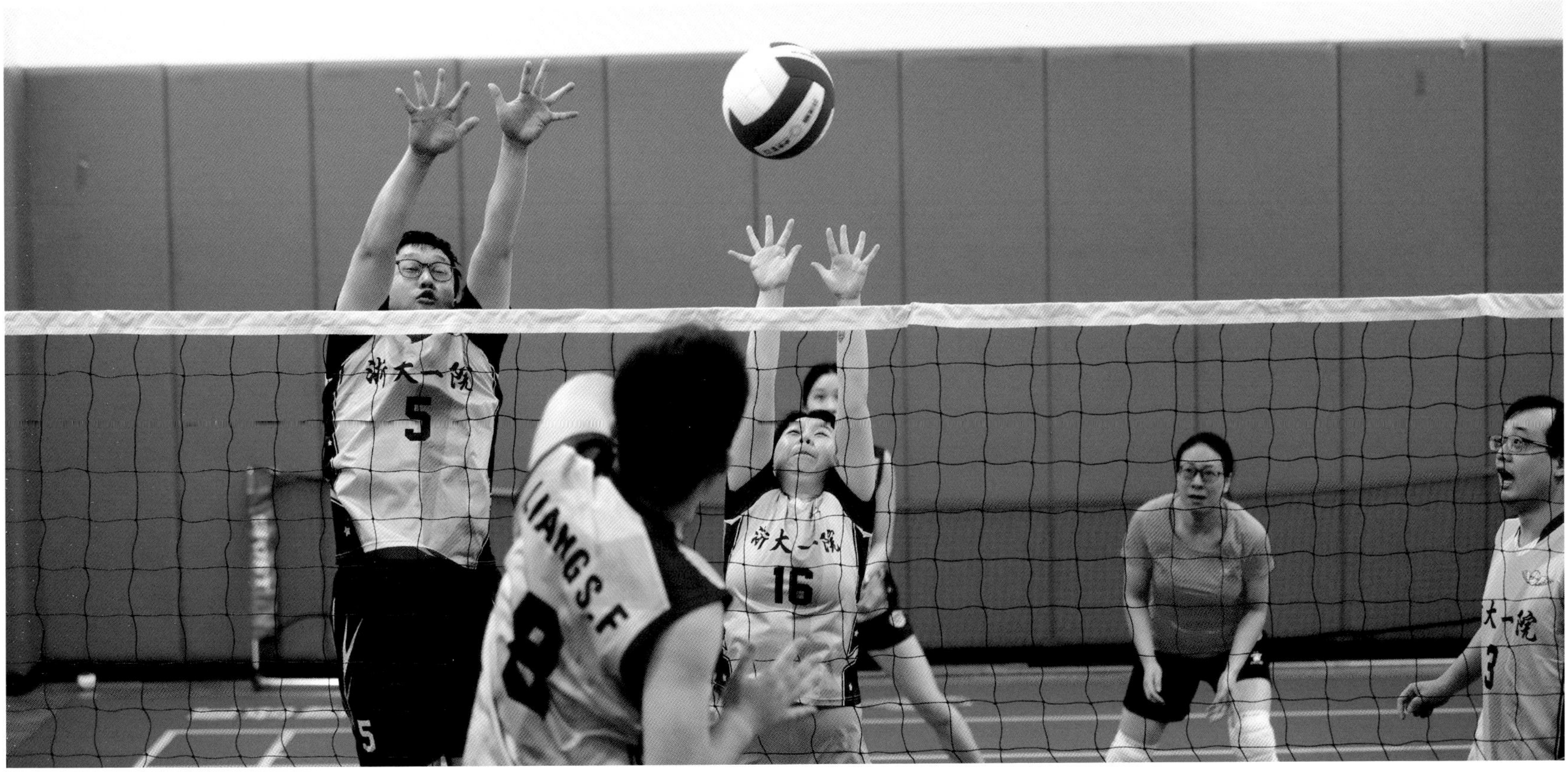
浙大一院
5
16
LIANG S.F

小手一点，一分到手

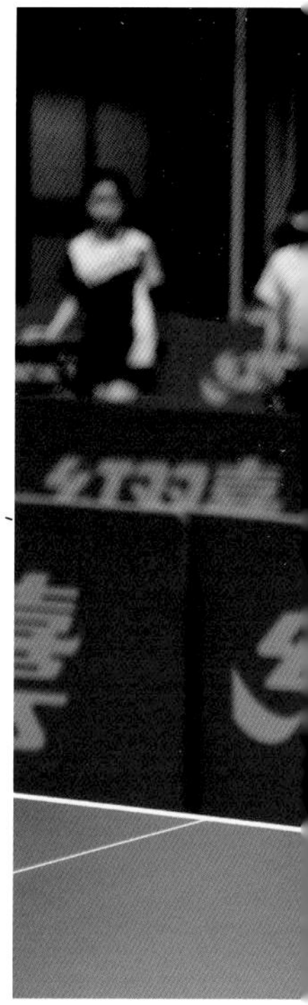

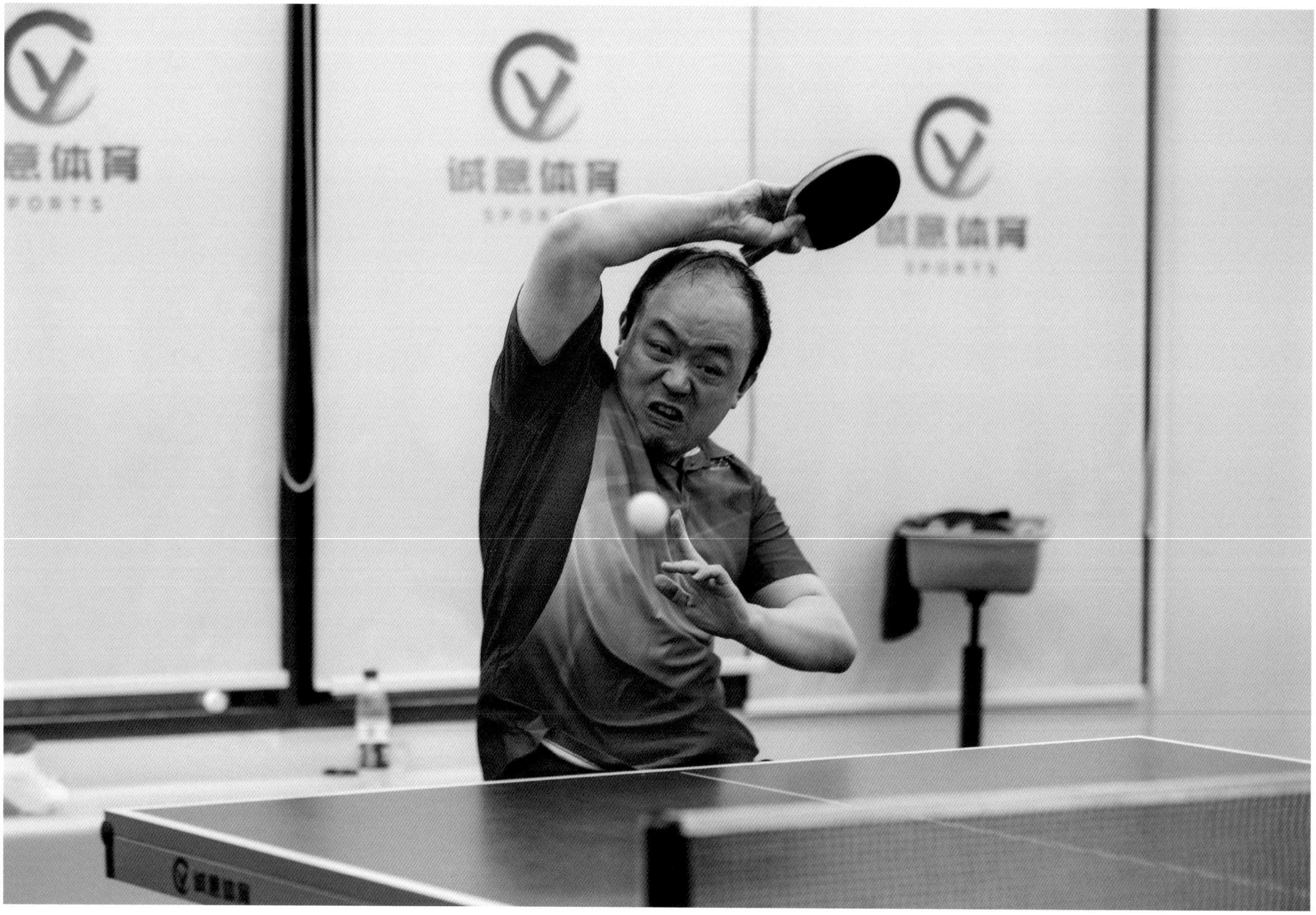

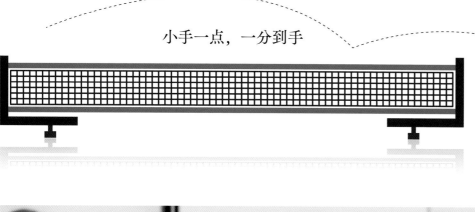

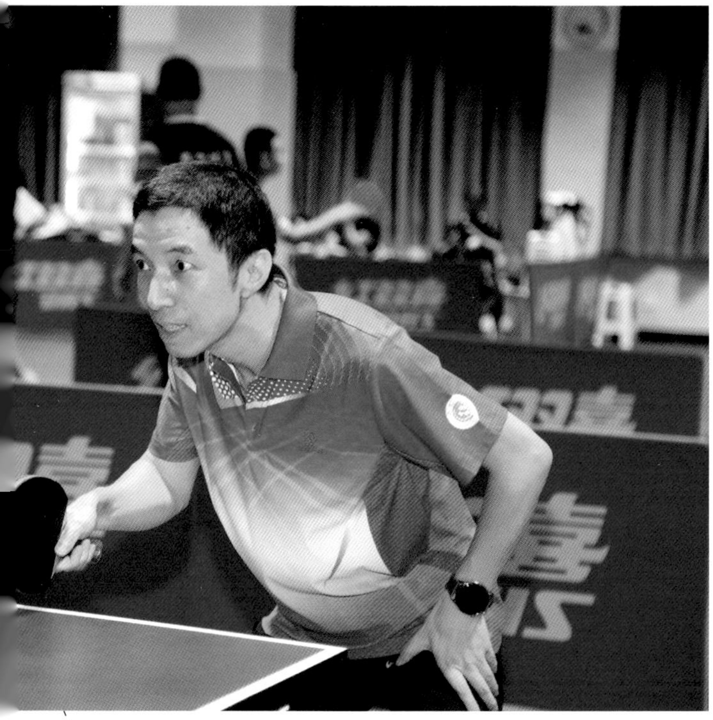

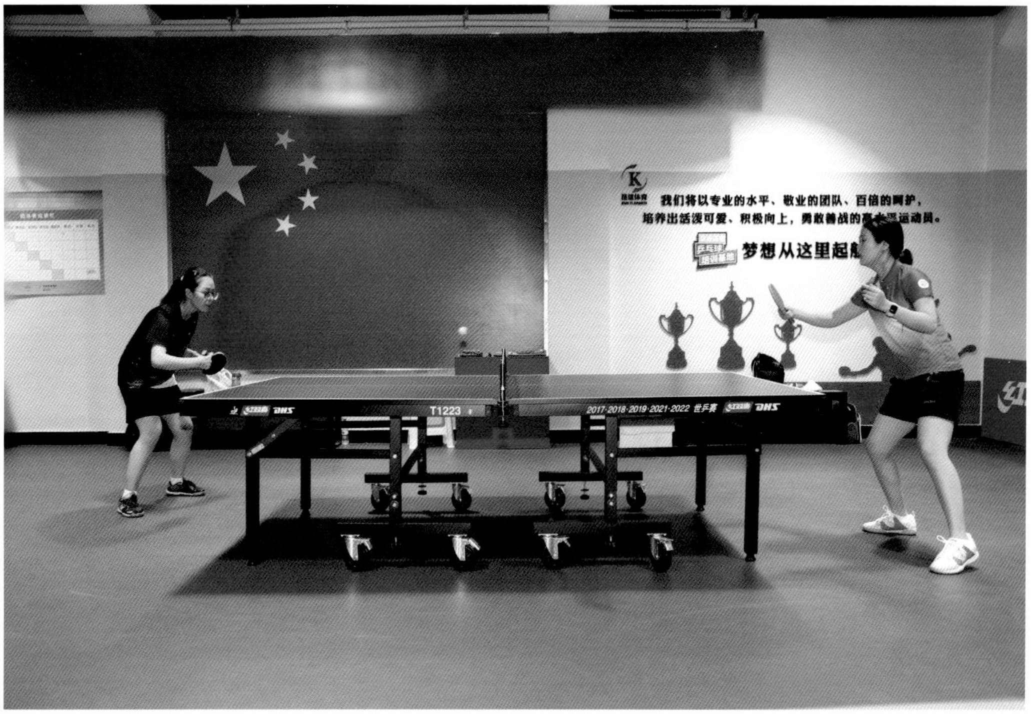
我们将以专业的水平、敬业的团队、百倍的呵护，
T1223
2017·2018·2019·2021·2022 世乒赛
DHS

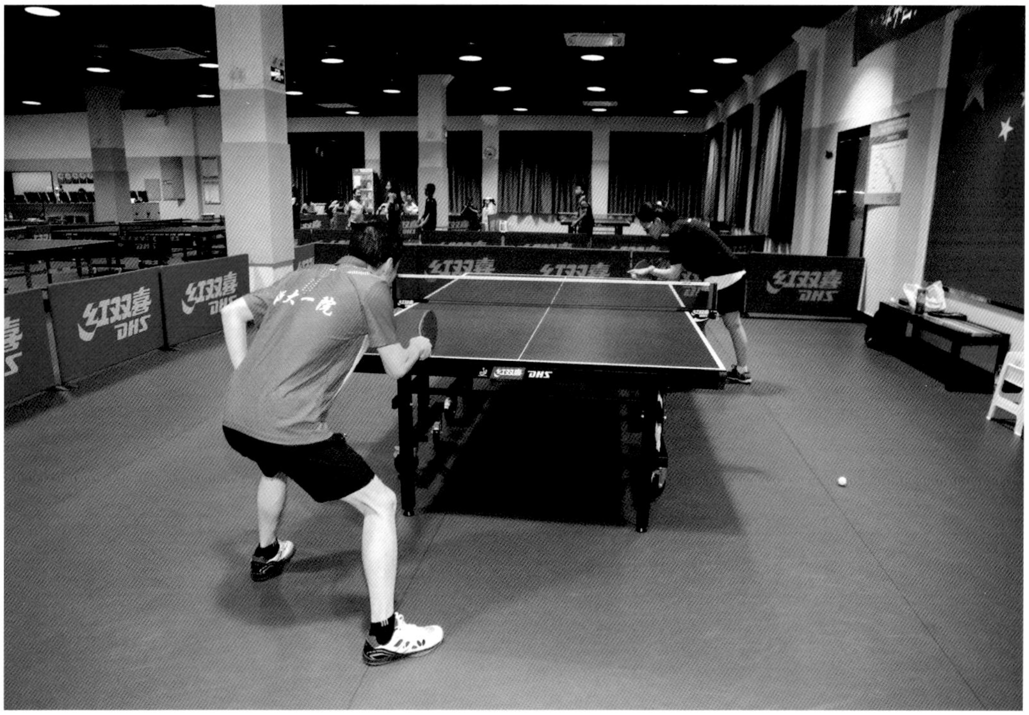
红双喜
DHS

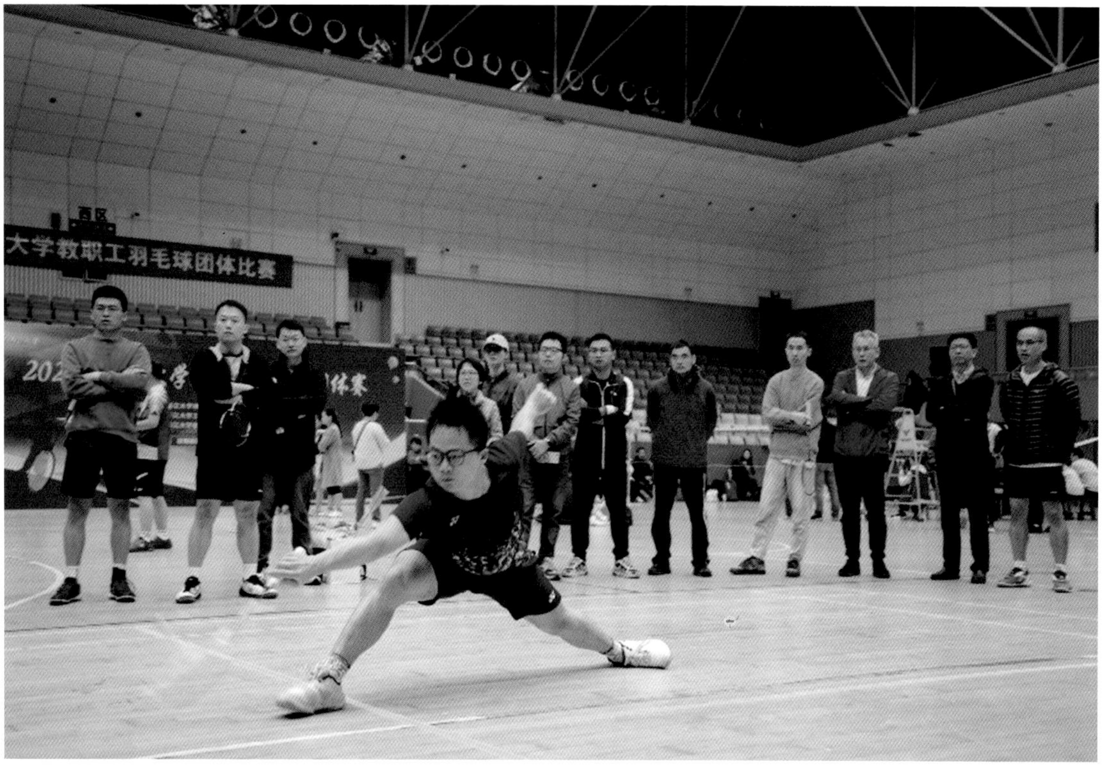
大学教职工羽毛球团体比赛

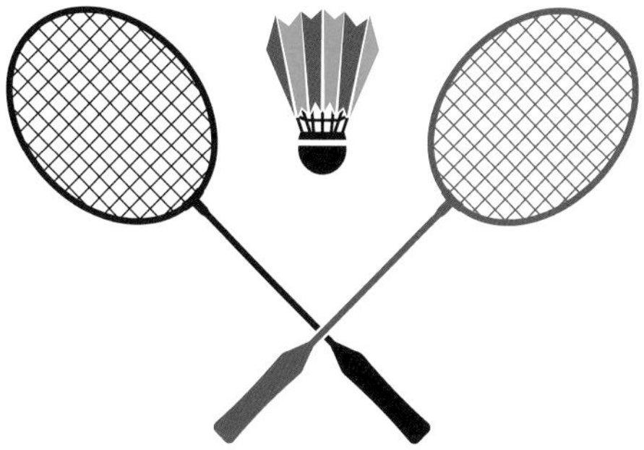

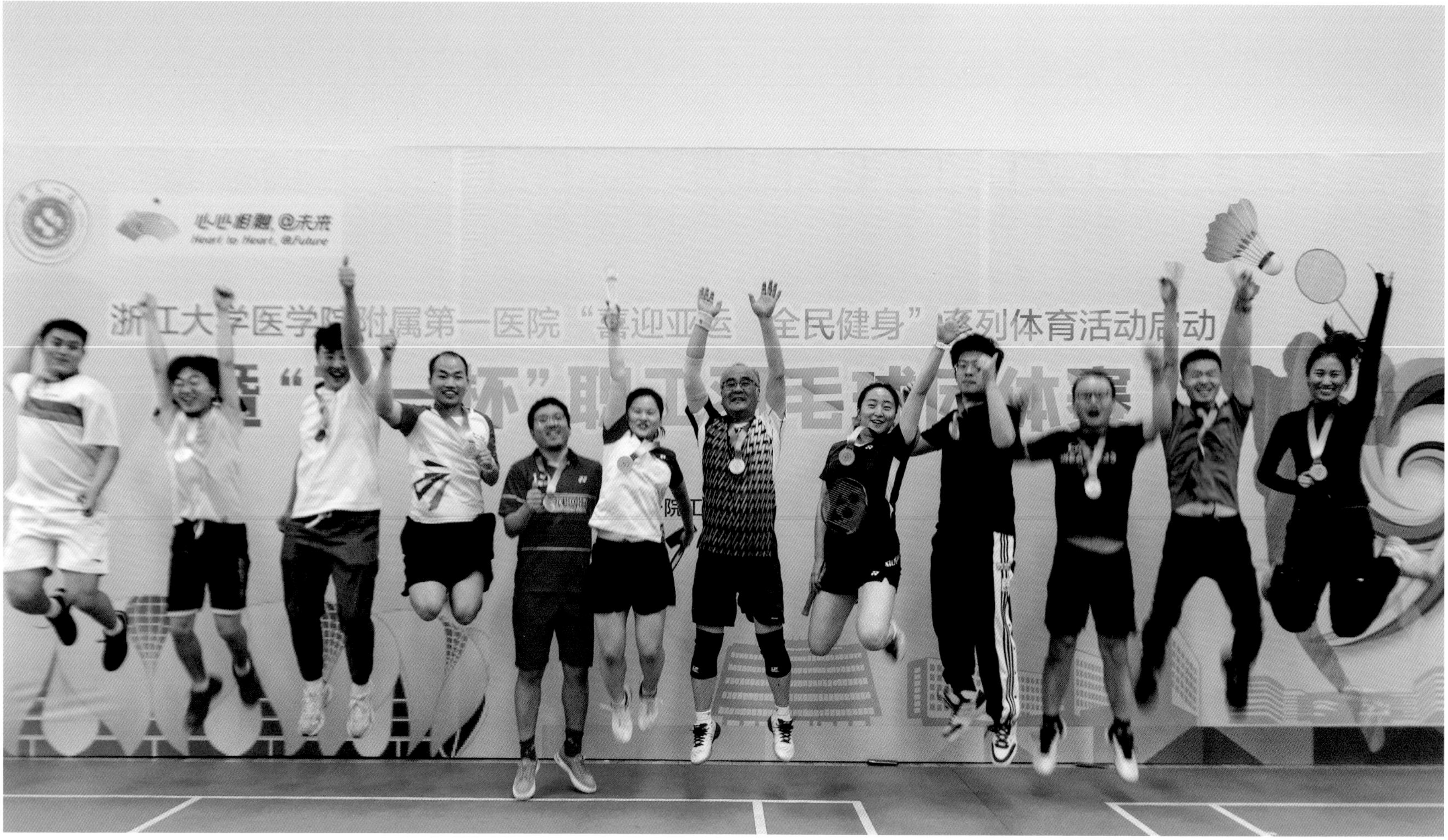
心心相融，@未来
Heart to Heart, @Future
浙江大学医学院附属第一医院
全民健身

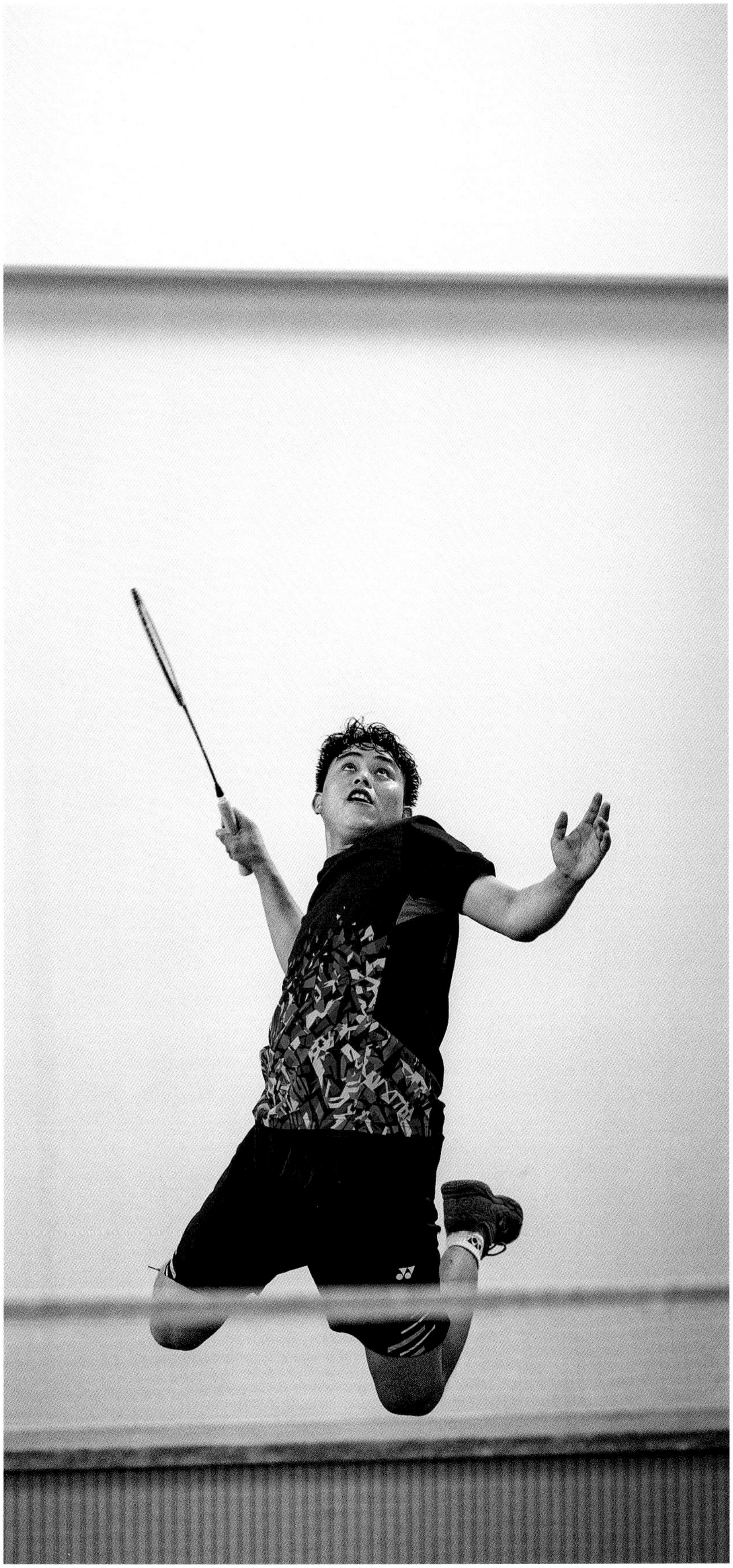

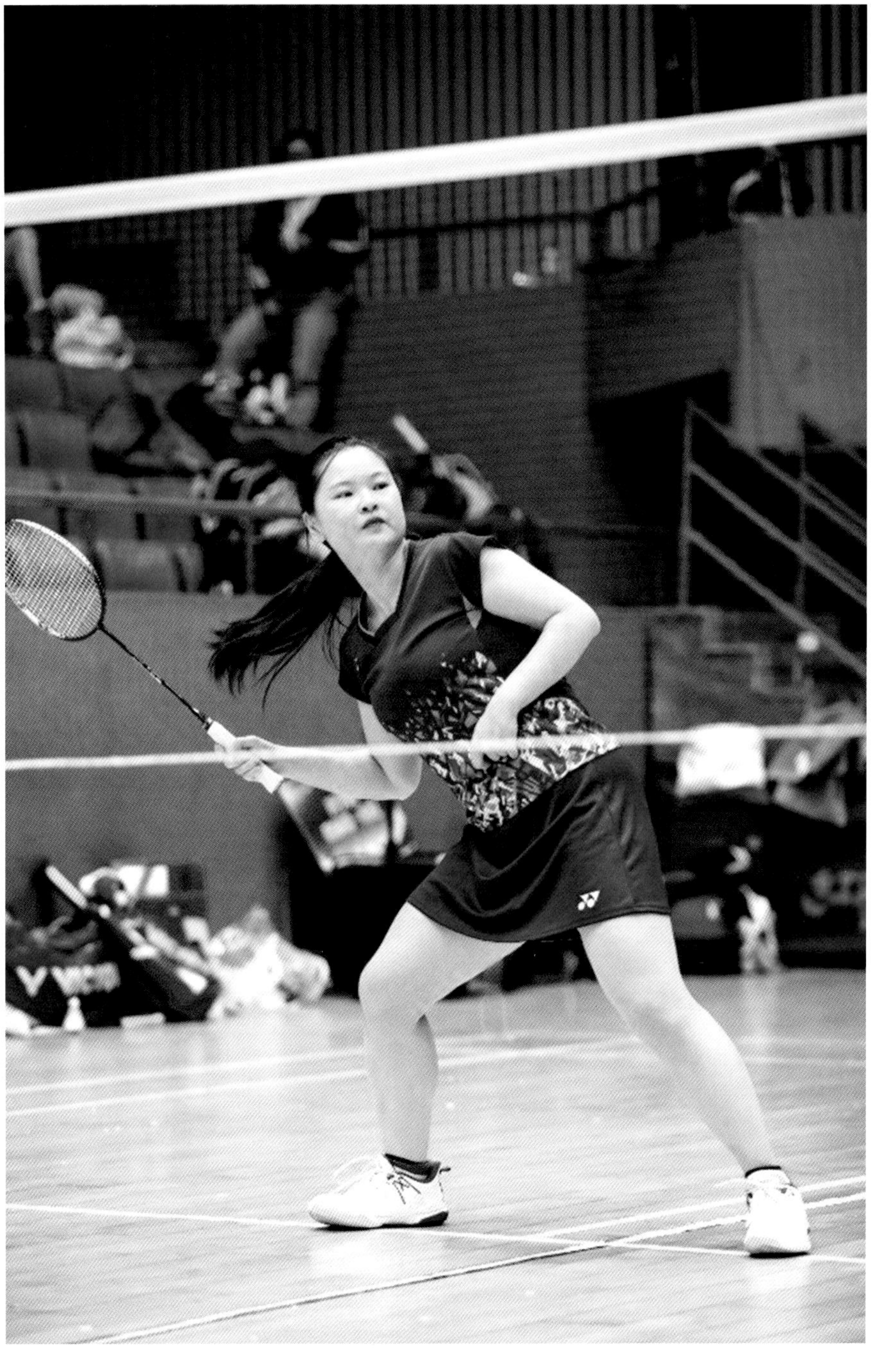

跃起，是欢庆胜利，更是迎接挑战

Meet a challenge

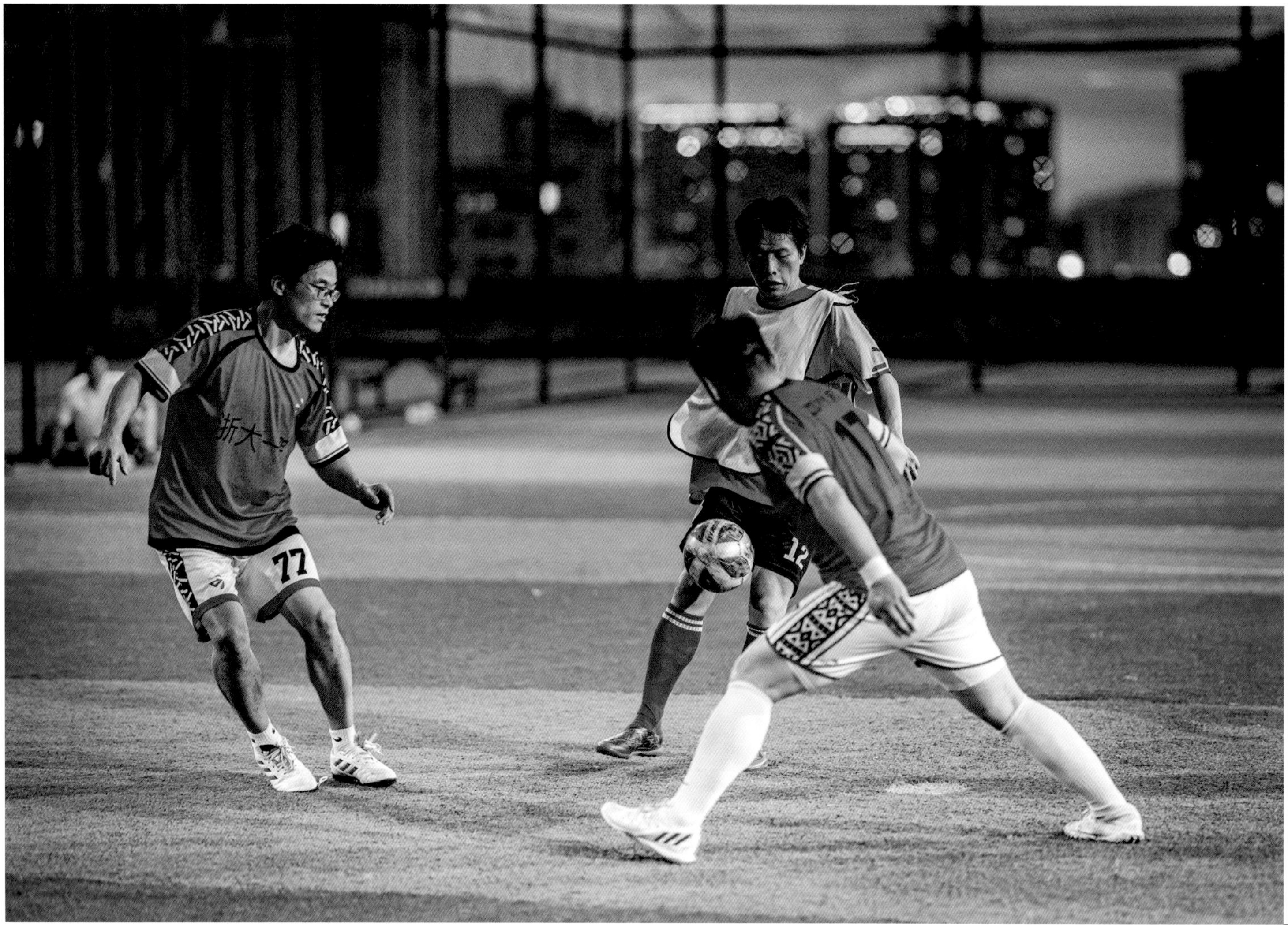
77
12

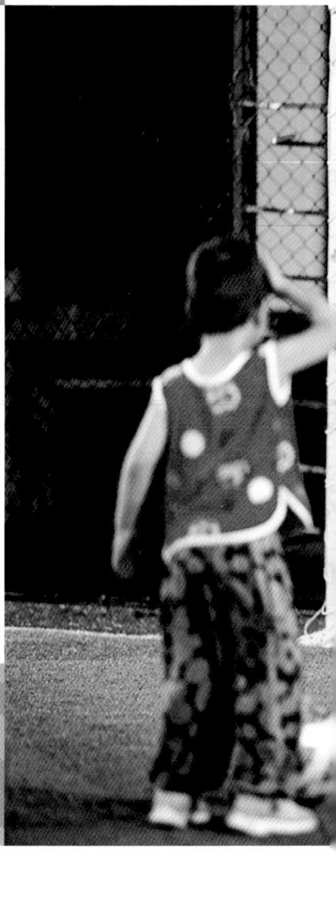

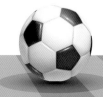

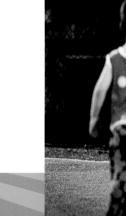

夕阳下，奔跑的是少年，亦是青春

Youth

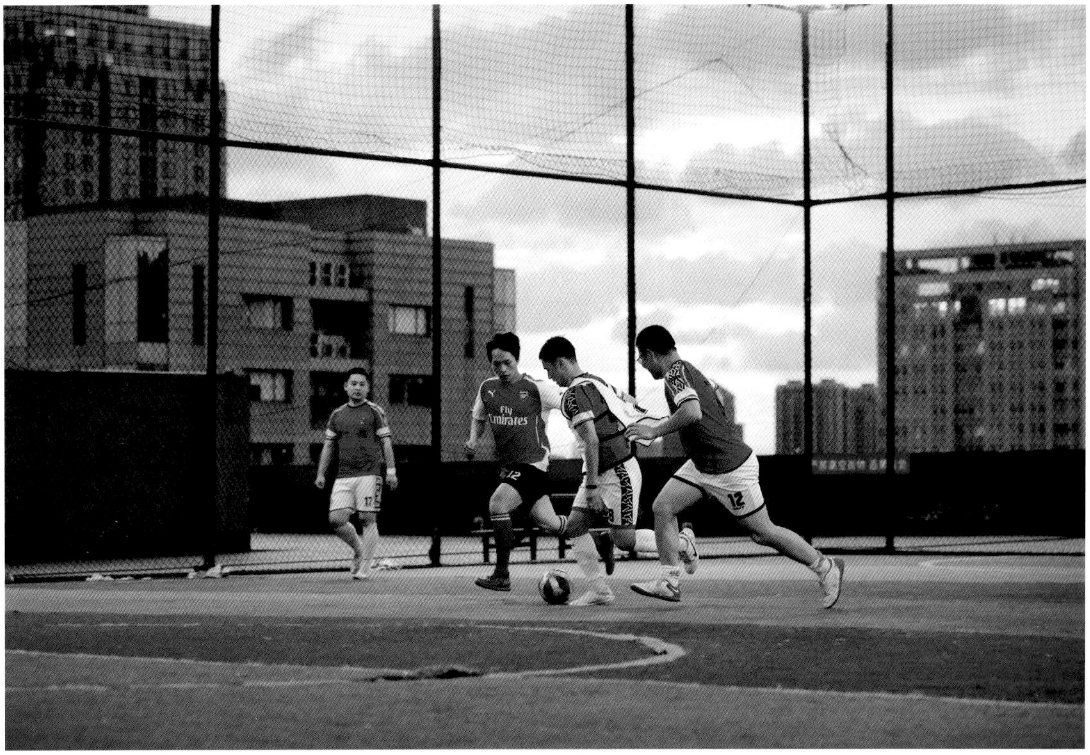

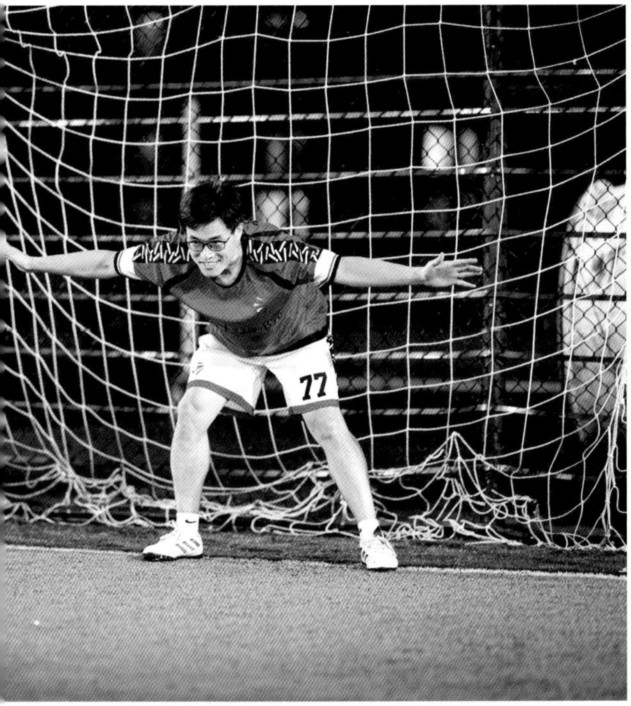

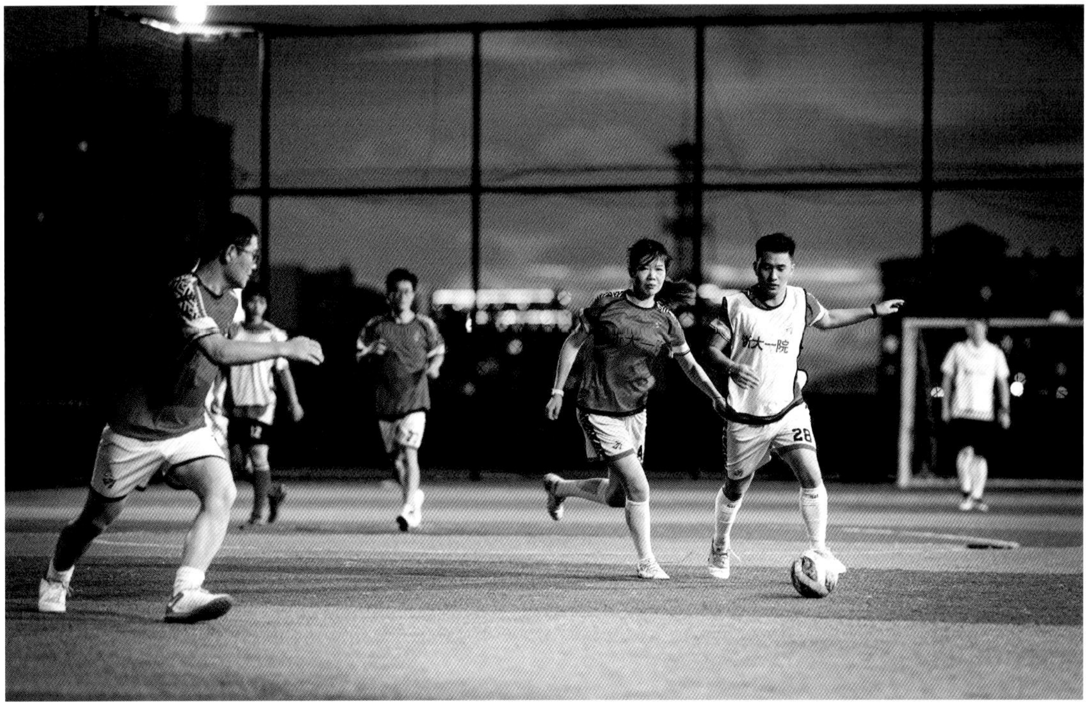

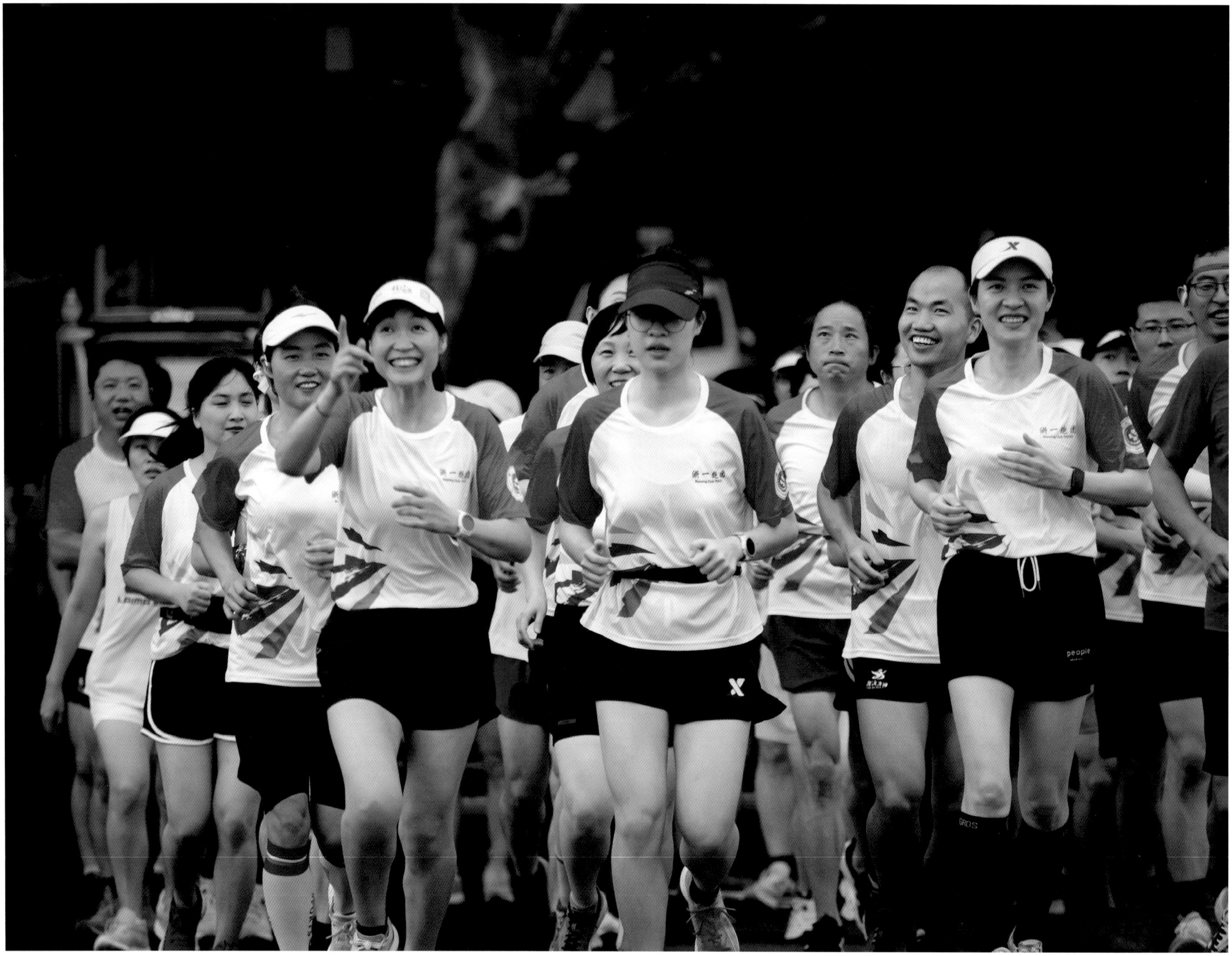

浙一路，跑下去，我们的歌，唱下去

Our song, keep singing

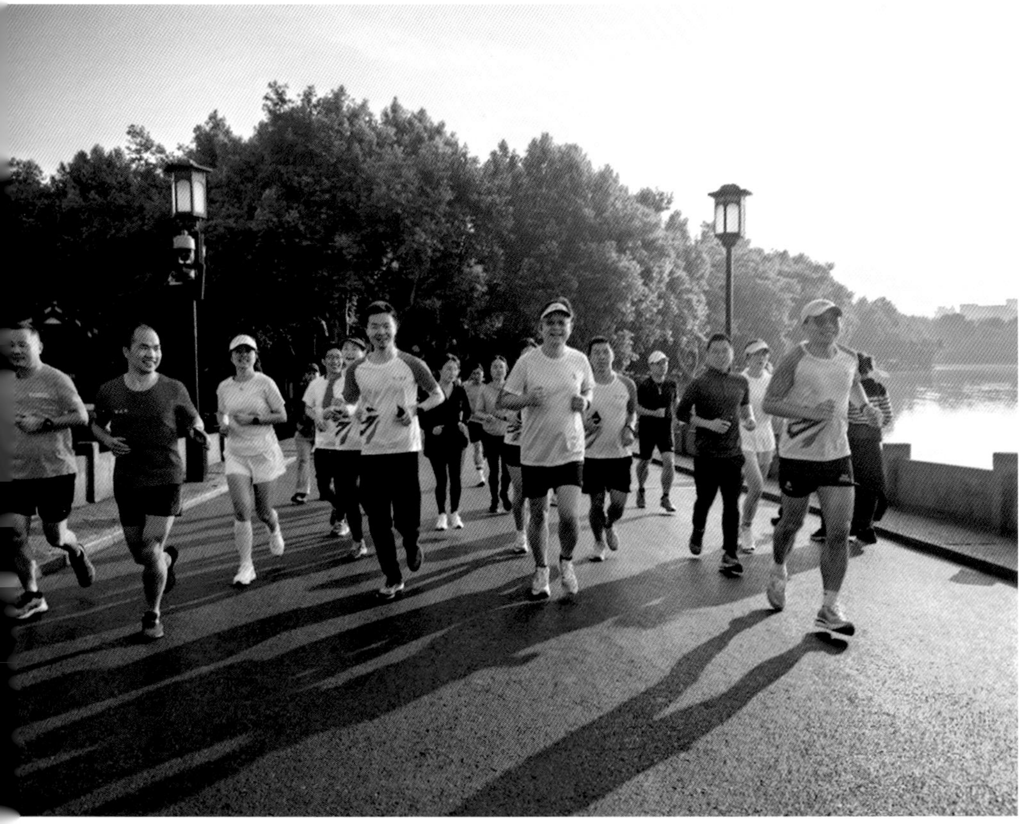

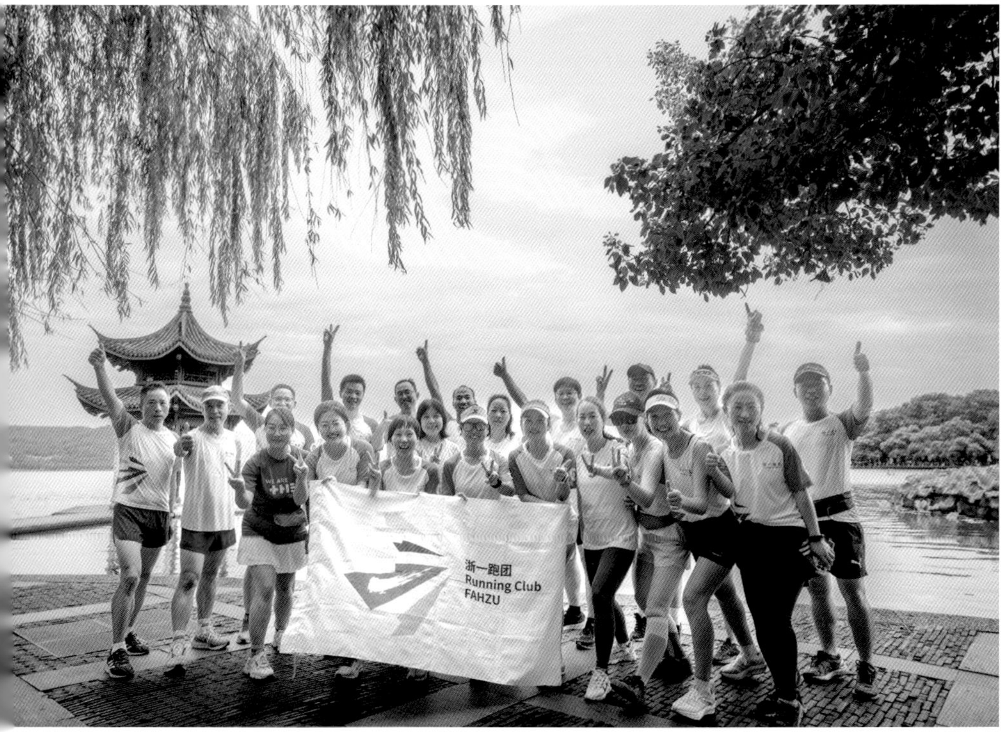
浙一跑团
Running Club
FAHZU

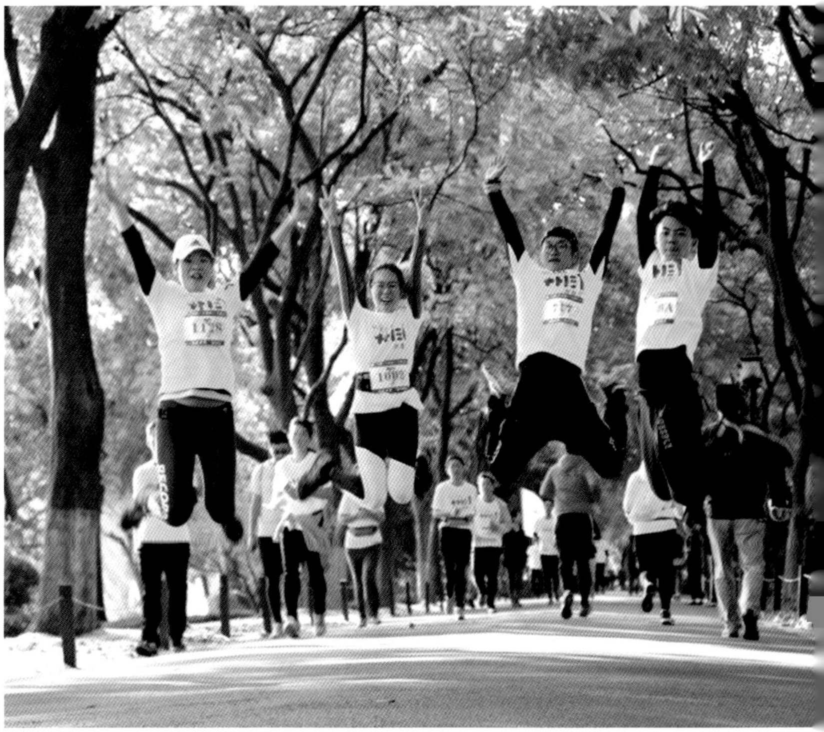

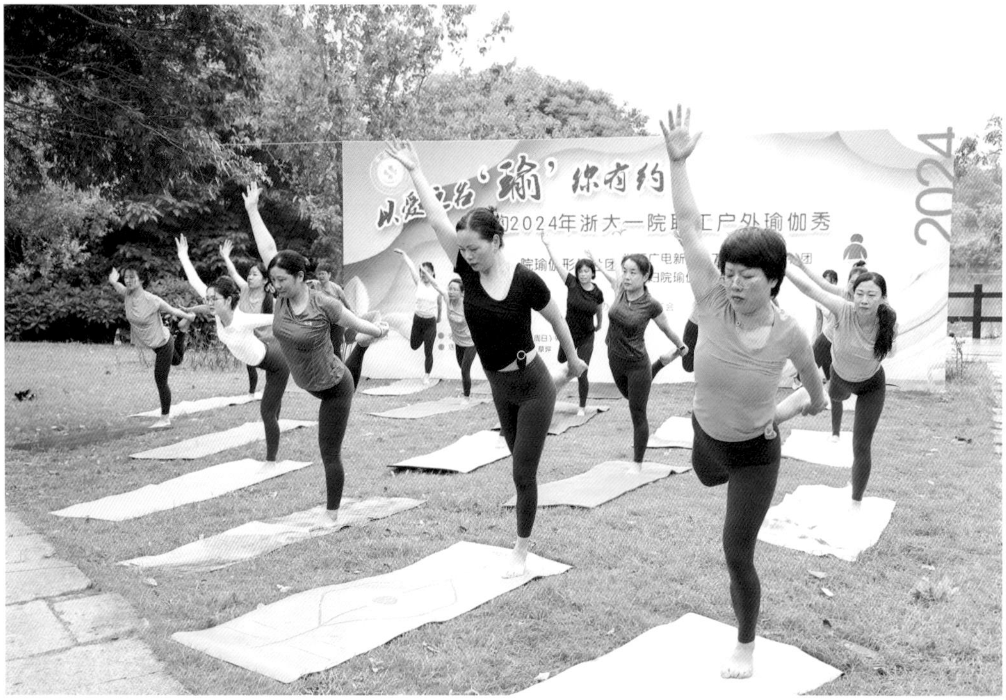

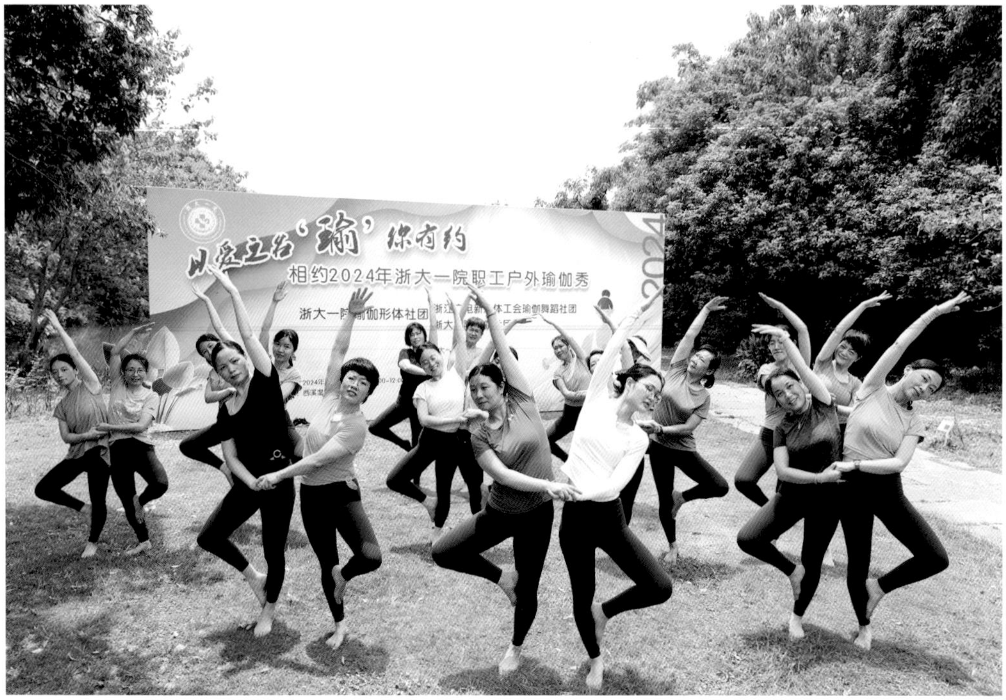

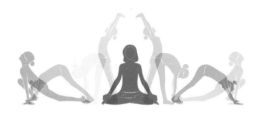

以柔克刚，以静制动

Yoga Show

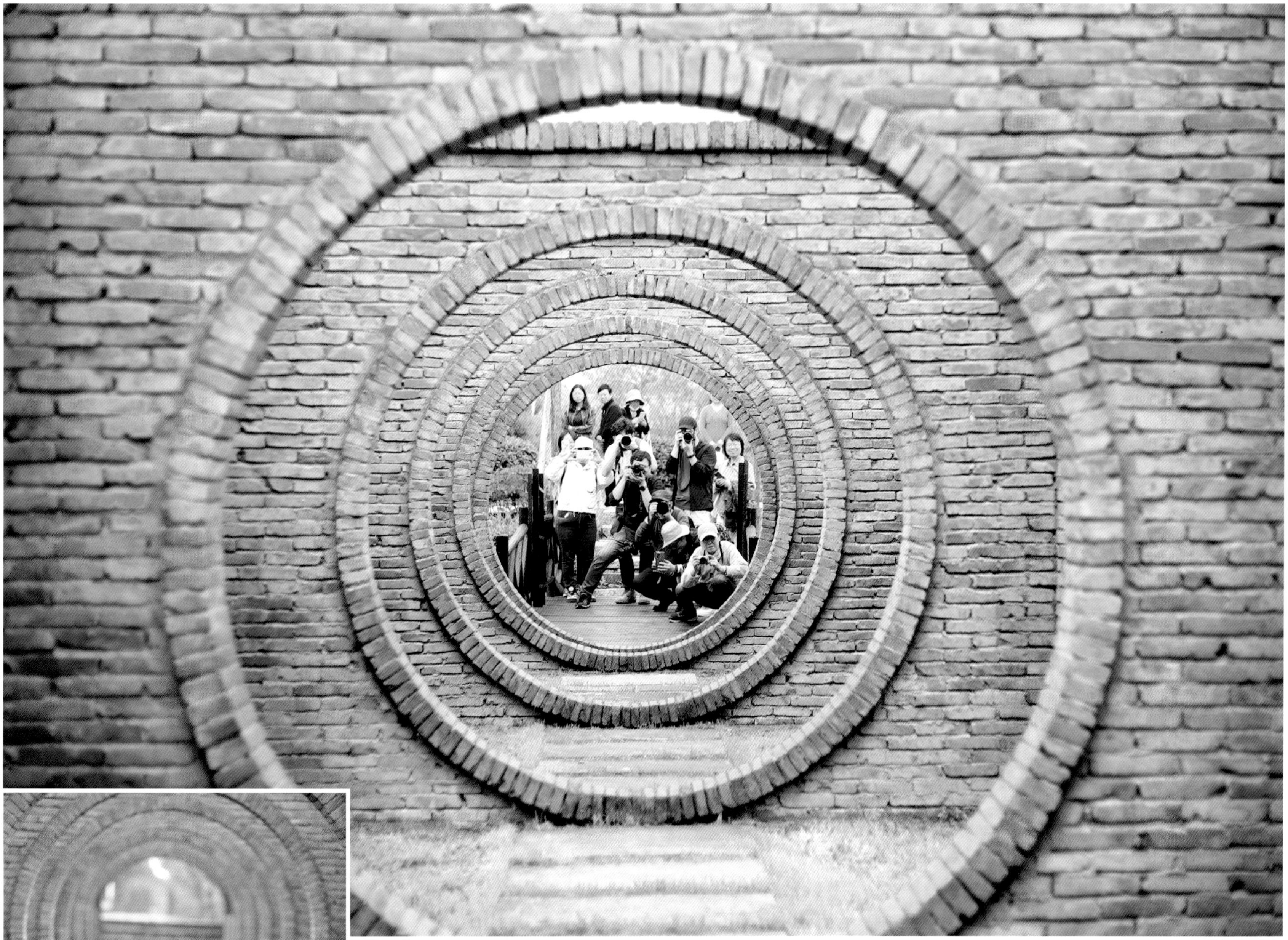

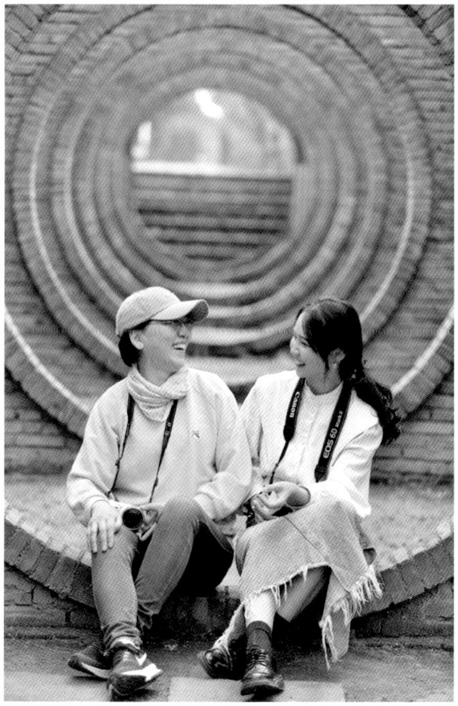

Experience the present and live well

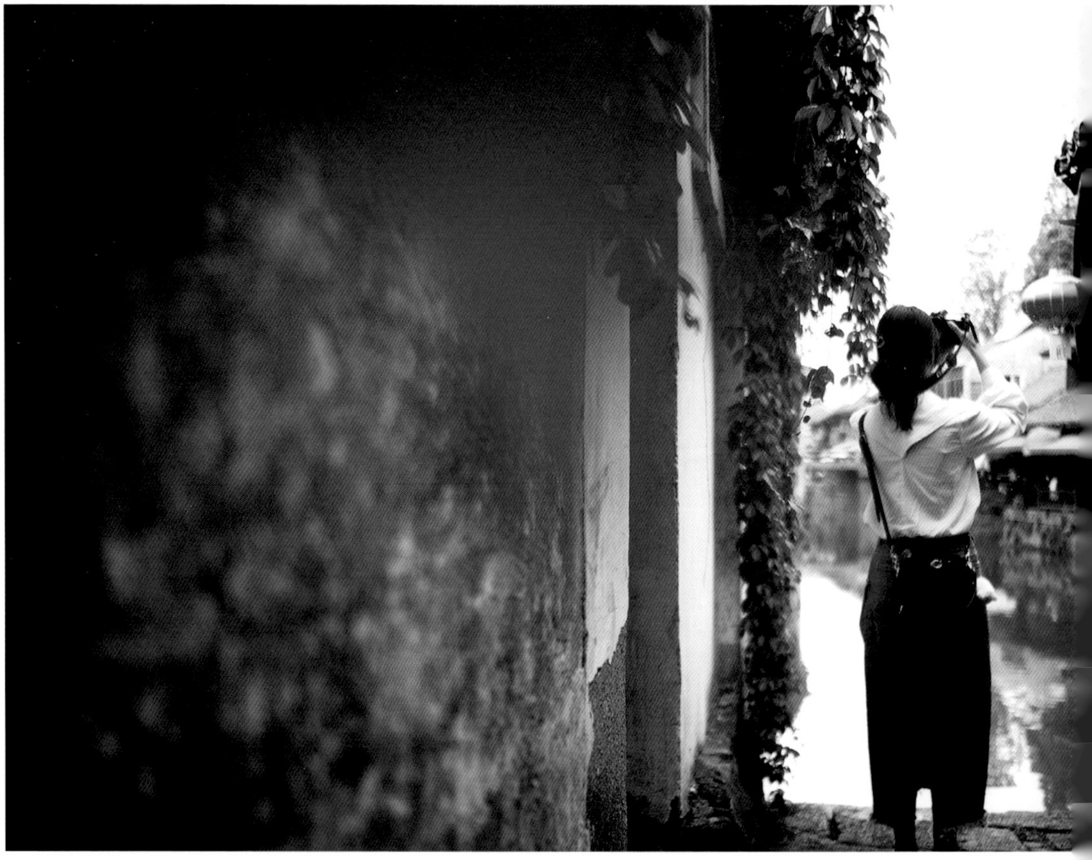

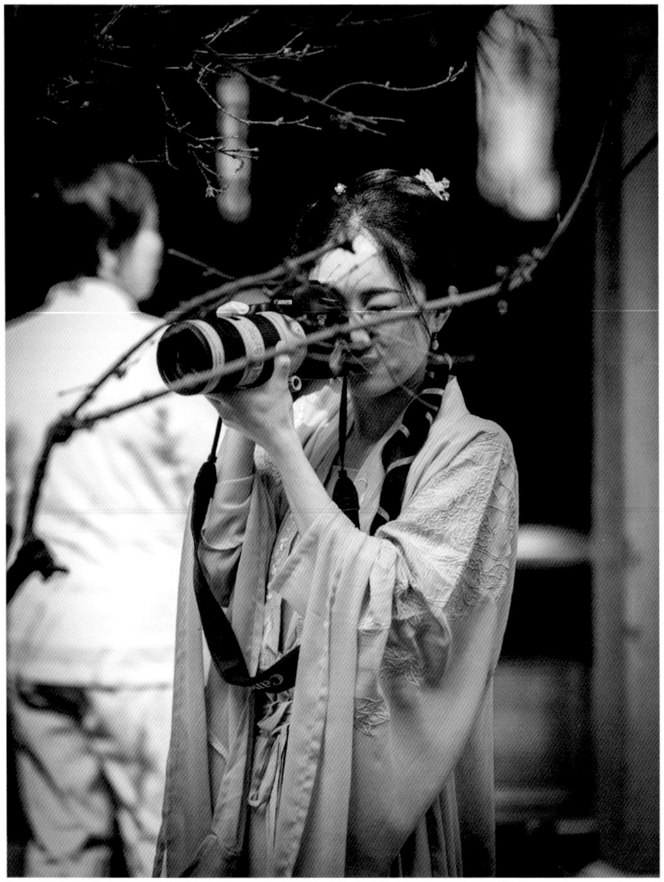

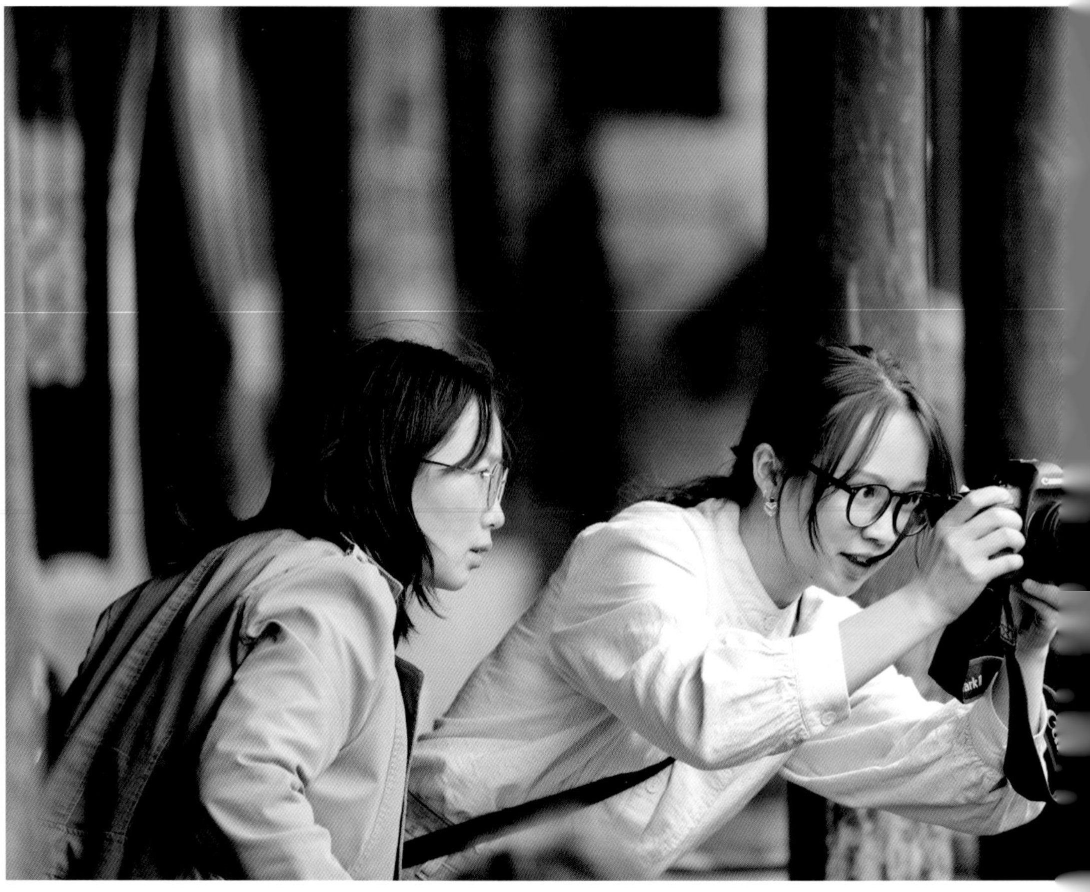

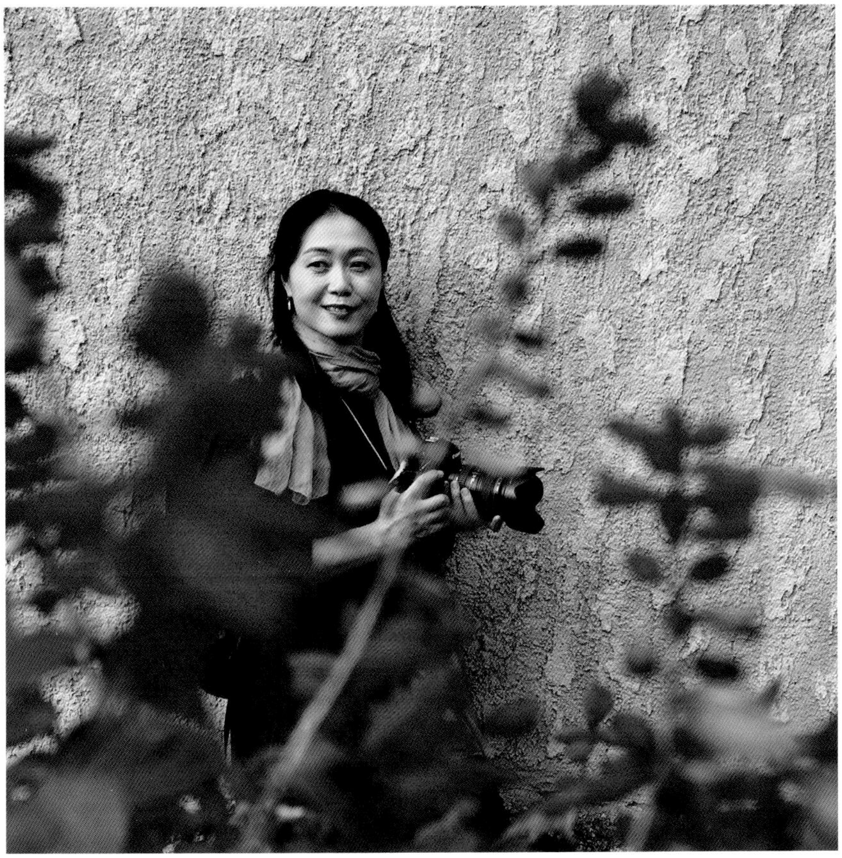

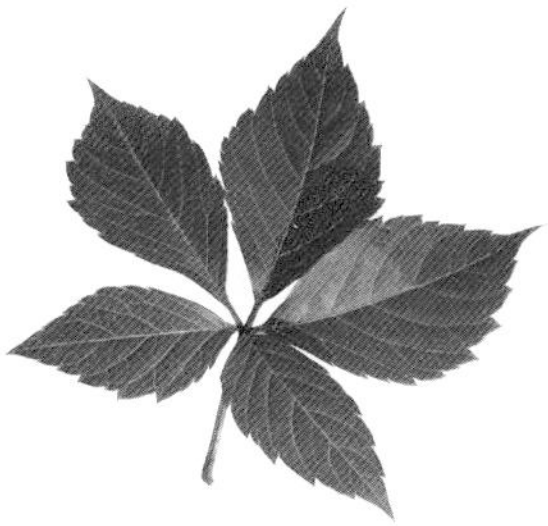

感受当下，好好生活
可爱的我，迷人的我

Experience the
present and live well

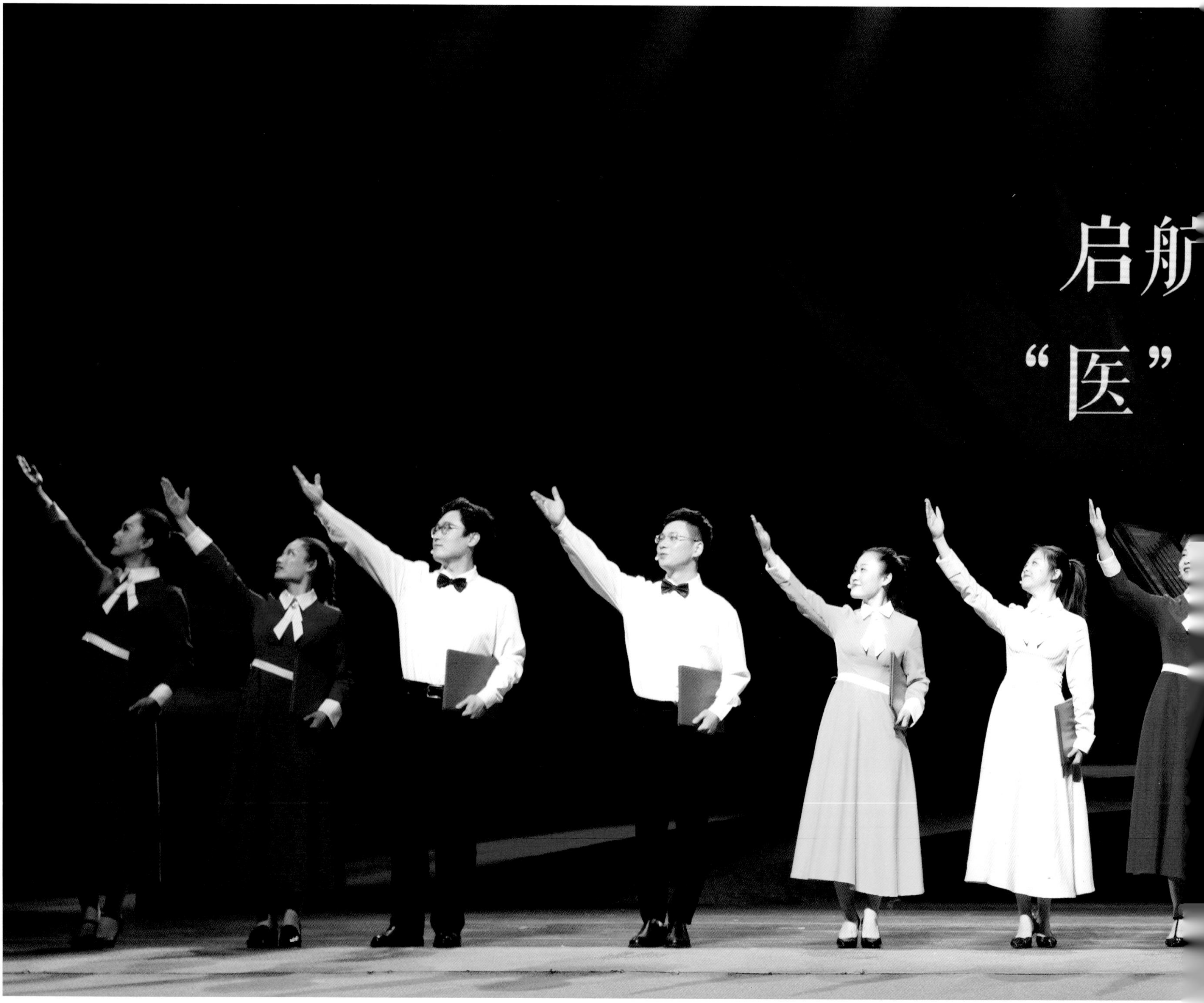
启航
“医”

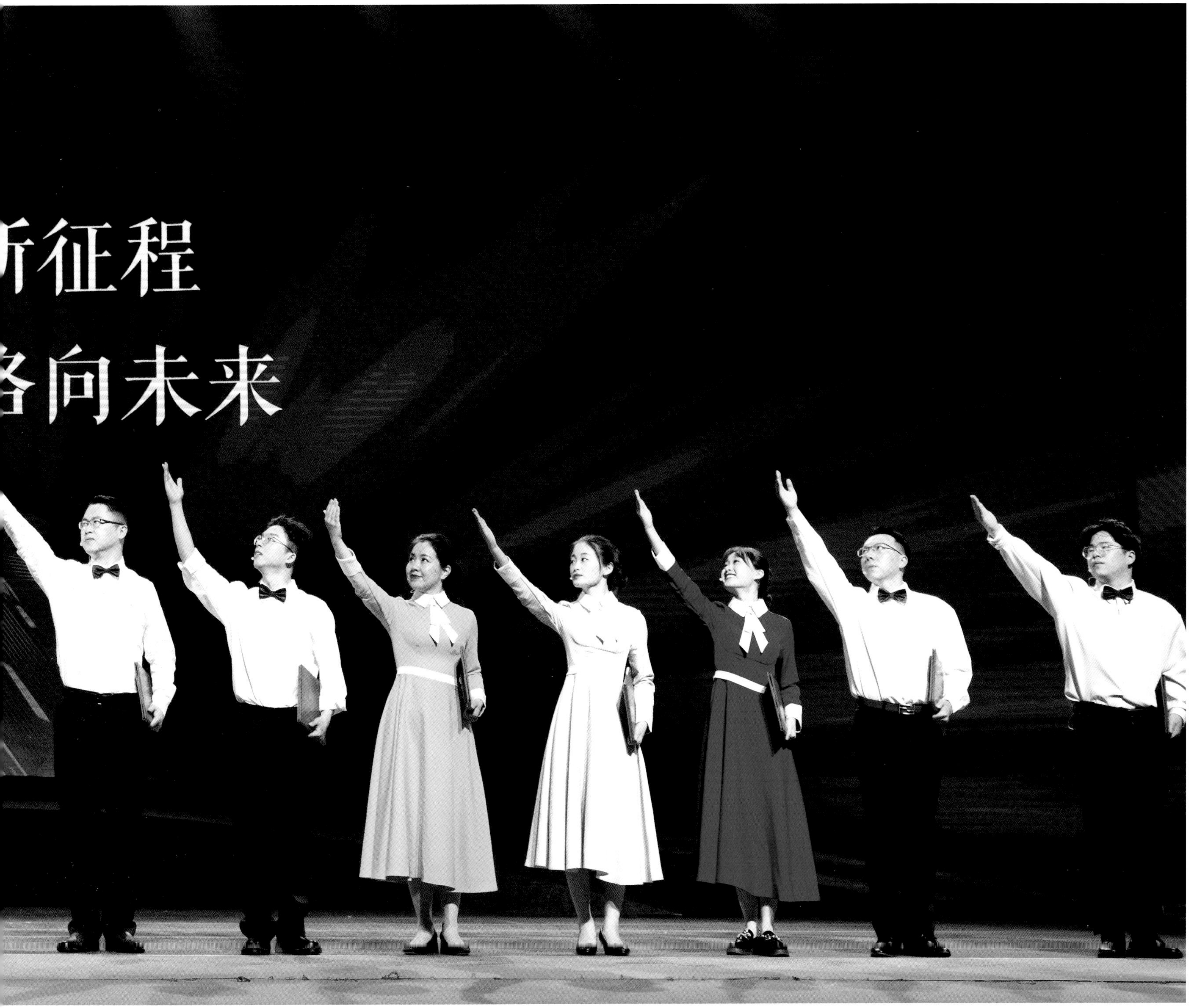
新征程
各向未来

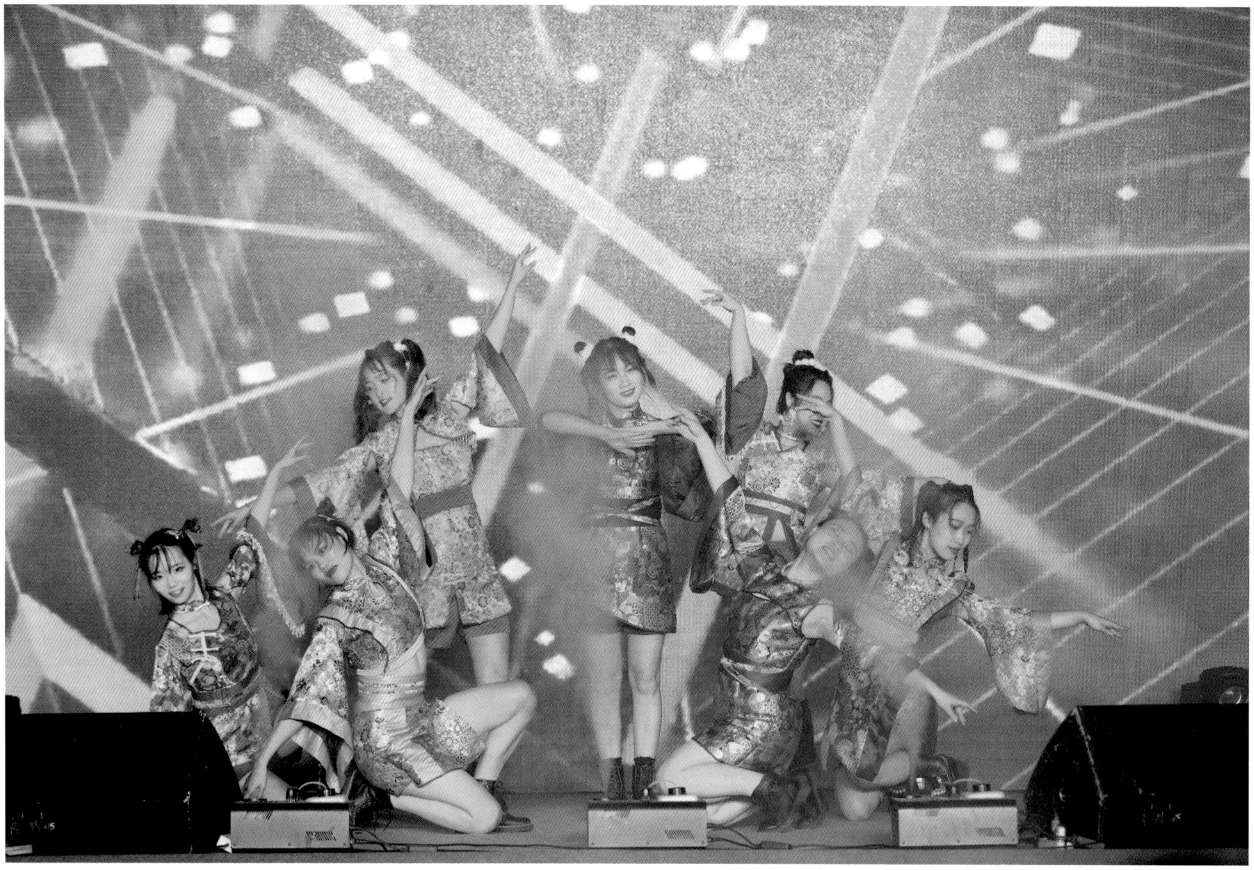

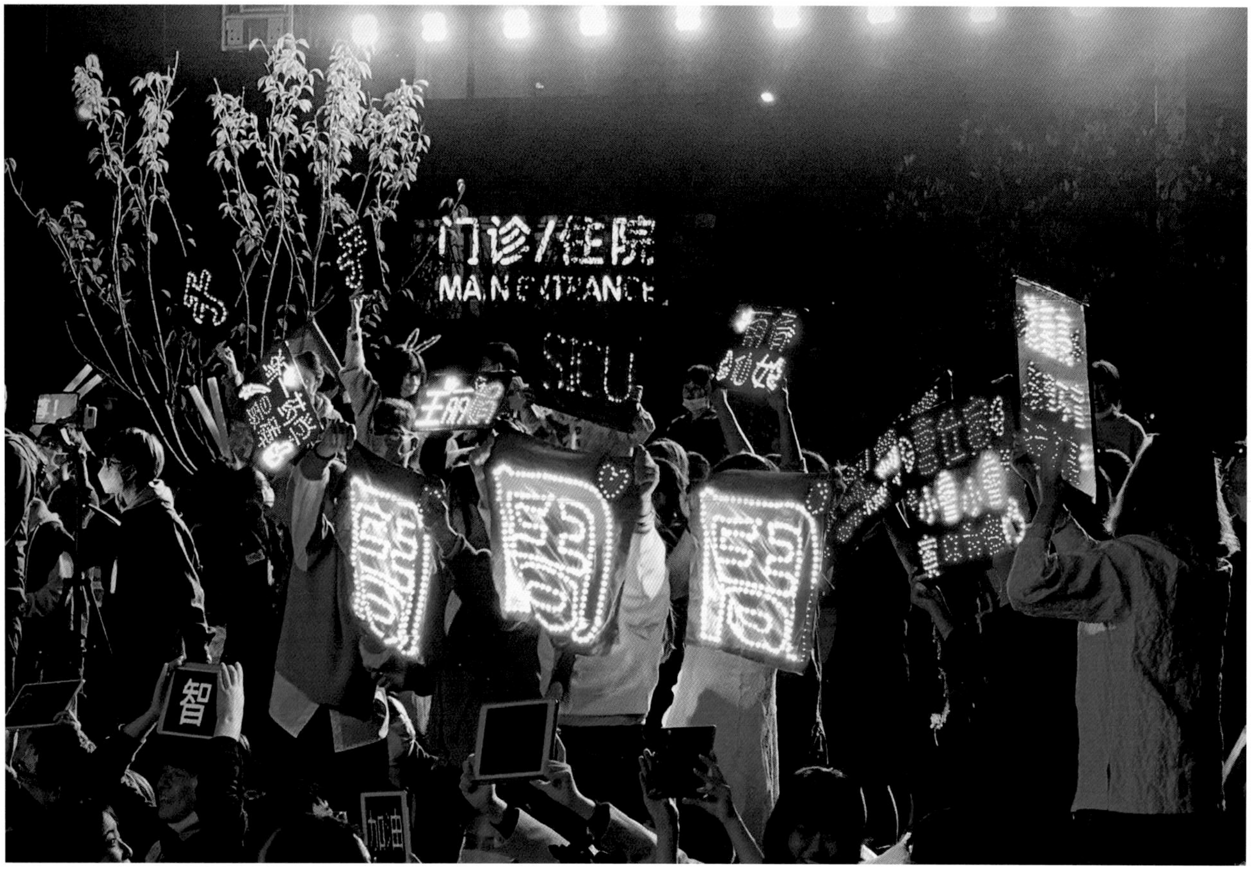
门诊/住院
智

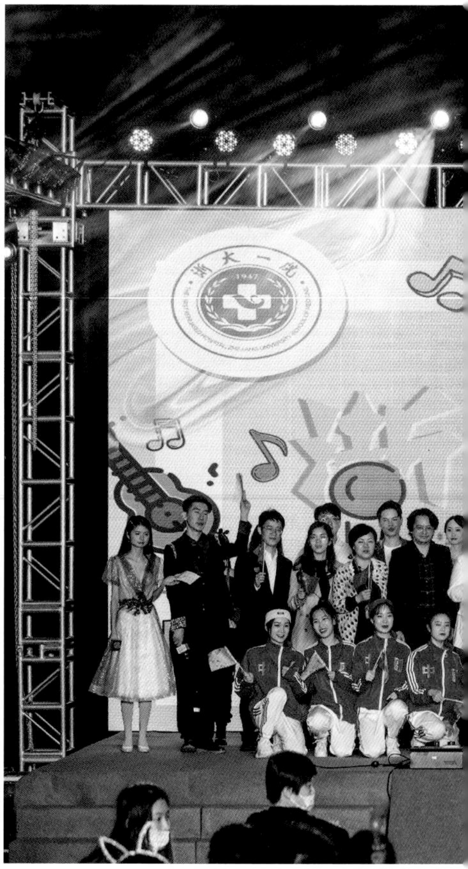
浙大一院

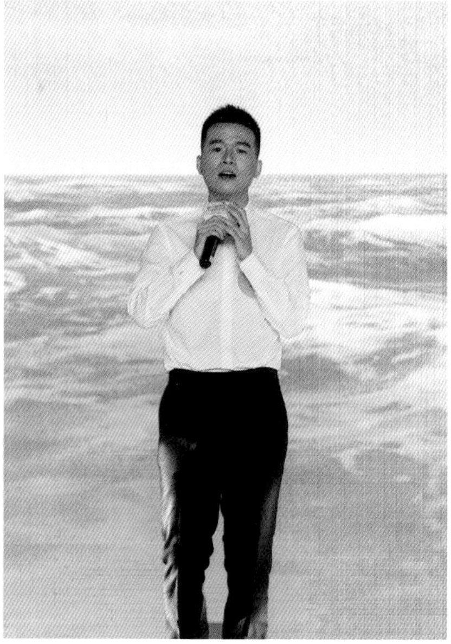

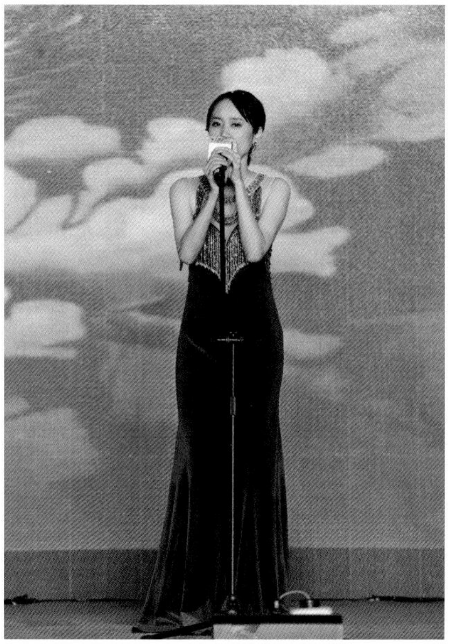

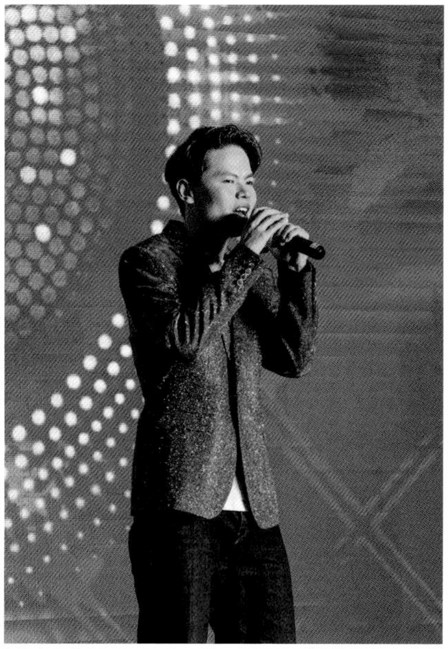

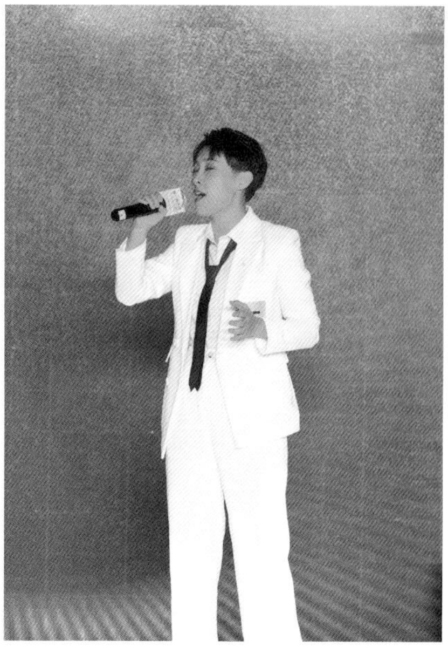

灿若星辰，律动浙里

我就是未来

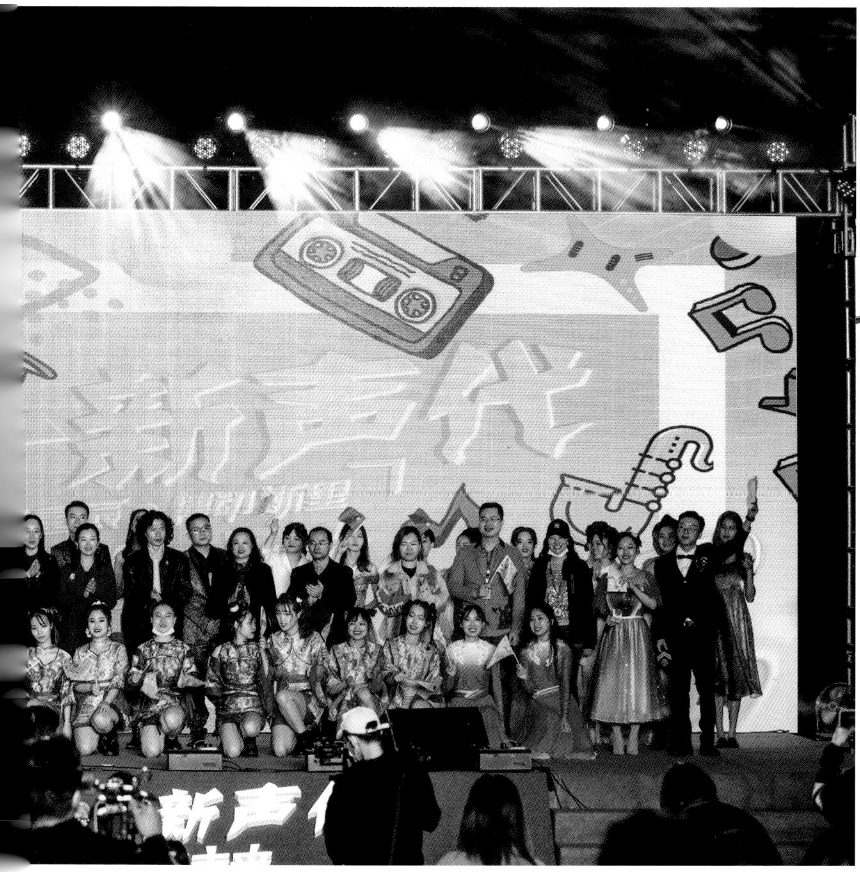

Sing if you'd love to

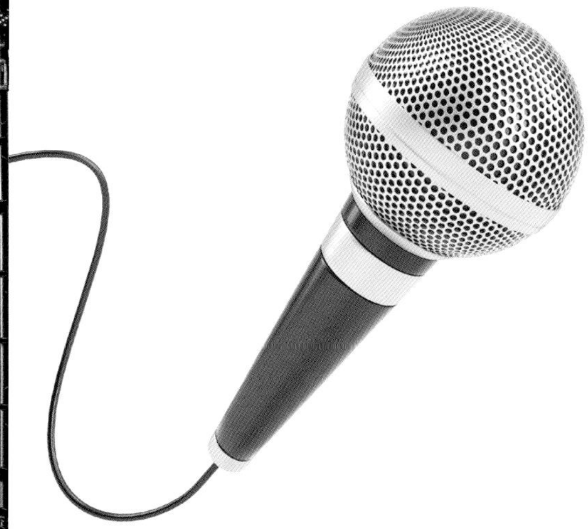

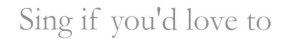

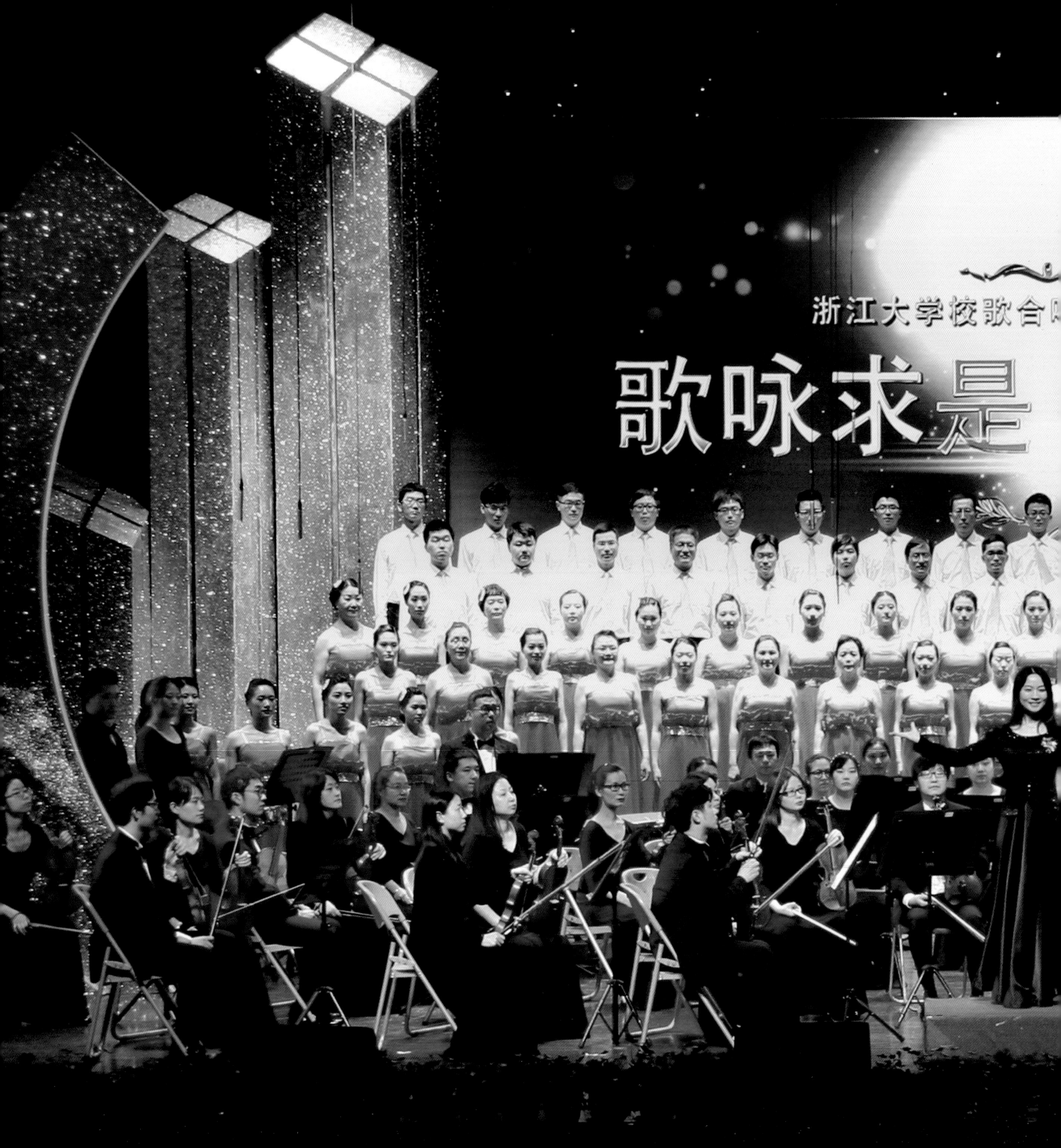
浙江大学校歌合
歌咏求是

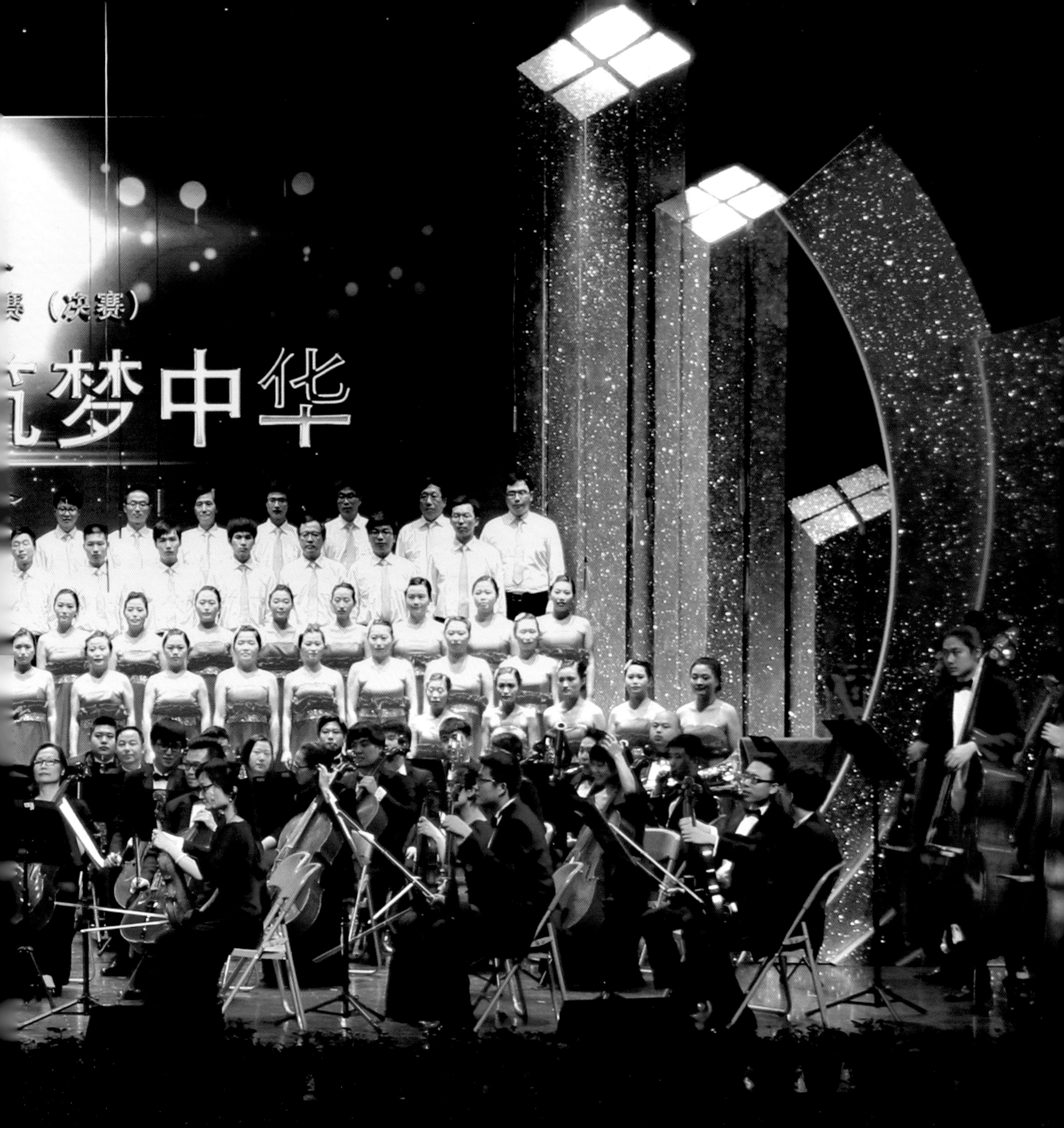
（决赛）
梦中华

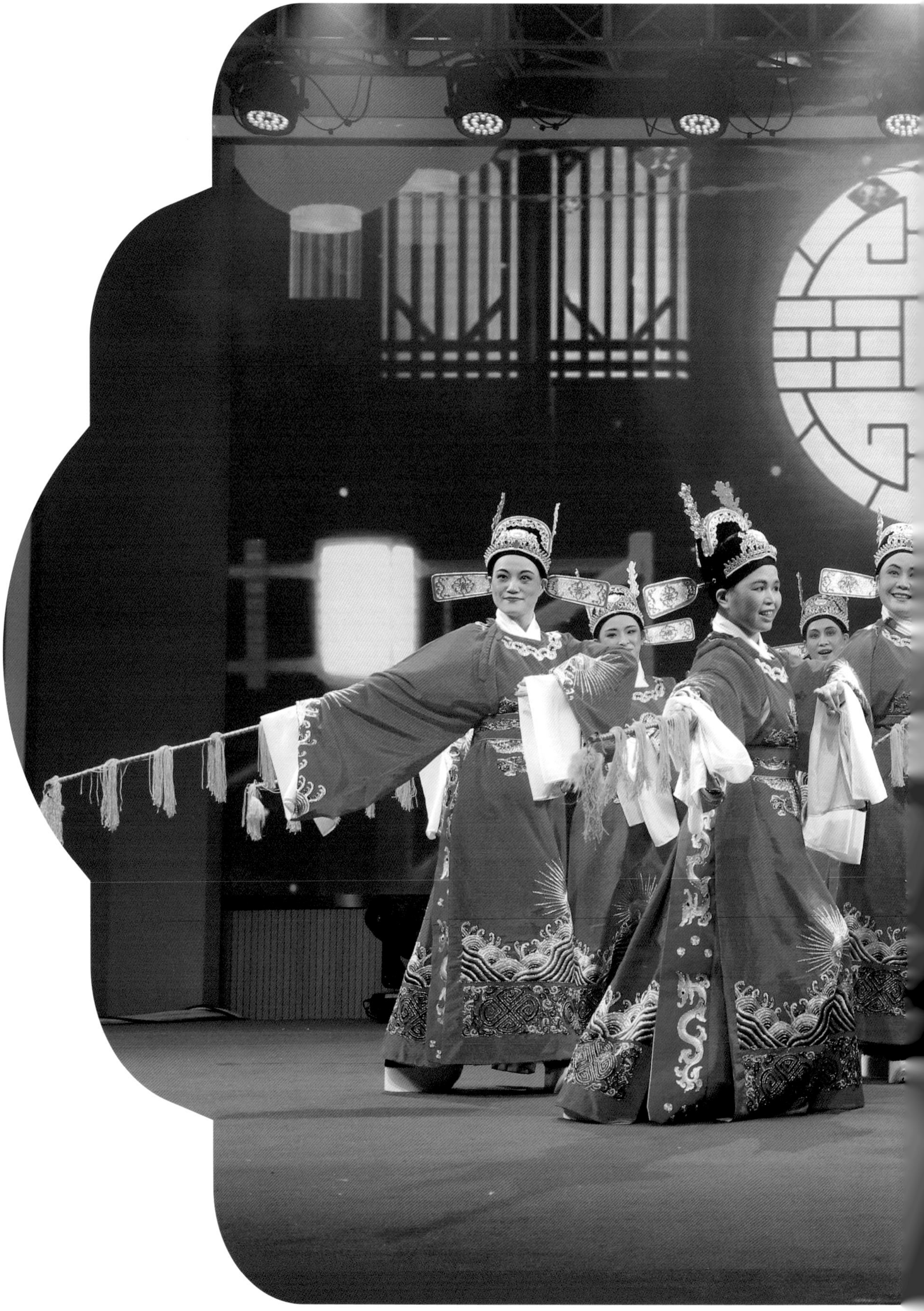

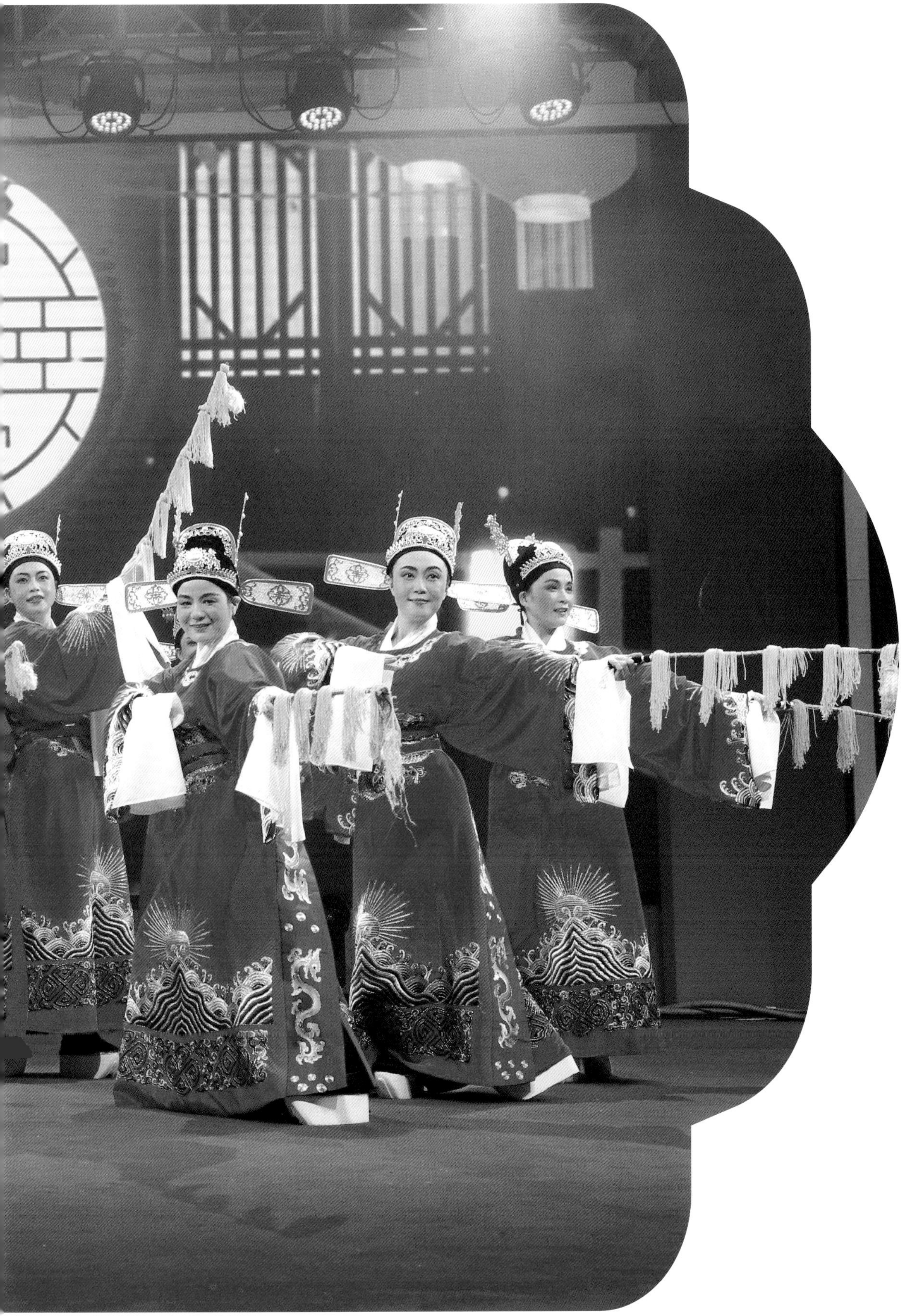

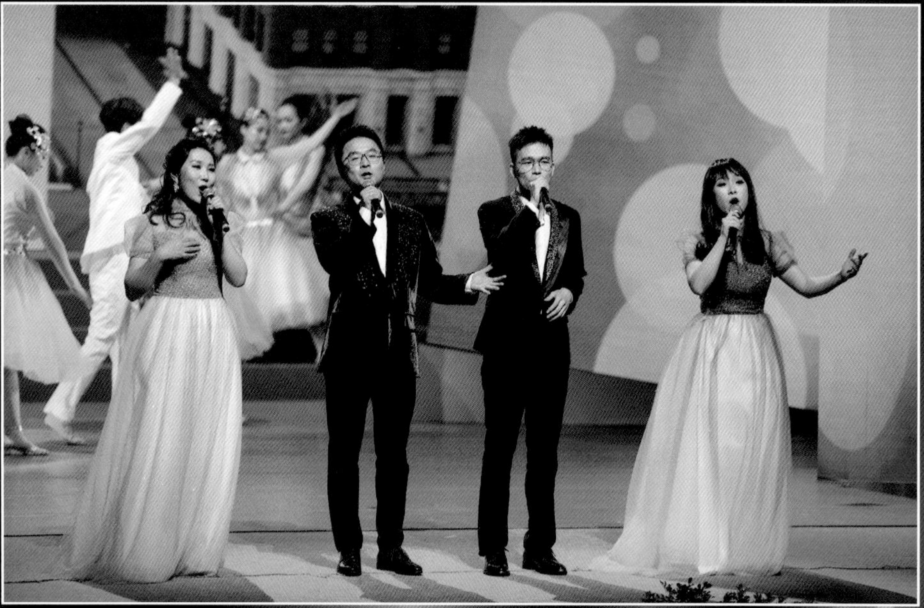

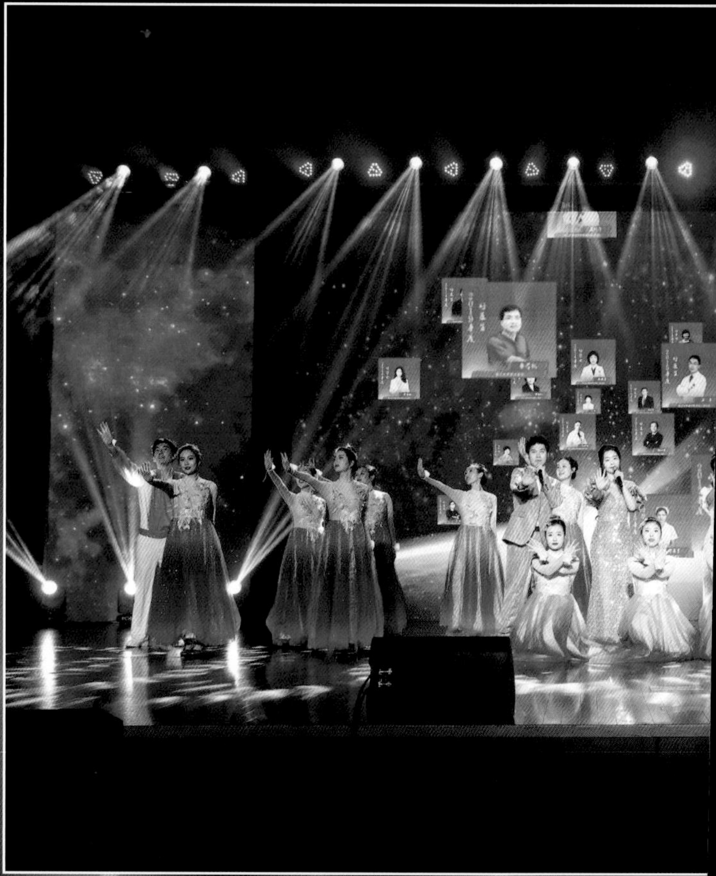

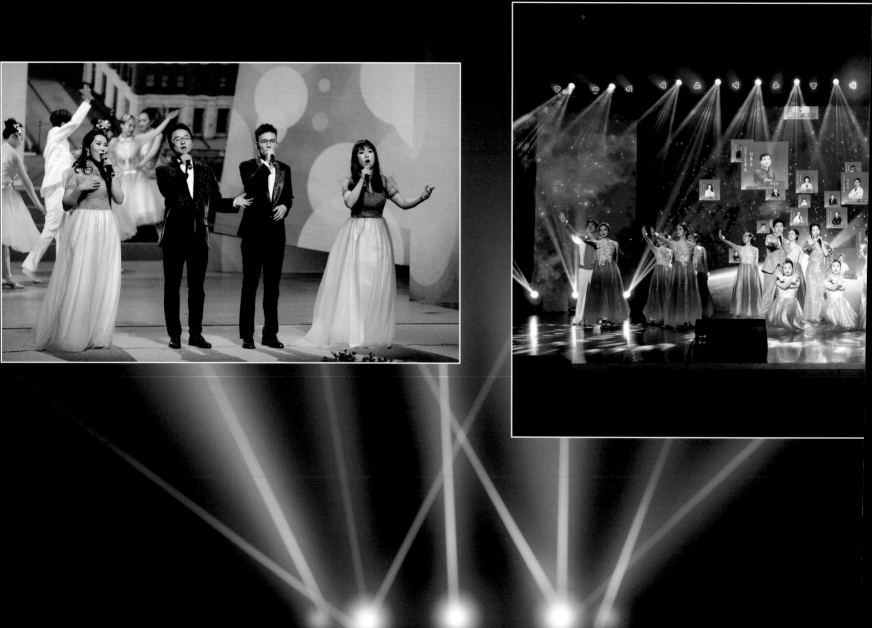

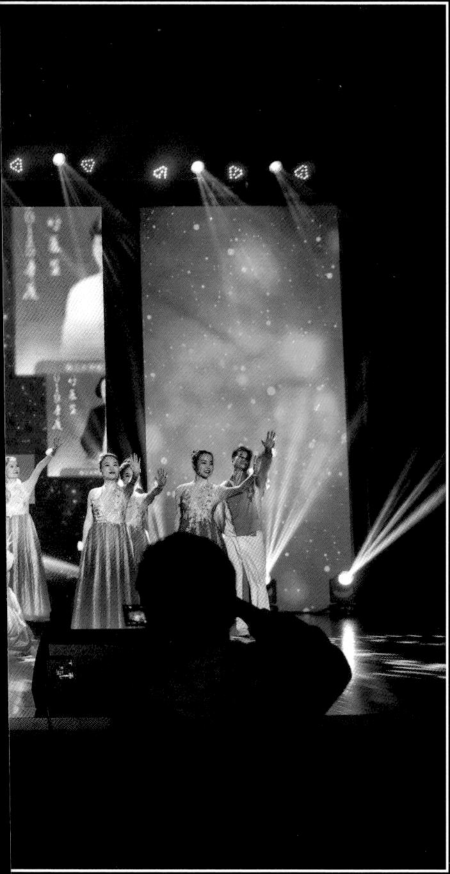

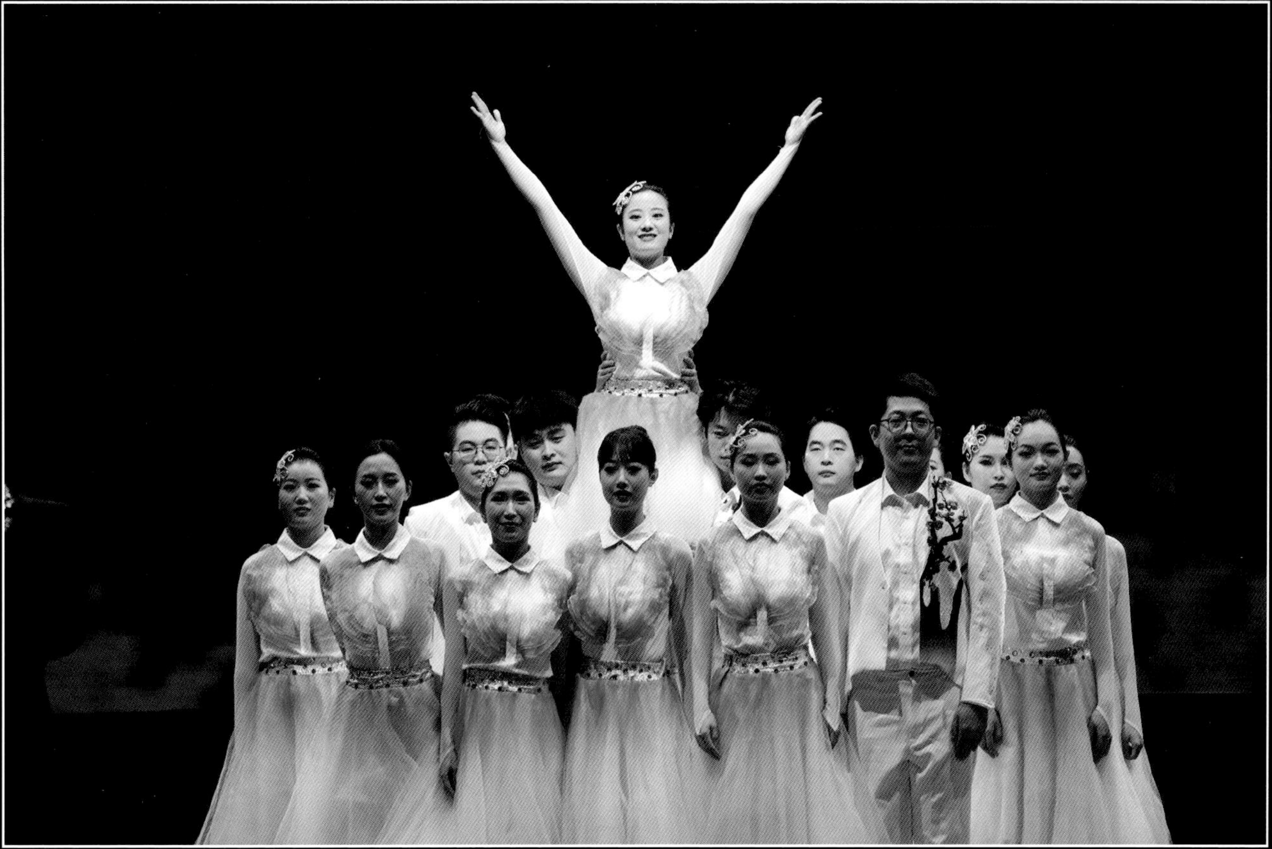

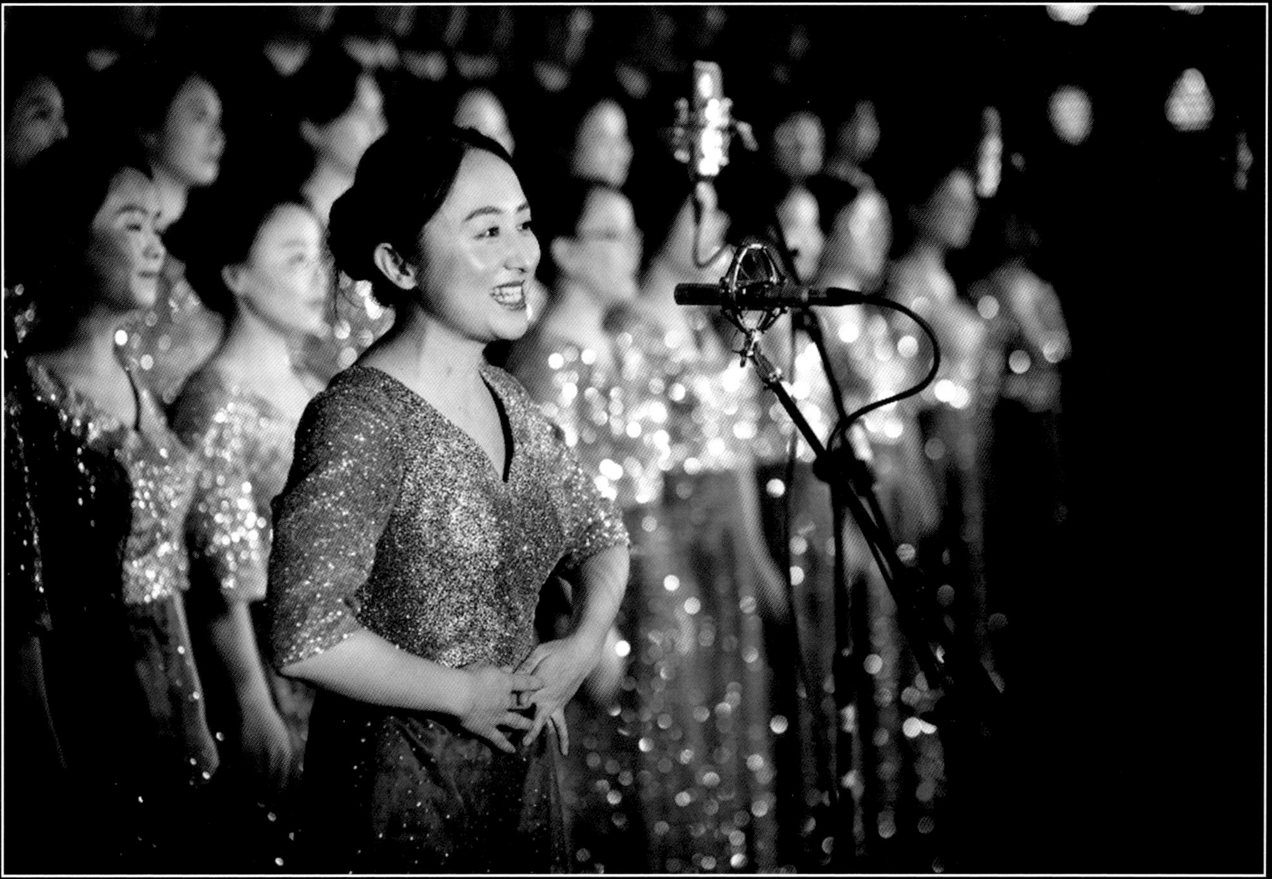

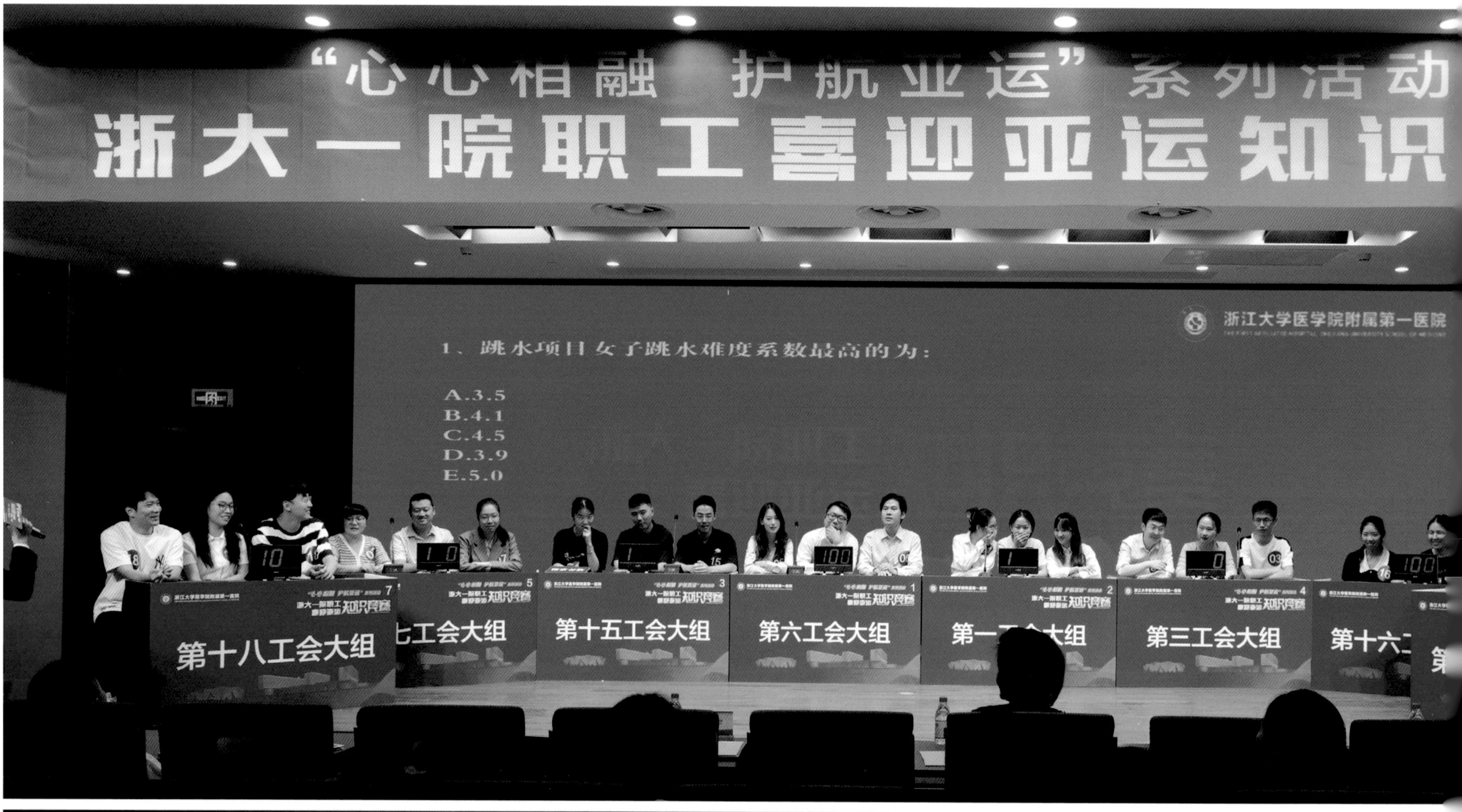

“心心相融 护航亚运”系列活动
浙江大学医学院附属第一医院
1、跳水项目女子跳水难度系数最高的为：
A.3.5
B.4.1
C.4.5
D.3.9
E.5.0
第十八工会大组
第十五工会大组
第六工会大组
第三工会大组

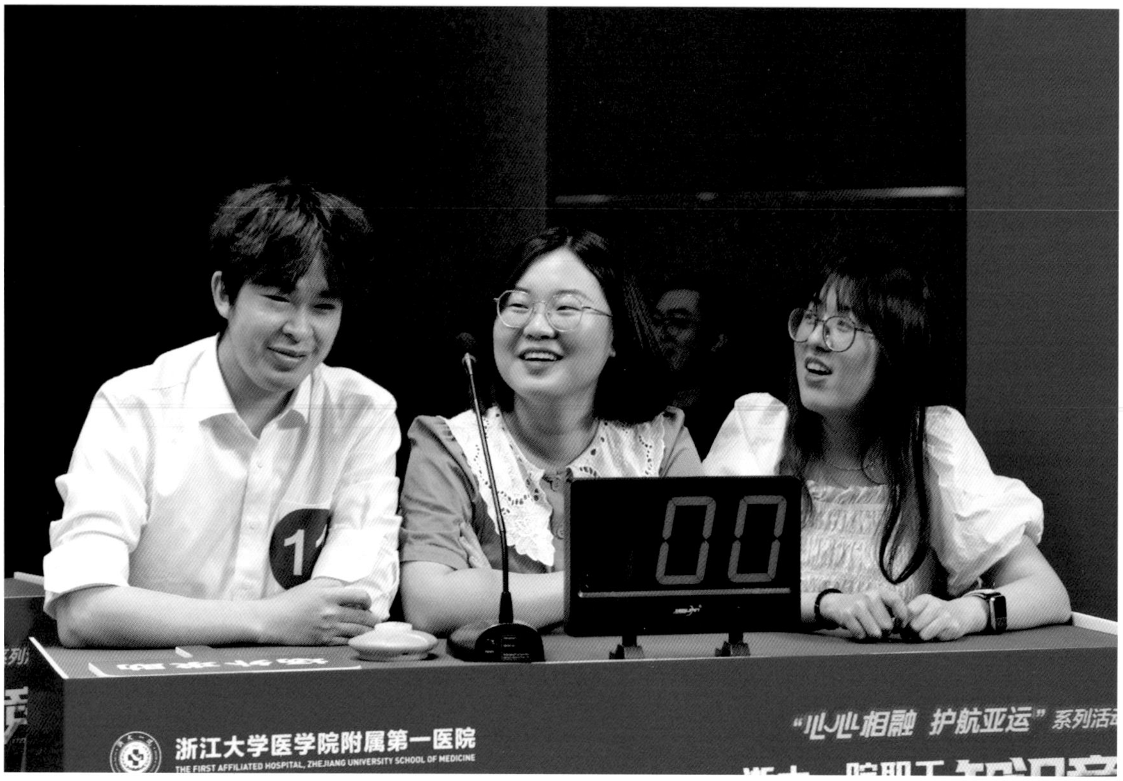

浙江大学医学院附属第一医院
THE FIRST AFFILIATED HOSPITAL, ZHEJIANG UNIVERSITY SCHOOL OF MEDICINE

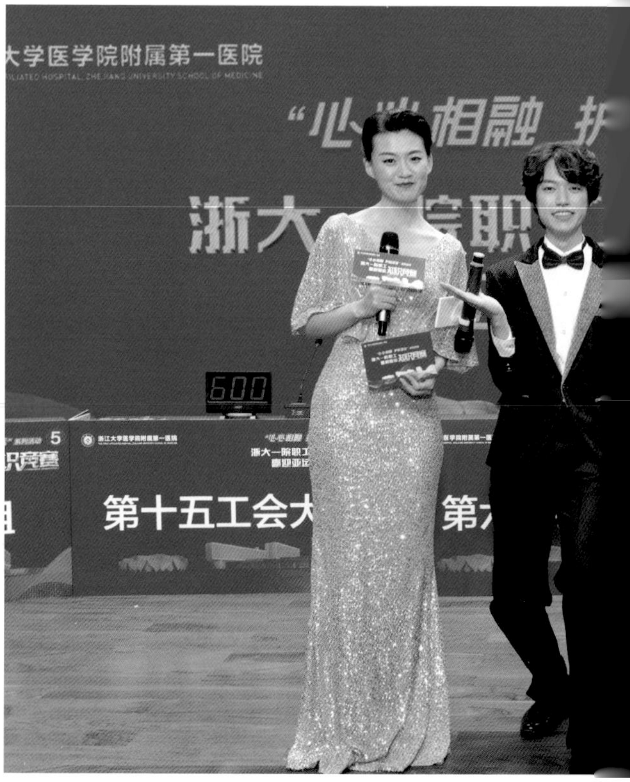

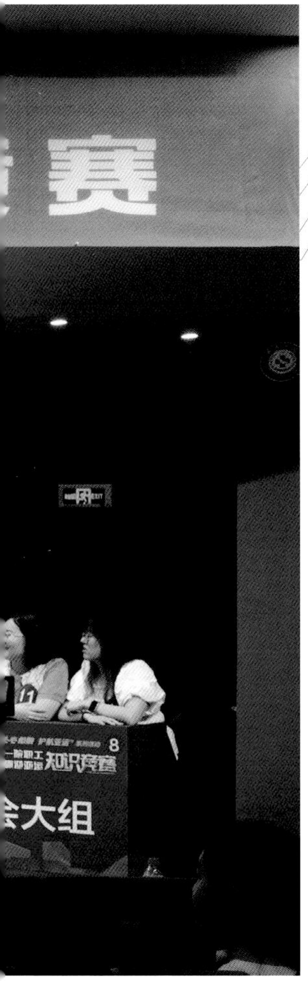
赛
会大组
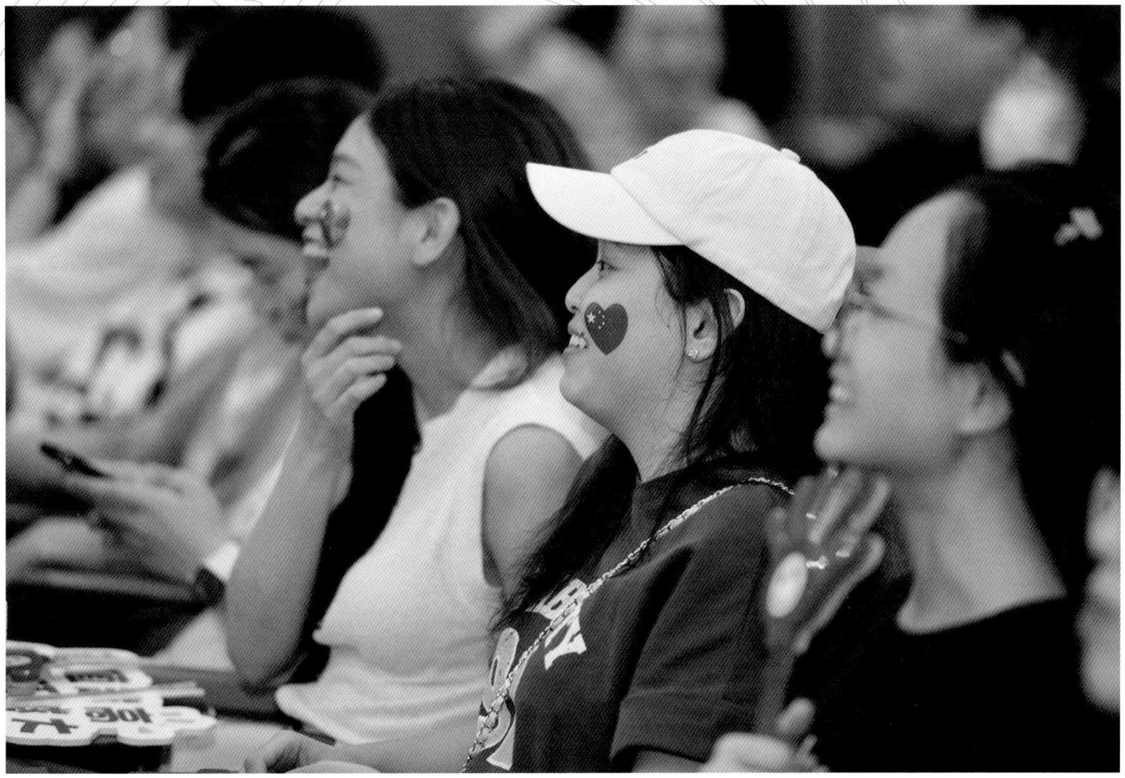
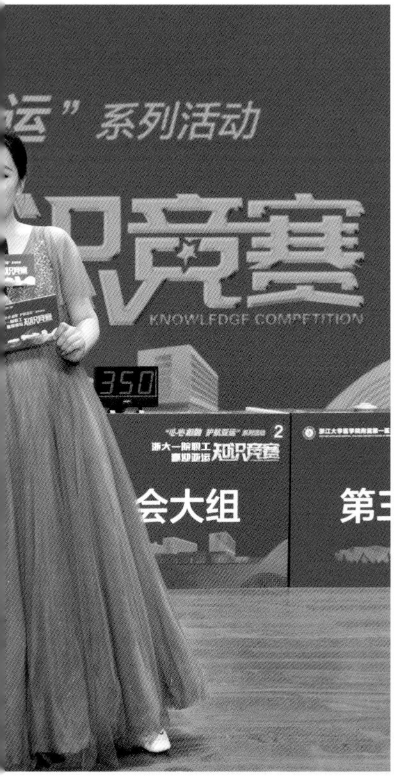
系列活动
KNOWLEDGE COMPETITION
350
会大组
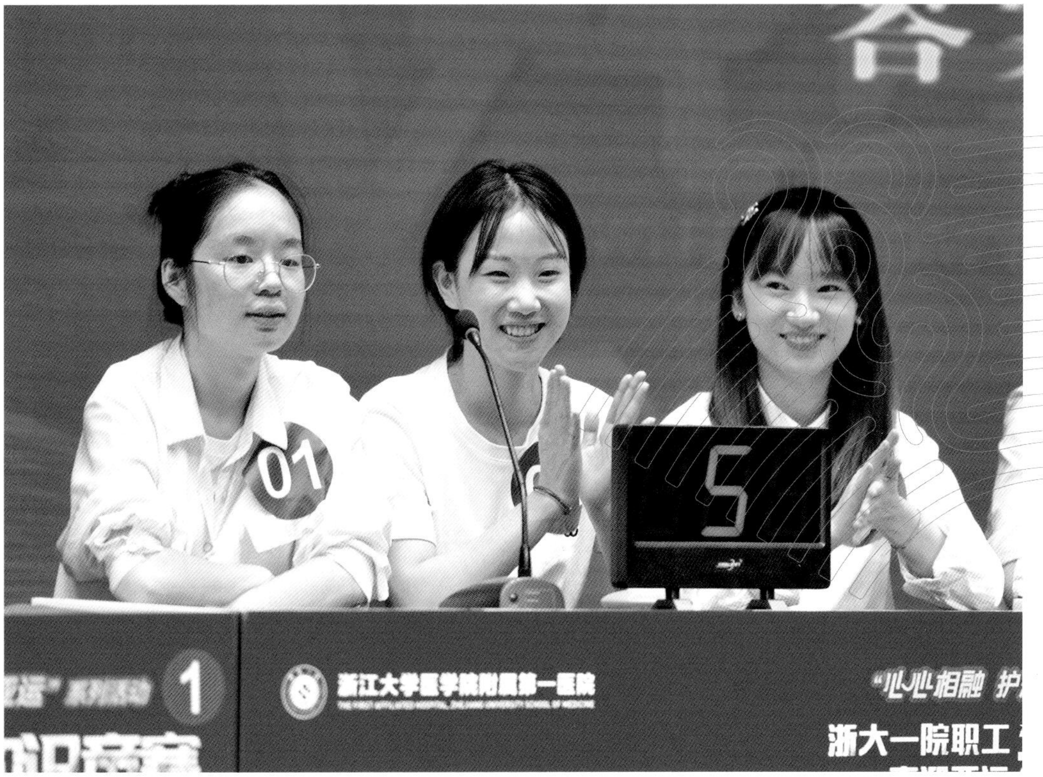
01
5
1
浙江大学医学院附属第一医院
浙大一院职工

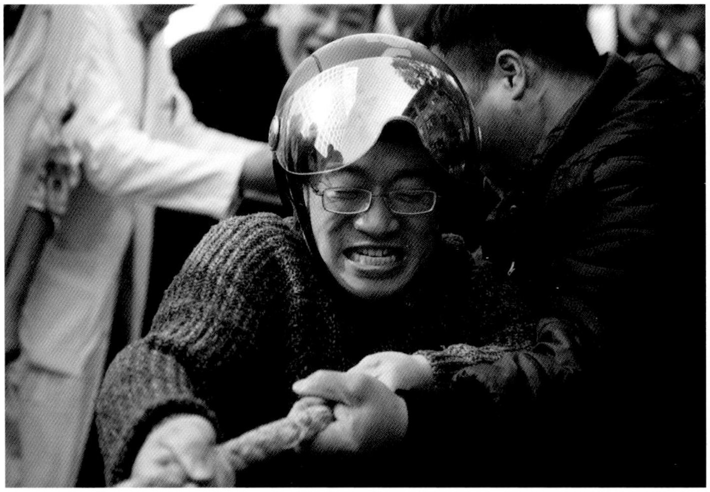
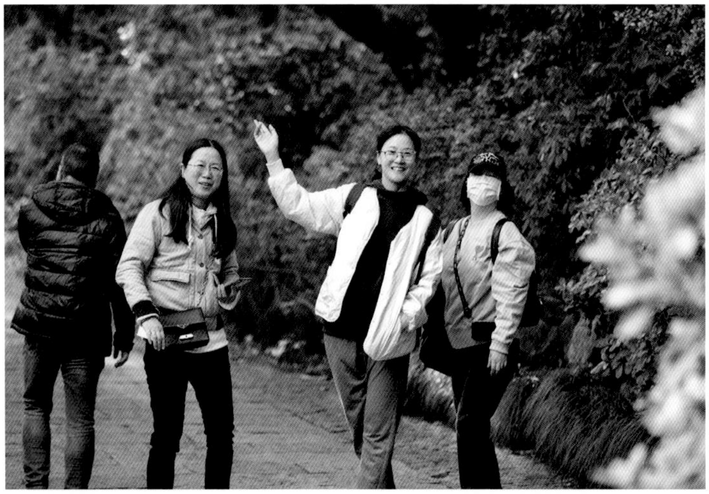
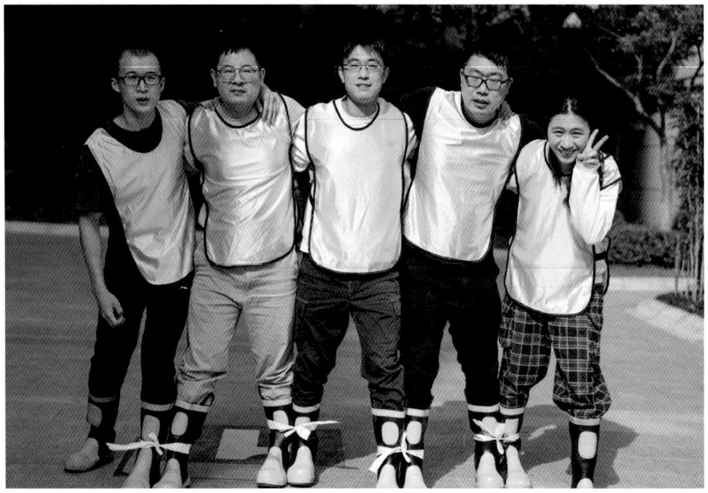
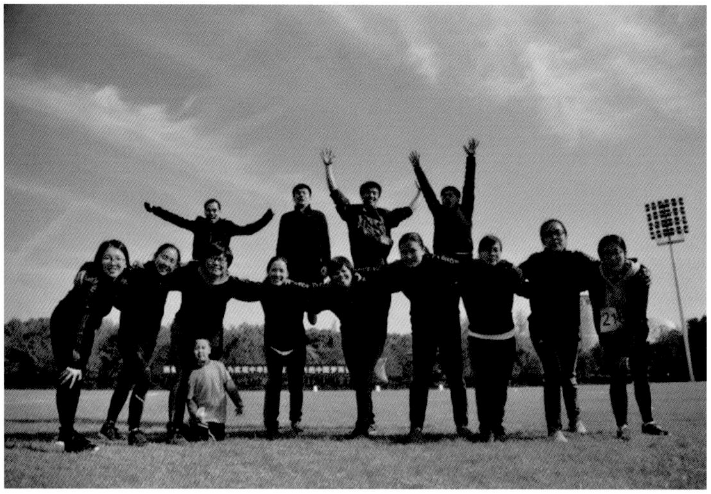
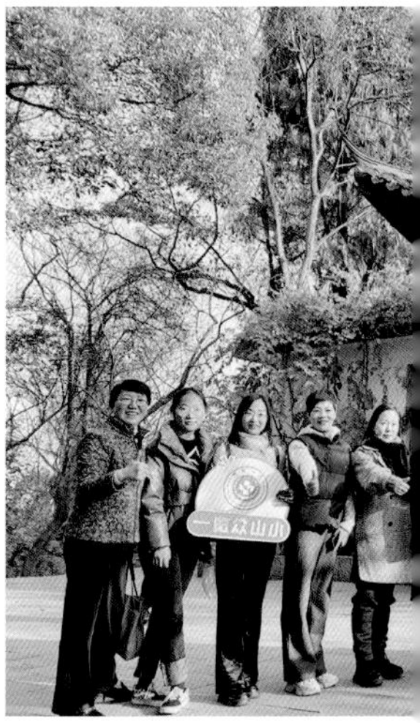
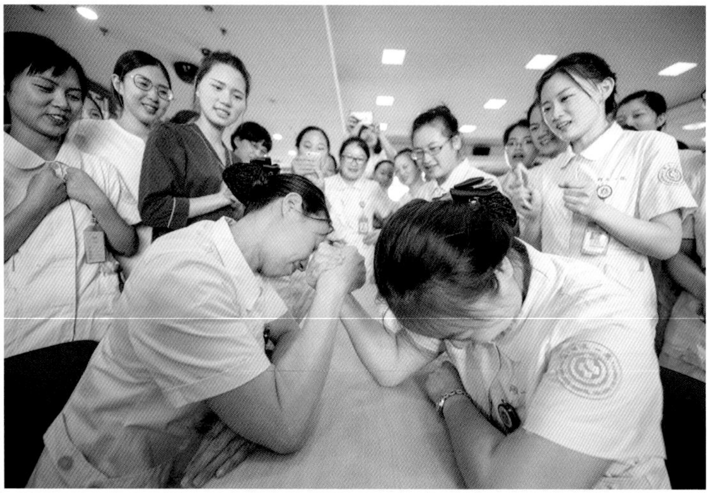
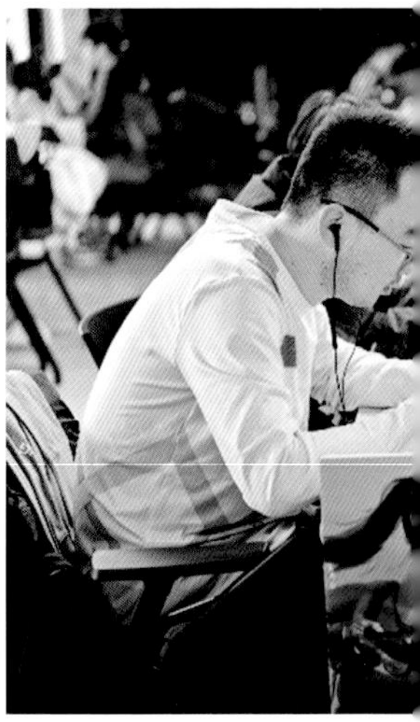

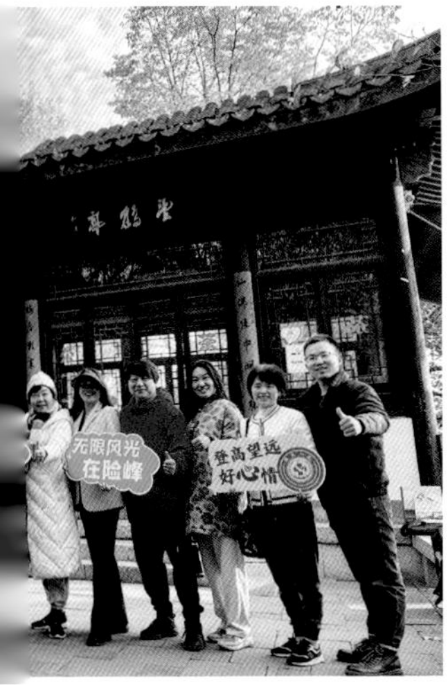

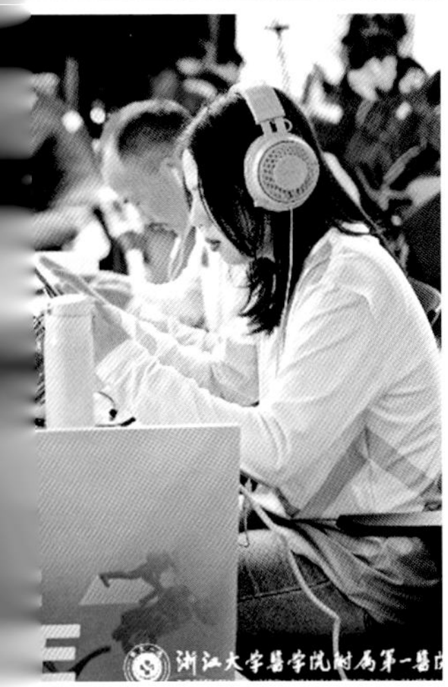

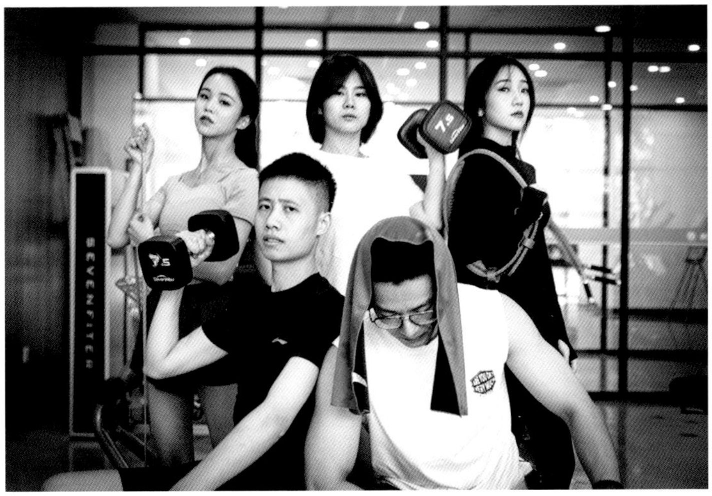

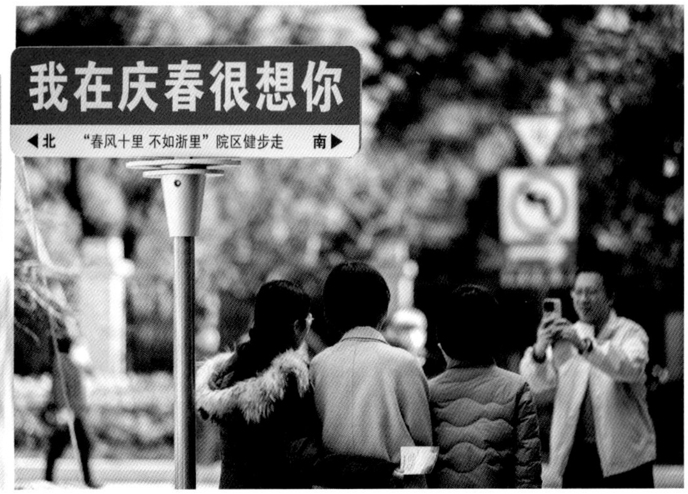

勇敢的你

智慧的你

辛勤的你

快乐的你

Brave, wise, hardworking, happy

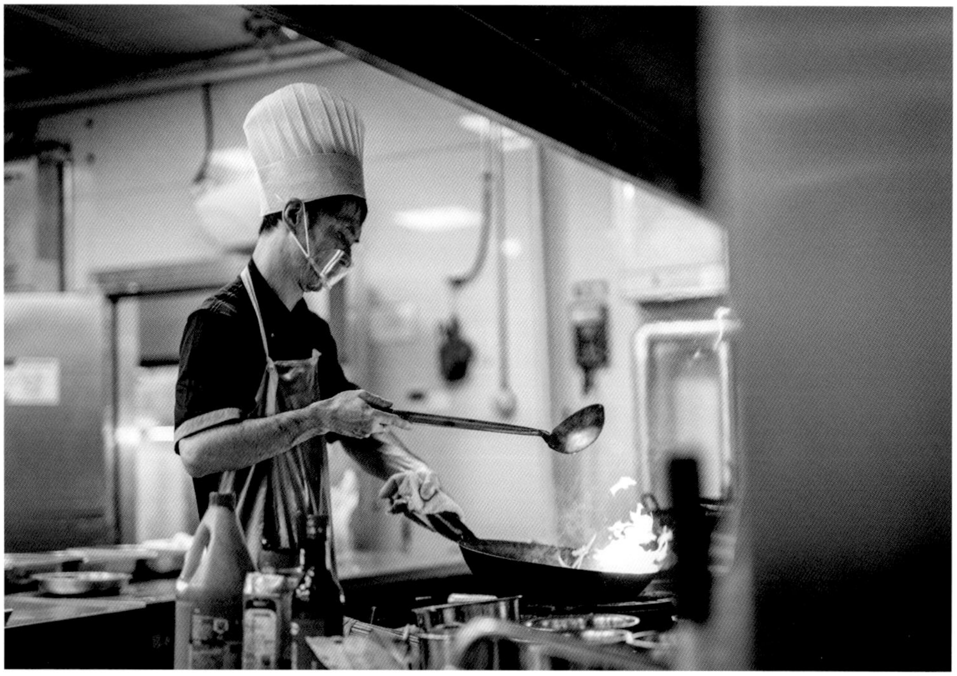

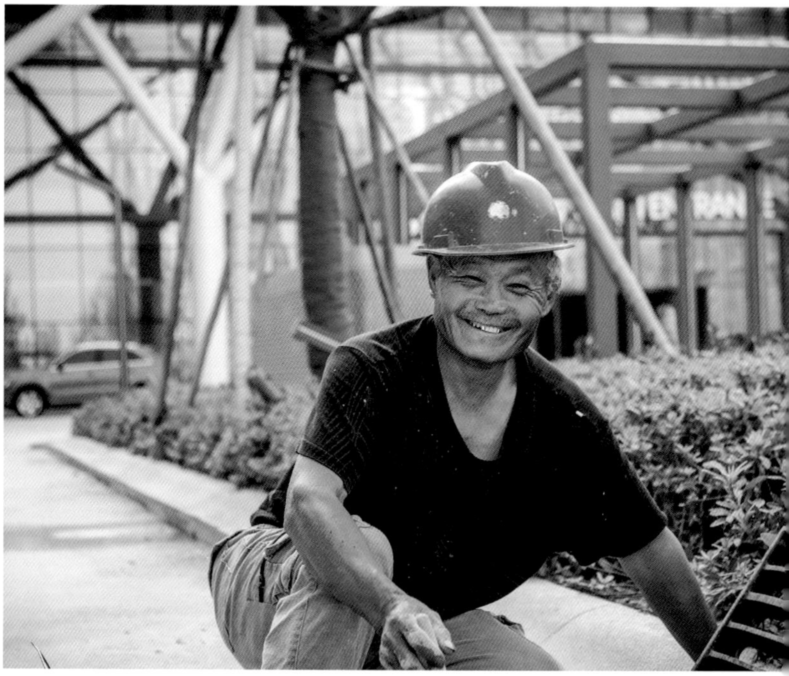

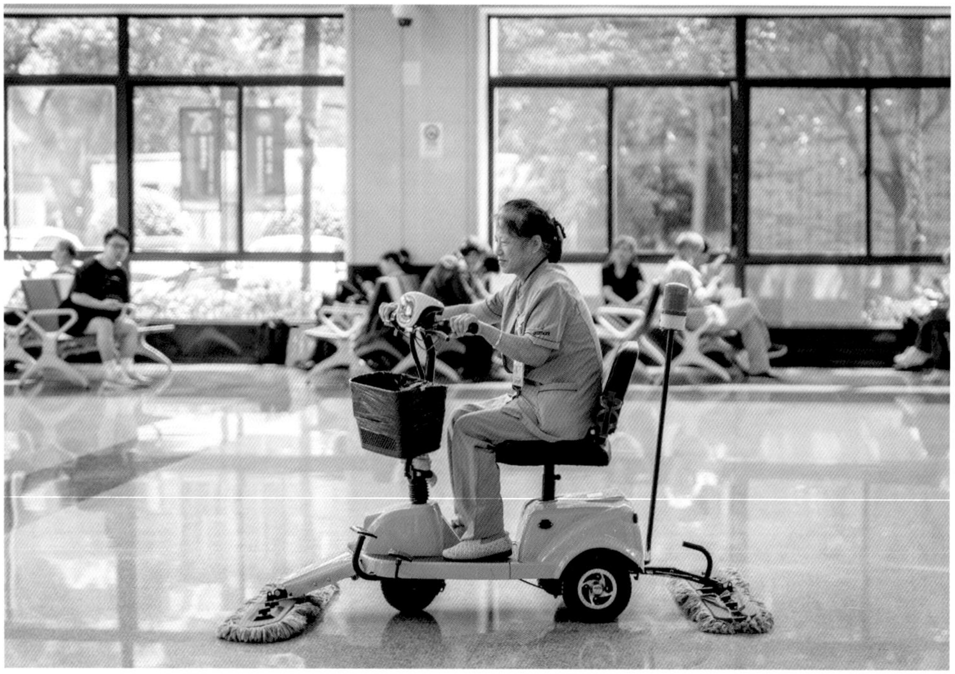

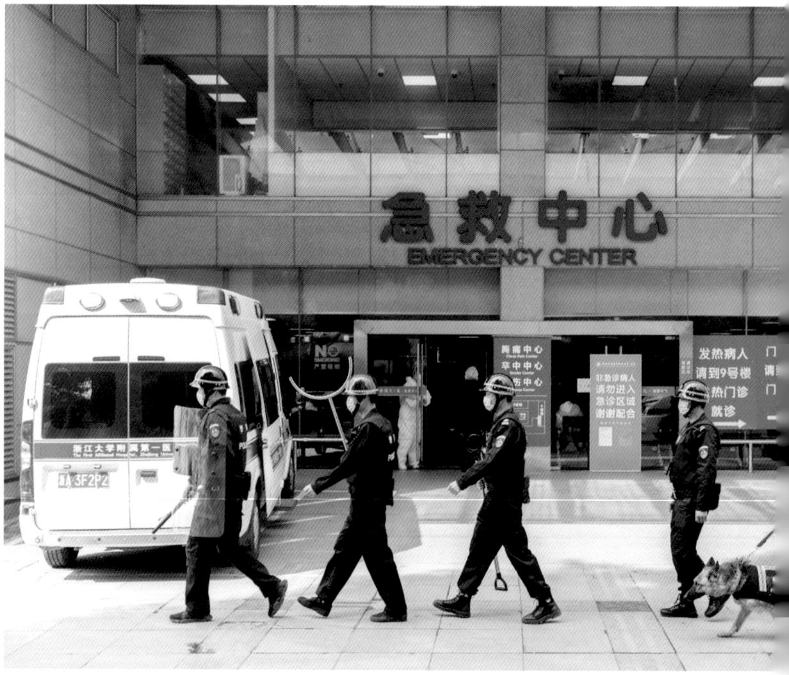

有你，有我，有他 / 她，我们是浙一人

We are a family

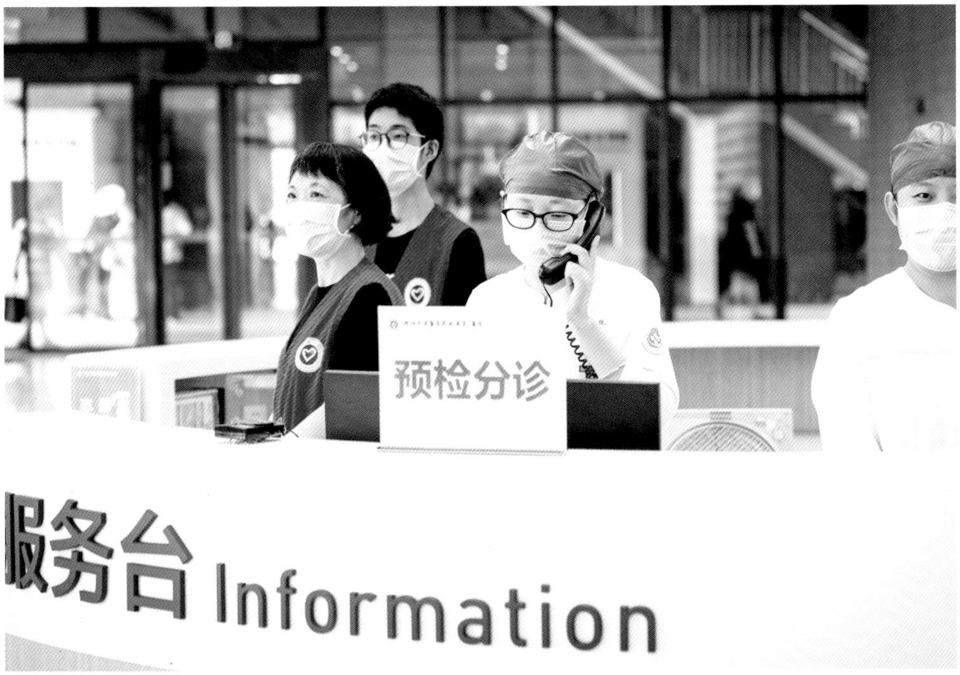
预检分诊
务台 Information

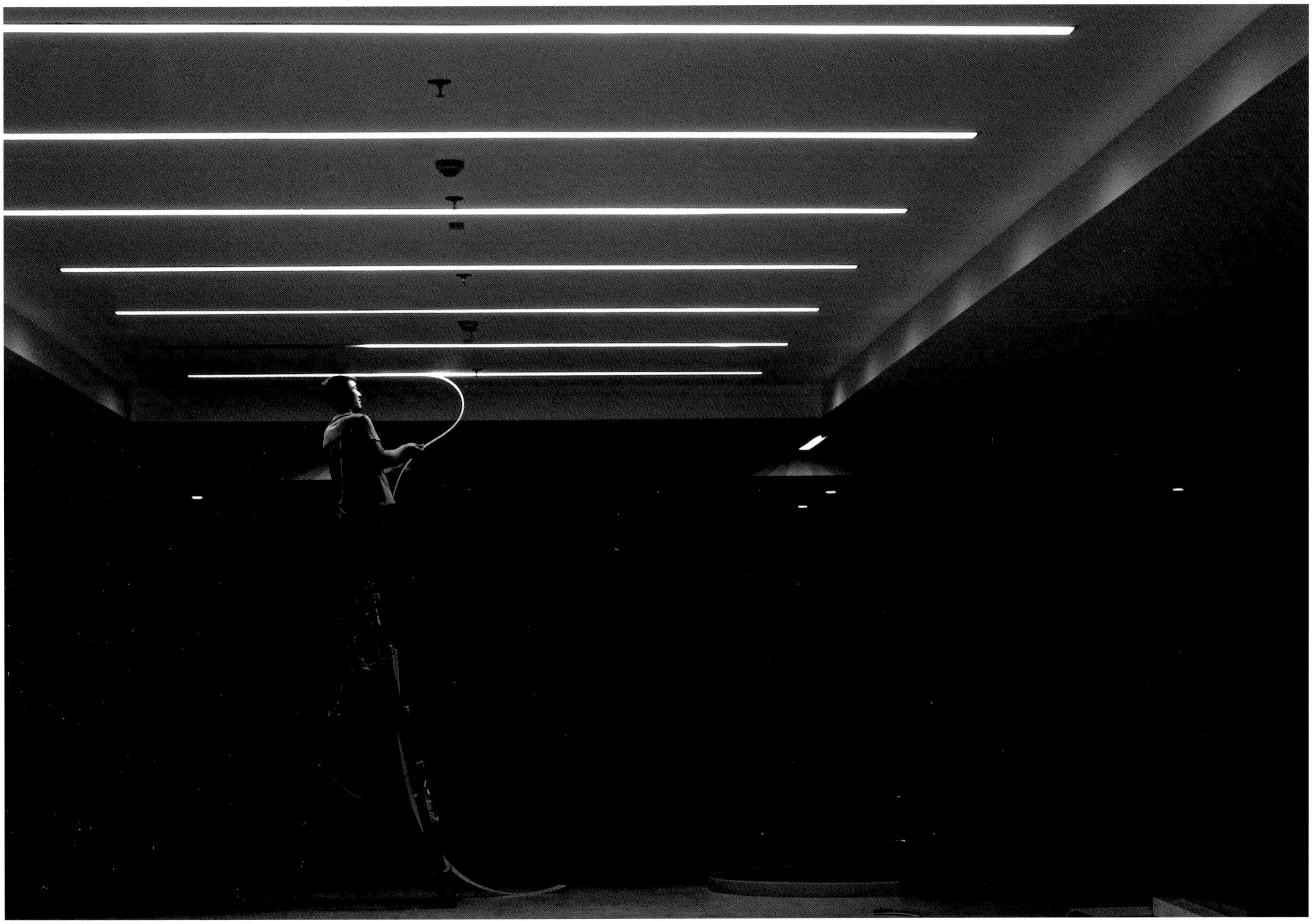

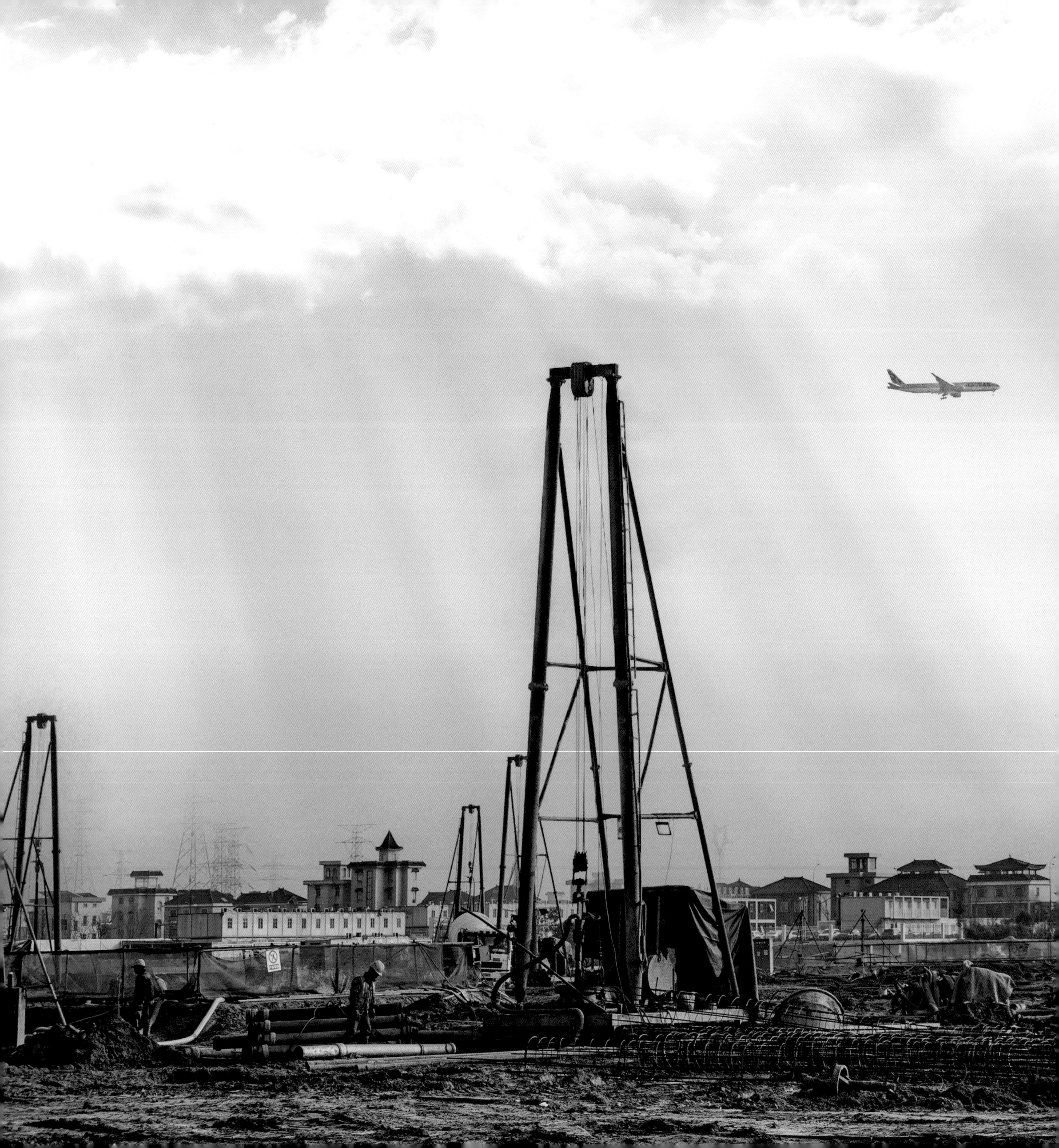

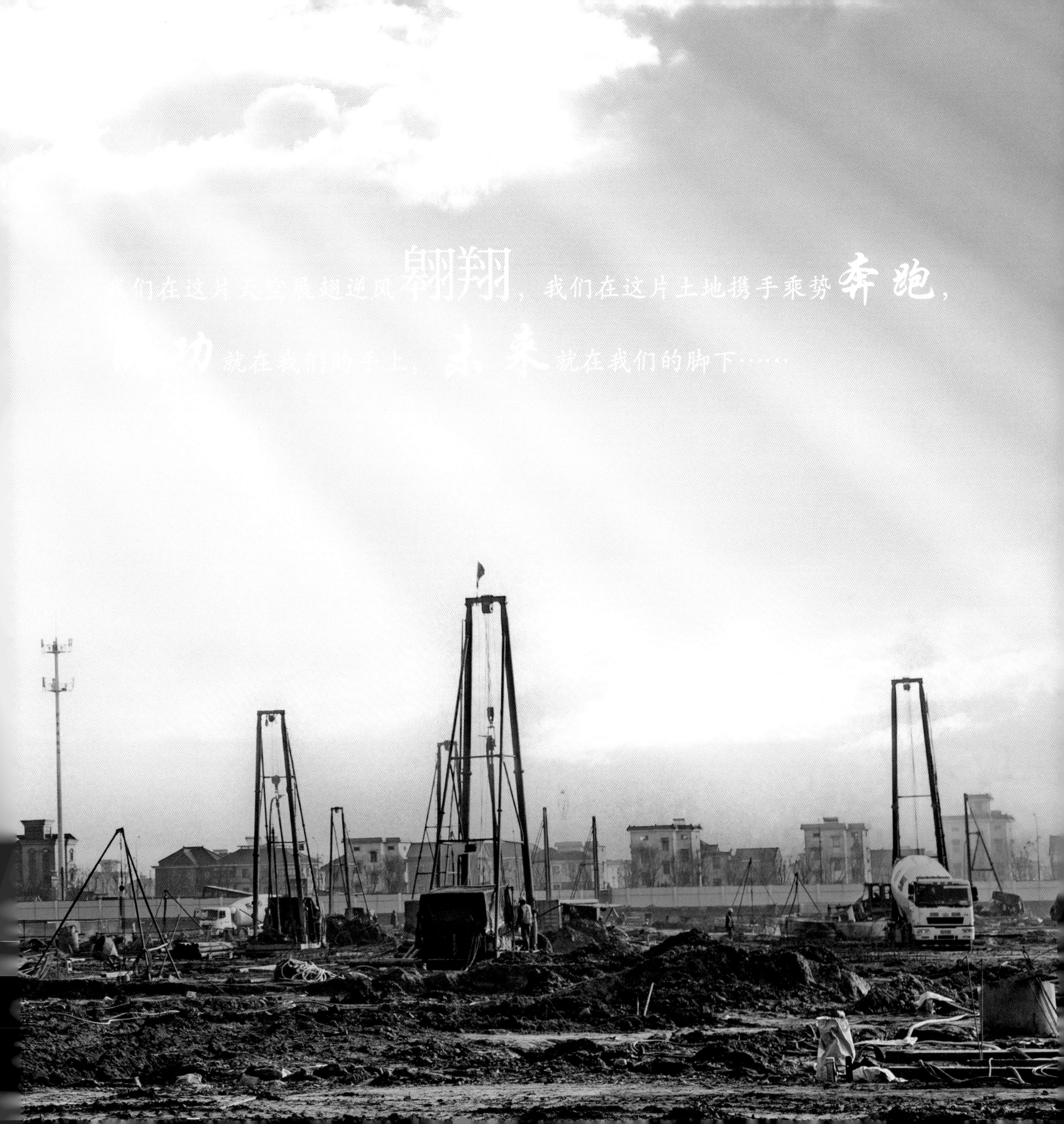
我们在这片天空展翅逆风翱翔，我们在这片土地携手乘势奔跑，
成功就在我们的手上，未来就在我们的脚下……

鸣　谢

浙大一院党政综合办公室

浙大一院党建工作办公室

浙大一院医务部

浙大一院护理部

浙大一院教学部

浙大一院宣传中心

浙大一院保卫部

浙大一院基建总务部

浙大一院膳食科

浙大一院团委

浙大一院各临床科室及相关科研部门

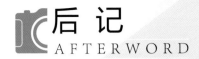

后 记
AFTERWORD

20 世纪最具影响力的摄影师之一，亨利 · 卡蒂埃 · 布列松（Henri Cartier-Bresson）说：“摄影是一种捕捉生活瞬间的艺术形式。摄影为你停滞了时间，为你沉淀了岁月。”

这本画册中摄影作品的征集由院工会策划、组织、实施，医院职工积极参与，共收到作品 1000 多件，入选画册 230 件。得以编辑成册，是我院在高质量建设国家医学中心过程中对医院职工文化的又一次有益探索，是对建设有温度、有态度、有情感的人文医院的有益尝试。在此向所有作品提供者及参与编辑者致以衷心的感谢！

期待，这本展现着浙大一院建筑之美、科技之美、人文之美的作品集，能激发并增进每一位浙一人爱院爱岗的不渝情怀。同时，也呼唤更多的职工加入我们，一起努力用光影去捕捉更多的美好瞬间。

浙大一院摄影协会

2024 年 9 月 30 日

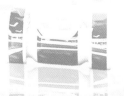

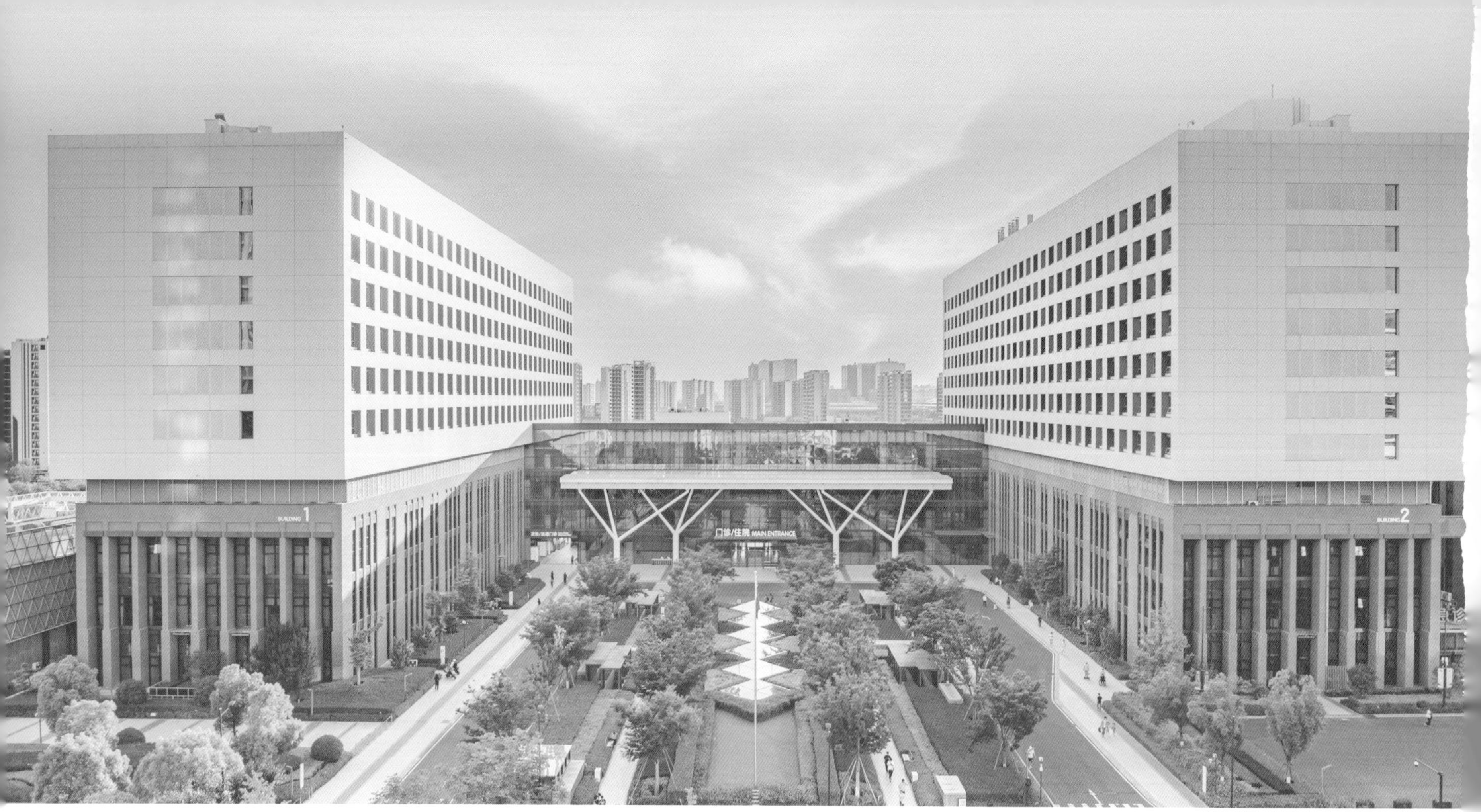
BUILDING 1
门诊/住院 MAIN ENTRANCE
BUILDING 2